I0511093

DE
L'URÉMIE
EXPÉRIMENTALE

PAR

MM. V. FELTZ et E. RITTER

Lauréats de l'Institut
Professeurs à la Faculté de médecine de Nancy

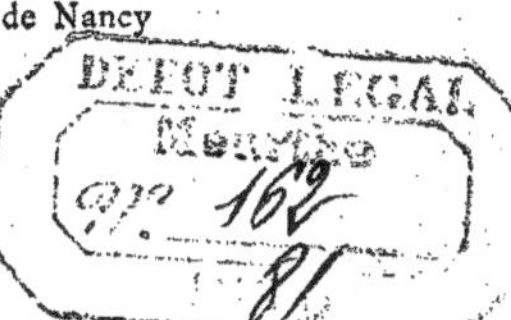

PARIS
BERGER-LEVRAULT ET Cie, LIBRAIRES-ÉDITEURS
5, RUE DES BEAUX-ARTS, 5
MÊME MAISON A NANCY

1881

DE

L'URÉMIE EXPÉRIMENTALE

NANCY, IMPRIMERIE BERGER-LEVRAULT ET Cie.

DE

L'URÉMIE

EXPÉRIMENTALE

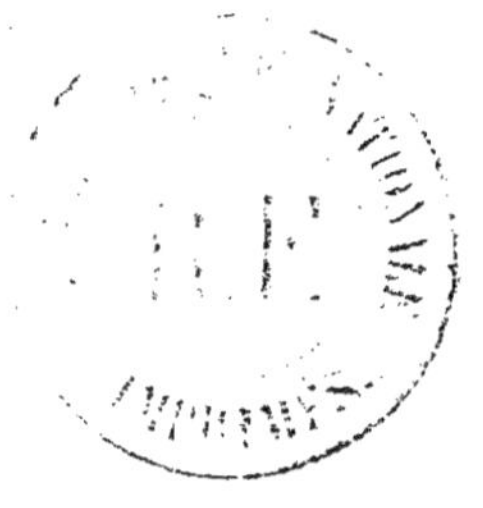

PAR

MM. V. FELTZ et E. RITTER

Lauréats de l'Institut
Professeurs à la Faculté de médecine de Nancy

PARIS

BERGER-LEVRAULT ET Cie, LIBRAIRES-ÉDITEURS

5, RUE DES BEAUX-ARTS, 5

MÊME MAISON A NANCY

1881

DE

L'URÉMIE EXPÉRIMENTALE

L'importante question de l'urémie nous occupe depuis plus de 15 ans. Nos premiers résultats sont consignés dans la thèse du docteur Challan (1). La théorie de Schottin venait de faire son apparition; elle attribuait les accidents urémiques à la présence dans le sang, d'une proportion anormale de corps azotés regardés comme les intermédiaires de la transformation de l'albumine en urée. Deux causes peuvent être invoquées pour expliquer cette accumulation : une transformation incomplète des corps azotés, ou une modification du mécanisme des transformations successives. A l'état normal, le sang ne renferme que des proportions tellement faibles de ces substances, qu'il est difficile de les doser; nous pouvons même affirmer que nous ne les connaissons pas toutes, car leur nombre augmente journellement avec les progrès de la chimie. Ces corps, parmi lesquels figurent la créatine, la créatinine, la xanthine, l'hypoxanthine, la

(1) CHALLAN, Thèse de Strasbourg, 1865.

guanine, l'acide hippurique, la carnine, etc., sont compris souvent sous la dénomination générale de *matières extractives.* Nous avons préparé un certain nombre de ces corps à l'état de pureté, et nous les avons expérimentés sur des animaux. Les résultats obtenus ne nous ont pas paru suffisants pour confirmer ou infirmer la théorie de Schottin (1); nous essaierons dans le travail d'aujourd'hui de combler cette lacune.

Nous avons étudié (2) d'une façon toute spéciale la question de l'ammoniémie en 1873 et 1874; nous avons démontré que les urines ne deviennent ammoniacales qu'après 12 heures, lorsque l'on injecte dans la vessie une solution de ferment et que l'on retient l'urine dans la vessie par des procédés mécaniques. La décomposition de l'urée en carbonate d'ammonium ne s'effectue pas rapidement dans le sang sous l'influence du ferment de l'urine, car des injections d'urée et de ferment n'ont jamais provoqué d'accidents urémiques. Nous avons aussi spécifié l'action des divers sels ammoniacaux sur le sang et sur l'organisme. Notre conclusion a été que, dans l'immense majorité des cas, l'on ne pouvait expliquer les accidents urémiques, suivant les vues de Frerichs (3), par l'ammoniémie. De nouvelles recherches, qui trouveront leur place dans le travail actuel, nous ont encore confirmés dans notre opinion.

Il nous a été impossible d'admettre la théorie de Wilson (4), rendant compte des phénomènes urémiques par l'accumu-

(1) SCHOTTIN, *De l'Élimination de la créatine et de la créatinine.* 1860.

(2) FELTZ et RITTER, *Études expérimentales sur l'ammoniémie* (*J. de Robin*). Paris, 1874.

(3) FRERICHS, *Untersuchungen über den urämischen Process.* 1865.

(4) WILSON, *London Gazette medical,* cité par PICOT. 1833.

lation, dans le sang, de l'urée que les reins devraient éliminer. Les expériences que nous avons (1) eu l'honneur de présenter à l'Académie des sciences, en 1874, nous ont obligés d'attribuer à des impuretés de l'urée les accidents convulsifs que certains observateurs ont obtenus par des injections de doses massives d'urée. De nouvelles recherches, multiples et variées, faites depuis 1878 nous ont confirmés dans cette manière de voir.

A l'effet d'établir l'action de l'urine fraîche, normale, nous avons tenté un grand nombre d'essais dans nos cours et conférences de physiologie pathologique et de chimie physiologique.

Nos investigations ont porté plus spécialement sur les doses d'urine nécessaires pour produire des symptômes graves. Nous avons toujours calculé le temps qu'il eût fallu à l'économie pour produire normalement les divers volumes d'urine injectés dans le sang. Nous sommes ainsi arrivés à démontrer qu'en injectant dans le sang de chiens adultes des quantités d'urine fraîche normale, bien filtrée, équivalentes au produit de la sécrétion rénale pendant trois jours environ, l'on déterminerait des accidents d'intoxication pouvant entraîner très-rapidement la mort.

Nous avons varié de différentes manières le degré de concentration des urines employées et nous avons vérifié expérimentalement que ces liquides plus ou moins concentrés avaient une action spéciale que l'on ne pouvait confondre avec celle de la simple augmentation de pression déterminée par des injections d'eau dans les veines. Les

(1) Feltz et Ritter, *Expériences démontrant que l'urée ne détermine jamais d'accidents convulsifs.* (Académie des sciences, 1878.)

résultats obtenus démontrent l'insuffisance de la théorie de Traube (1) pour expliquer les manifestations urémiques.

Nous avons été conduits, par suite, à étudier l'action sur l'économie des divers éléments, tant organiques qu'inorganiques, contenus dans les urines normales. Nous avons eu à tenir compte dans ces expériences, non-seulement de l'action propre de ces divers principes, mais encore des modifications que quelques-uns d'entre eux pourraient subir dans l'économie lorsqu'ils ne sont pas éliminés en temps utile.

Nous pouvons dire à l'avance que les sels minéraux tenus en dissolution dans les urines, et surtout les sels potassiques, jouent un rôle capital dans l'intoxication.

(1) Traube, *Hypothèse sur les relations des maladies rénales et des accidents urémiques.* (*Allgemeine Central-Zeit.*, 1861.)

CHAPITRE Ier.

MODIFICATIONS DES ACCIDENTS URÉMIQUES LORSQU'A LA SUITE DE LA LIGATURE DES VAISSEAUX RÉNAUX ON INJECTE DANS LE SANG DE L'URÉE ET DE L'URINE FRAÎCHE NORMALE.

A. Des quantités d'urée et de matières extractives contenues dans le sang normal du chien.

Les magnifiques recherches de MM. Prévost et Dumas (1), Claude Bernard et Barreswill (2), Picard, de Strasbourg (3), et surtout de M. Gréhant (4), mettent hors de doute l'existence dans le sang de l'urée et des divers principes azotés compris sous le nom de matières extractives. Le rein ne remplit, à l'égard de ces substances, que le rôle d'un simple filtre. Nous savons aussi d'une manière générale que la proportion relative de ces divers principes varie avec une foule de conditions très-diverses, telles que l'âge, le sexe, les fatigues physiques et intellectuelles, et principalement l'alimentation. On n'a qu'à consulter à cet égard les tableaux de M. Picot, de Bordeaux (5), qui groupent les résultats obtenus par Lecanu, Roux, Uhle, Frerichs, Byasson, Rabuteau et Kaupp. Malheureusement, ces divers savants n'ont pas suivi les mêmes procédés de dosage, de sorte que leurs résultats ne sont pas comparables, et nous nous sommes assurés (6) qu'un même liquide fournissait des résultats très-différents, suivant les procédés d'analyse employés.

(1) Prévost et Dumas, *Examen du sang et de ses actions dans les divers phénomènes de la vie.* 1821.

(2) Bernard et Barreswill, *Sur les Voies d'élimination de l'urée après l'extirpation des reins.* 1843.

(3) Picard, Thèse de Strasbourg, 1856.

(4) Gréhant, *Excrétion de l'urée par les reins.* (*Revue scientifique,* 1872.)

(5) Picot, *Grands Processus morbides.* Paris, 1876.

(6) Ritter *Revue médicale de l'Est,* 1874.

Nous avons cherché à éliminer ces causes d'erreur en prenant les précautions suivantes : Toutes nos expériences ont été faites sur des chiens adultes soumis pendant quelques jours à *un régime uniforme* dans le chenil de la Faculté. Les opérations eurent lieu à un moment également éloigné du dernier repas et en employant toujours le même procédé opératoire. Le sang recueilli sur l'animal vivant provenait de la saignée simultanée de la carotide et de la jugulaire.

Il nous importait de rechercher l'ammoniaque dans les gaz d'expiration, et nous avons dû nous mettre à l'abri de nombreuses causes d'erreur. La toilette des chiens a toujours été faite avec le plus grand soin avant le commencement des expériences, et l'on s'assurait de la propreté de la bouche et des narines. L'air respiré par les animaux passait à travers de l'acide sulfurique destiné à absorber les vapeurs ammoniacales qui auraient pu se trouver dans l'atmosphère des laboratoires. Ces précautions minutieuses sont indispensables lorsqu'on décèle l'ammoniaque par un réactif aussi sensible que celui de Nessler. Disons immédiatement que nos recherches ayant pour but la constatation de l'ammoniaque dans l'air expiré par les animaux soit sains, soit opérés, ont eu un résultat négatif.

Les recherches chimiques ont été faites suivant les procédés que nous allons indiquer brièvement.

Dosage de l'ammoniaque, de l'urée et des matières extractives du sang.

Procédé opératoire. — Un flacon bouché à l'émeri, rempli aux trois quarts d'alcool distillé à 98°, est taré. Le sang y est recueilli au moment de la saignée ; on agite vivement et on abandonne le mélange dans un vase rempli d'eau froide continuellement renouvelée ; après deux ou trois heures, le mélange se sépare en deux couches. On pèse, et l'augmentation de poids donne la quantité de sang.

On mesure 80 centimètres cubes du liquide surnageant (la filtration, si elle était nécessaire, se fait sous une cloche pour éviter l'absorption des vapeurs ammoniacales du laboratoire) et on les introduit dans une fiole de capacité assez grande pour éviter les inconvénients de la mousse ; elle est placée dans un bain-marie dont la température ne dépasse pas 40°, et communique, d'une part, avec un courant d'hydrogène pur, et, de l'autre, avec un tube de Will renfermant de l'acide sulfurique titré et pur. Un essai préliminaire démontrait que le réactif de Nessler restait incolore lorsqu'on le mélangeait avec l'acide neutralisé par de la potasse. L'hydrogène préparé à l'aide de zinc pur, d'acide sulfurique dilué au quart, fut encore purifié par son passage à travers une série de flacons laveurs renfermant de la potasse, du chlorure mercurique, de l'acétate de plomb et de l'acide sulfurique. Nous avons constaté que l'acide sulfurique qui avait été traversé pendant une heure par du gaz ainsi purifié ne réduisait pas le réactif de Nessler. Il importe de purifier de cette manière et de ne pas faire traverser le réactif de Nessler par un courant trop prolongé de gaz hydrogène pur, qui finit souvent par altérer la pureté du réactif et donne naissance à une réaction trompeuse. L'on peut, par comparaison colorimétrique, doser d'une manière très-exacte l'ammoniaque qui se condense ; par ce procédé, on obtient l'ammoniaque contenue dans le sang à l'état libre ou de carbonate. L'ammoniaque combinée à d'autres acides échappe à cette méthode d'investigation; nous avons mis à profit, pour déceler l'ammoniaque contenue sous cette forme, la réaction de la magnésie, si bien étudiée par Boussingault; l'emploi de cette base permet de volatiliser l'ammoniaque des sels ammoniacaux et l'on est sûr de ne pas décomposer des corps azotés comme l'urée. En suivant ces précautions minutieuses, nous étions sûrs que l'ammoniaque que nous trouverions ne proviendrait que de l'ammoniaque libre ou des sels ammoniacaux contenus dans le sang.

Le restant du mélange alcoolique fut filtré à l'aide d'un appareil d'aspiration. Le volume de liquide écoulé servait à calculer la quantité de sang consacrée à la détermination de l'ammoniaque. Ce liquide, réuni à celui qui avait servi à la recherche de l'ammoniaque, fut évaporé au bain-marie à consistance sirupeuse, puis mélangé avec de l'alcool à 98°, filtré chaud et évaporé après addition de quelques gouttes d'acide acétique. Le résidu, séché au-dessus de l'acide sulfurique, fut lavé avec une faible quantité d'éther, puis redissous dans de l'eau bouillante. On obtenait, lorsque l'opération avait réussi, un liquide à peine rose; quelquefois il fallut recommencer la purification. Le liquide aqueux fut alors divisé en deux parties égales : dans l'une, on détermina la quantité d'azote mise en liberté par une solution d'hypobromite (quelquefois d'hypochlorite); *le volume d'azote obtenu permettait de calculer le poids d'urée.* On déterminait à chaque essai le volume d'azote obtenu avec une solution titrée très-étendue d'urée pour atténuer *les causes d'erreur de ce mode de dosage.* La deuxième portion, placée dans une capsule de platine tarée, fut évaporée dans une étuve chauffée à + 70°, puis desséchée sur le vide de l'acide sulfurique; on en détermina le poids après dessiccation complète. C'est ce poids qui figure dans nos analyses sous le nom de *matières extractives.*

Le résidu dissous dans l'eau fut consacré au dosage de l'urée par l'azotate mercurique, en suivant les précautions indiquées par Liebig, Picard, etc. Les chiffres d'urée calculés par ce procédé ne sont nullement en rapport avec ceux obtenus par le procédé de l'hypobromite. Or, nous avons démontré que les chiffres obtenus par ce dernier procédé devaient seuls entrer en ligne de compte lorsqu'il s'agit du dosage de l'urée dans le sang et même dans les urines pathologiques ; ce sont ceux qui ont servi de base à nos calculs de l'urée.

Les indications données par la méthode Liebig ont néanmoins, malgré leur imperfection, une certaine importance, car elles nous renseignent d'une manière approximative sur la quantité totale des principes azotés précipitables par l'azotate mercurique. En les comparant aux chiffres obtenus par la pesée, on peut établir un rapport aussi exact que le permet l'état actuel de la science entre les matières réellement azotées et celles qui, quoique ne renfermant pas d'azote, figurent cependant sous la rubrique générale de matières extractives.

Nous ferons remarquer qu'en procédant ainsi, le chiffre qui représente nos matières extractives est obtenu directement par la pesée et non par différence, comme l'ont fait certains auteurs; aussi nos chiffres n'englobent-ils pas la somme des erreurs faites dans les dosages partiels. Nos matières extractives sont exemptes des corps solubles dans l'éther (corps gras), mais elles renferment un peu de sels (dont on peut tenir compte par l'incinération) et des corps non azotés.

Tout en reconnaissant l'imperfection de notre méthode, nous croyons que cette manière de procéder nous permet cependant d'obtenir des résultats comparables en indiquant, au moins d'une manière approximative, le poids des matières azotées qui ne sont pas éliminées sous la forme d'urée, qui est le corps qui représente dans l'économie le terme de la transformation ultime des matières albuminoïdes.

Expérience I.

Détermination de la quantité d'urée, d'ammoniaque et de matières extractives dans le sang normal.

20 décembre 1875. — Nous sacrifions un chien bien portant de 12^k,500, par saignée simultanée de la carotide et de la jugulaire, après nous être assurés à deux reprises que l'air expiré par l'animal, pendant une heure et même deux heures, ne renferme que des traces insignifiantes d'ammoniaque.

Le sang recueilli, comme nous l'avons dit, par saignée simultanée de la carotide et de la jugulaire, contient 3,95 p. 1,000 de matières extractives, sur lesquelles il n'y a que 0,175 p. 1,000 d'urée; l'ammoniaque libre fait défaut.

Expérience II.

Détermination de la quantité d'urée, d'ammoniaque et de matières extractives dans le sang normal.

21 décembre 1875. — L'air expiré pendant deux heures par un chien de 15 kilogrammes, bien portant, et analysé avec les précautions indiquées, ne renferme pas de traces d'ammoniaque. Le chien est saigné à blanc après cette première expérience. Le mélange du sang artériel et veineux renferme, p. 1,000, 3,05 de matières extractives, sur lesquelles 0,16 d'urée. L'ammoniaque fait défaut.

N° 1. — *Tableau des résultats fournis par l'analyse chimique du sang normal chez le chien au point de vue des matières extractives, de l'urée et de l'ammoniaque.*

	Matières extractives.	Urée.	Ammoniaque.
	—	—	—
I. Chien de 12k,500 (20 déc. 1875) .	3,95 p. 1,000	0,175 p. 1,000	0
II. Chien de 15 kilogr. (21 déc. 1875) .	3,05 —	0,160 —	0

Les chiffres que donnent nos analyses pour l'urée sont sensiblement ceux que nous trouvons dans le *Traité des humeurs*, de M. Ch. Robin, et dans l'article *Dépuration du sang,* de M. Picot.

Nous empruntons à la *Physiologie* de M. Beaunis, 2e édition, le tableau des proportions d'urée trouvées par divers observateurs, p. 1,000 de sang de chien normal :

1,000 de sang de chien.	Observateurs.
—	—
0,36.	Picard.
0,02.	Poiseuille.
0,192	Wurtz.
0,011 à 0,58	Treskin.
0,238 à 0,533. . . .	Munck.
0,14 à 0,85.	Pekelharing.
1,39 à 1,496	P. Picard.

Il nous est plus difficile de donner un résumé des chiffres qui représentent les matières extractives, car nous avons vu que les auteurs n'ayant pas employé des procédés identiques, ont obtenu des résultats non comparables. Les uns n'ont eu en vue que les principes azotés, d'autres y ajoutent la lécithine, la cholestérine, quelquefois même le sucre et les corps gras. Voit et Pettenkofer estiment, à l'aide de leur grand appareil de respiration, que sur les 20,03 d'azote que les aliments introduisent par jour dans l'économie, il s'en élimine :

15gr,60	sous forme d'urée (33gr,5).	
0 ,7	sous forme d'acide urique et de matières extractives (2 gr.).	
0 ,373	dans les produits azotés des fèces (8gr,3).	
0 ,1	—	de la sueur et la desquamation.
3 ,23	—	de l'expiration pulmonaire.
20gr,003		

M. le professeur Robin (1) cite le chiffre de 4 p. 1,000 ; dans ce nombre est compris le poids de l'urée. M. Quinquaud, d'après M. Hypolitte (2), indique le chiffre de 6 p. 1,000. M. Schottin, à en croire les thèses de MM. Challan et Hypolitte, admet qu'à l'état normal le rapport des matières extractives du sang à l'albumine serait comme 100 est à 5. Carl Schmidt établit que les globules humides renferment, p. 1,000, 2,93 de matières extractives. Malgré ces divergences, un fait subsiste, c'est qu'à l'état normal la proportion de matières extractives azotées qui se trouvent dans le sang est très-faible.

B. Ligature simple des vaisseaux rénaux. Accidents urémiques. Augmentation de l'urée des matières extractives dans le sang. Durée de la vie.

Après bien des tâtonnements, nous nous sommes arrêtés, pour tarir la sécrétion urinaire, à la ligature des vaisseaux rénaux. Nous avons choisi ce mode d'expérimentation qui seul nous a permis

(1) Robin, *Traité des humeurs*. 2e édit., p. 5

(2) Hypolitte, Thèse de Nancy, 1879.

de prolonger la vie de nos animaux dans des conditions assez avantageuses pour mener nos expériences à bonne fin. La néphrotomie directe donne lieu très-souvent à des hémorrhagies primitives ou secondaires qui compromettent presque toujours le résultat final de l'expérience; la ligature des uretères ne permet pas de fixer, d'une manière précise, le moment de l'arrêt de la sécrétion. L'étude des accidents produits par l'empoisonnement, dit urémique, faite de main de maître par Cl. Bernard, et celle de la progression ascendante de l'urée et des matières extractives dans le sang des animaux néphrotomisés, que nous devons à M. Gréhant, ne sont plus à faire. Aussi nos expériences ont-elles eu pour but principal d'établir, d'une manière très-nette, la durée la plus longue possible de la vie dans les cas d'anurie absolue. Cette donnée nous a paru nécessaire, car elle nous permettait de fixer, d'une manière approximative, les quantités d'urine qui eussent dû être sécrétées depuis le moment de l'arrêt de la sécrétion jusqu'à la mort de l'animal opéré. Il nous a semblé que ce point de physiologie pathologique a été trop négligé jusqu'à ce jour par les auteurs des diverses théories.

Procédé opératoire.

Pour lier les vaisseaux rénaux, nous avons pratiqué la gastrotomie, l'incision de la ligne blanche se faisant toujours sans hémorrhagie, et le péritoine du chien étant peu susceptible de s'enflammer. Le ventre ouvert, il est très-facile d'atteindre les vaisseaux rénaux et de les lier; un crochet à double courbure en sens inverse permet de passer les liens sans changer les rapports des vaisseaux, et sans produire de déchirures dans le tissu cellulaire périrénal. Le seul inconvénient de ce mode opératoire, c'est que parfois l'on a plus ou moins de difficulté à réduire les organes abdominaux, par suite des efforts de vomissements qui peuvent surprendre les animaux en expérience; en se hâtant, l'on évite presque toujours cet accident, surtout si l'on a soin de ne pas donner d'aliments à l'animal, trois ou quatre heures avant l'opération. Si le foie et la rate subissent des déplacements pour les raisons que nous venons d'indiquer, l'on échoue presque constamment pour cause d'hémorrhagies qui se produisent secondairement par des fissures du foie ou de la rate. La péritonite est rare, comme nous le verrons par le tableau général de nos expériences. Les ligatures faites, l'on referme la cavité abdominale par des sutures entrecoupées. — Les chiens opérés ont été retenus au laboratoire même, de façon à pouvoir être incessamment observés. Nous avons eu soin de laisser à leur portée les aliments et les boissons nécessaires. Les autopsies ont toujours été pratiquées immédiatement après la mort.

Sur une douzaine d'opérations de ligature simple des vaisseaux rénaux, faites comme nous venons de l'indiquer, nous avons obtenu sept résultats très-satisfaisants ; ils figurent dans nos tableaux n°s 2 et 3. Nous avons échoué cinq fois; nous avons perdu un chien de péritonite suraiguë, en moins de six heures ; deux chiens ont succombé en moins de vingt-quatre heures, pour cause d'hémorrhagies d'origine hépatique et splénique ; un autre a survécu très-longtemps, mais la ligature des vaisseaux avait été incomplète, et la sécrétion de l'urine avait pu continuer ; un dernier animal, enfin, périt par suite d'un étranglement intestinal qui s'était très-probablement produit pendant la réduction de l'intestin, après la ligature des vaisseaux.

Expérience III.

Ligature des artères rénales. Péritonite. Mort au bout de 18 à 20 heures.

23 décembre 1875. — Chien adulte, bien portant. Poids, 13^{k},500. Température, 39°4 ; pouls, 120 ; respiration, 36. Nous mettons à nu les vaisseaux rénaux, et nous plaçons des ligatures sur les artères rénales, dans le voisinage de l'aorte ; le chien supporte bien l'opération; la réduction des intestins est faite. Pas d'hémorrhagie.

Immédiatement après l'opération, la température s'élève à 40°8; le pouls monte à 180, et la respiration à 60. L'animal boit beaucoup, mange bien et cherche à se lécher la plaie du ventre.

Les vomissements commencent après trois heures; ils sont alimentaires d'abord, puis glaireux et bilieux. Selles solides. La température tombe à 39°8, le pouls à 138, et la respiration à 42. Le chien gémit beaucoup, le ventre devient douloureux comme si une péritonite survenait. Nous quittons l'animal à 6 heures du soir; il est très-affaissé, les vomissements continuent, les selles deviennent liquides.

Le lendemain matin, 18 heures après l'opération, l'animal a une sensibilité obtuse; la température est de 37°8; la respiration haletante et irrégulière; nous n'avons pas observé de convulsions pendant l'agonie. La mort est survenue dans un état comateux très-accentué.

Autopsie. — Les vaisseaux rénaux ont été bien liés, mais le péritoine est manifestement enflammé; il est rouge, fortement injecté; il y a un épanchement très-abondant d'une sérosité sanguinolente. Les reins sont noirs, leur épithélium présente déjà des altérations très-manifestes; la vessie est absolument vide. Pas de lésions du côté du foie, ni du tube digestif; celui-ci contient des mucosités. Les poumons et le cœur sont également intacts; œdème cérébral peu prononcé.

Nous recueillons, avant la coagulation, le sang du cœur et des gros vaisseaux. L'analyse chimique y démontre de légères traces d'ammoniaque, 5,23 de matières extractives p. 1,000, sur lesquelles il y a 0,29 d'urée.

La mort de ce chien doit être attribuée à une péritonite et non à des accidents urémiques. Nous ne citons cette expérience que pour faire voir qu'après 18 ou 20 heures de suppression de la sécrétion urinaire, la proportion des matières extractives et d'urée contenues dans le sang a déjà augmenté d'une manière sensible.

Expérience IV.

Ligature des artères rénales. Urémie. Mort après 59 heures.

27 décembre 1875. — Chien bien portant. Poids, 8k,500. Température, 39°1. Pouls, 80. Respiration, 18. En faisant la ligature des artères rénales et des veines, nous ne perdons qu'une très-petite quantité de sang. La réduction de l'intestin et de l'estomac se fait très-facilement.

Détaché de la planche d'opération, l'animal marche très-bien; il boit beaucoup et se couche. Il vomit, 4 heures après l'opération, des substances alimentaires; la température est à 39°4, le pouls à 104, et la respiration à 18. L'animal ne paraît pas souffrir; il ne gémit pas, reste très-tranquille, et répond aux appels.

Le lendemain matin, vomissements très-abondants de matières glaireuses et bilieuses, selles diarrhéiques très-fétides. L'intelligence est nette, les mouvements réguliers mais paresseux, la sensibilité générale est conservée. Le ventre n'est pas sensible à la pression. Le chien boit souvent, mais refuse tout aliment solide. Température, 40°; pouls, 84; respiration, 24. Vers le soir du second jour, les vomissements redoublent, la diarrhée est presque continue, la respiration saccadée; quelques secousses convulsives s'observent dans les membres. Température, 39°6; pouls, 71; respiration, 18.

Nous trouvons le chien, le matin du troisième jour de l'opération, très-abattu; il respire péniblement, refuse de se lever. Secousses convulsives très-accentuées dans les membres, très-fréquentes mais très-courtes. Le pouvoir excito-moteur est exagéré, le moindre attouchement détermine une contraction spasmodique générale. Pas de selles depuis la veille, mais un écoulement presque constant de glaires par le rectum. L'œil est encore bon, l'intelligence assez nette, car l'animal lève la tête lorsqu'on l'appelle. Température, 39°5; pouls, incomptable; respiration, 20. Vers midi du troisième jour, c'est-à-dire 55 ou 56 heures après l'opération, le chien est pris de convulsions générales cloniques et toniques qui alternent, et qui ne laissent presque pas de repos à l'opéré. Les crises durent, d'une façon irrégulièrement intermittente, pendant près d'une heure. Il tombe dans un coma profond, et la mort nous paraissant imminente, nous le saignons. L'animal a donc survécu 59 heures à l'opération.

Autopsie. — Le cœur et les poumons ont l'aspect normal. La cavité abdominale ne contient ni liquide épanché, ni pus, ni sanie; donc pas de signes de péritonite. Le foie est congestionné, mais ses éléments anatomiques ne sont pas altérés. Les reins sont noirs, comme gangréneux ; dégénérescence profonde des éléments anatomiques. Pas de signes d'œdème dans les méninges; injection assez vive des vaisseaux encéphaliques. Le liquide intestinal est analysé; il renferme une faible proportion d'urée. Le sang contient des traces très-appréciables d'ammoniaque; la proportion des matières extractives s'élève à 6,32 p. 1,000, sur lesquelles il y a 0,385 d'urée. Le volume d'urine qui aurait été sécrété en 60 heures peut s'élever à 478^{cc},12, en admettant, comme les expériences de nos prédécesseurs et les nôtres le démontrent, qu'un chien émet en 24 heures 22^{cc},5 d'urine par kilogramme de son poids.

Expérience V.

Ligature des vaisseaux rénaux. Urémie. Mort après 68 heures.

6 janvier 1876. — Nous lions les vaisseaux rénaux à un chien bien portant. Poids, 8^{k},500; température, 39°4; pouls, 84; respiration, 27. L'opération se fait sans perte de sang : la réduction des viscères abdominaux est facile. Le chien, détaché de la planche d'opération, va aussi bien que possible; il marche facilement et cherche à se sauver. Cet état satisfaisant dure de 7 à 8 heures, puis commencent les vomissements et la diarrhée. Les vomissements sont glaireux et bilieux; les matières rendues par les selles sont bilieuses, très-fétides et mélangées de morceaux solides non digérés. La température commence à baisser à 39°, le pouls monte à 120 et la respiration à 36. Cette crise de vomissements et de diarrhée dure jusqu'à 26 heures après l'opération. A ce moment, l'animal est pris de tremblements; il est abattu, mais nullement prostré; il boit beaucoup; le ventre n'est ni tuméfié ni douloureux. Les efforts de vomissements continuent, mais ne sont pas suivis d'effets. Il s'écoule par le rectum des matières glaireuses très-fétides. La température tombe à 38°5, le pouls monte à 124 et la respiration reste à 36. Vers le soir du second jour, c'est-à-dire près de 48 heures après l'opération, le pouvoir excito-moteur de la moelle augmente, l'animal a de petites secousses convulsives, les réflexes sont très-accentués, la sensibilité générale paraît augmentée. Surviennent ensuite des convulsions cloniques et toniques; entre les crises convulsives, l'abattement est très-profond; la température tombe à 37°3; le pouls ne peut être constaté; la respiration est à 40. Le lendemain matin, l'animal est dans la plus profonde prostration. Toutes les sensibilités sont émoussées; l'agonie et la mort sont prochaines. Le thermomètre marque 37°; le pouls est filiforme, la respiration irrégulière. La mort survient 68 heures après l'opération. Nous nous hâtons à ce moment de recueillir le sang.

Autopsie. — Pas de signes de péritonite dans la cavité abdominale. Les reins sont noirs, dégénérés, ramollis. Le foie et la rate ne présentent pas d'altération; la muqueuse du tube digestif est couverte d'un enduit glaireux, verdâtre; nous le recueillons pour l'analyser; nous conservons aussi la bile. Pas de lésion du côté du cœur ni des poumons. L'œdème cérébral fait absolument défaut. Le sang ne présente pas d'altérations histologiques; il est peu coagulable et poisseux.

Le sang, p. 1,000, renferme 6,75 de matières extractives, dont 0,41 d'urée, et des traces notables d'ammoniaque. La bile et le contenu intestinal contiennent des proportions d'urée assez fortes. Le volume d'urine qui eût été émis par l'animal, pendant la période de 68 heures qui s'est écoulée entre le moment de l'opération jusqu'à la mort, est représenté par 541 centimètres cubes, en admettant comme base 22^{cc},5 d'urine sécrétés par 24 heures et par kilogramme du poids de l'animal.

Expérience VI.

Ligature des artères rénales. Urémie. Sacrifié après 58 heures.

20 janvier 1876. — Nous pratiquons sans accident la ligature des vaisseaux rénaux. Poids de l'animal, 8^{k},725; la température est à 39°2, le pouls à 112 et la respiration 12. Le chien, pendant les 20 premières heures, ne paraît pas trop malade, quoiqu'il vomisse quelquefois; les selles, d'abord solides, deviennent séreuses. La température est à 39°, le pouls à 90, la respiration à 24. Pas de convulsions; l'animal boit beaucoup.

A partir de la 25e heure après l'opération, la scène change : les vomissements deviennent très-fréquents, ils sont essentiellement bilieux; l'anus, comme paralysé, reste béant et laisse suinter des matières liquides verdâtres et très-fétides. Le chien est agité de tremblements continuels, il est frissonnant. Le pouvoir excito-moteur de la moelle n'est pas exagéré. Il y a de l'abattement. Rien cependant n'indique l'approche des convulsions; le soir du second jour, la température est toujours à 39°, mais le pouls et la respiration sont très-irréguliers.

Le matin du 3e jour, l'état est à peu près le même; tremblements généraux constants, grand abattement, exagération du pouvoir excito-moteur de la moelle. Les vomissements et les selles continuent. La température baisse à 38°5.

Nous surveillons l'animal toute la journée; les vomissements et la diarrhée finissent par cesser, mais la prostration augmente de plus en plus; le chien, que l'on dresse sur ses pattes, retombe sur le flanc. Pas de convulsions générales. Cette situation continue à s'aggraver, le coma devient profond, la température tombe à 36°. Vers le soir, craignant une mort prochaine à la suite des troubles respiratoires et du coma de l'animal, nous le sacrifions 58 heures après l'opération.

Autopsie. — Le sang est recueilli et nous procédons à l'autopsie. Les reins sont noirs, couverts de suffusions sanguines ; leur substance est très-ramollie. Pas de signes de péritonite. Le foie et la rate sont hyperémiés. Le cœur et les poumons sont sains. Œdème cérébral assez marqué, surtout à la base de l'encéphale. Rien du côté de la moelle. La muqueuse de l'intestin est fortement congestionnée et recouverte d'un enduit bilieux.

Le sang renferme 5,30 de matières extractives p. 1,000, dont 0,220 d'urée, et des traces sensibles d'ammoniaque. Les matières vomies contiennent également de l'urée, dont la proportion s'élève à 0,66 p. 100. Il en est de même de la bile.

Le volume d'urine que l'organisme aurait sécrété pendant cette période de 58 heures serait, d'après nos calculs, de 490^cc^,77.

N° 2. — *Tableau des résultats fournis par l'analyse chimique du sang de chiens morts à la suite de la ligature des vaisseaux rénaux.*

	Durée de la vie.	Matières extractives.	Urée.	Ammoniaque.	Observations.
III. Chien de 13k,500	18 à 20 h.	5,23 p. 1,000	0,29 p. 1,000	Traces légères.	Péritonite cause de la mort.
VI. Chien de 8 ,725	58 h.	5,30 p. 1,000	0,220 p. 1,000	Traces sensibles.	Urémie manifeste, accidents comateux ; les matières vomies renferment 0,66 % d'urée. Il en est de même de la bile. Urine retenue = 490cc,77.
IV. Chien de 8 ,500	59 h.	6,32 p. 1,000	0,385 p. 1,000	Traces manifestes.	Urémie, accidents convulsifs et comateux, urée dans l'intestin. Quantité d'urine retenue = 478cc,12
V. Chien de 8 ,500	68 h.	6,75 p. 1,000	0,41 p. 1,000	Traces sensibles.	Urémie, accidents convulsifs et comateux, notable proportion d'urée dans les matières recueillies de l'intestin et dans la bile. Quantité d'urine retenue = 541cc,10.

Ce tableau, comparé au tableau n° 1 (1), montre que, malgré les vomissements de la première période de l'urémie et la diarrhée

(1) Voyez page 10.

de la seconde période, les matières extractives ainsi que l'urée du sang augmentent très-sensiblement, et cela plus ou moins régulièrement, et proportionnellement à la durée de la vie des animaux en expérience. L'augmentation des liquides sécrétés, dont une partie est rejetée par les vomissements et les selles, modifie nécessairement, d'une façon plus ou moins sensible, la proportion des matières extractives et de l'urée du sang.

Il ressort clairement des expériences que nous venons de rapporter, que les animaux dont la sécrétion urinaire est absolument abolie succombent, comme l'ont indiqué nos prédécesseurs, à des accidents bien déterminés, dont l'ensemble a reçu le nom d'empoisonnement urémique ou urinémique. Nous n'insisterons pas longuement sur la description des symptômes; nous nous bornerons à faire ressortir que les expériences reproduisent les principales formes cliniques de l'urémie, la forme convulsive tout aussi bien que la forme comateuse; ces deux formes se trouvent presque toujours réunies ou elles alternent avec prédominance de l'une ou de l'autre. Les périodes convulsives et comateuses ne viennent que très-tard, à la fin du deuxième jour, ou au commencement du troisième; elles durent quelques heures à peine, et sont précédées de phénomènes qui indiquent de la part de l'organisme des efforts constants pour remplacer la sécrétion tarie; c'est ainsi que nous voyons survenir, quelques heures après l'opération, des vomissements abondants de matières stomacales dont la composition, quoique variable, montre cependant, par la présence constante de l'urée, qu'il s'agit d'une excrétion supplémentaire. La sécrétion intestinale se modifie presque parallèlement à celle de l'estomac; des selles nombreuses, liquides, fétides, qui finissent par devenir presque continues, indiquent bien, comme le dit Cl. Bernard, que l'organisme cherche à suppléer la fonction du rein par celle de la muqueuse gastro-intestinale. La présence de l'urée dans les déjections, les matières trouvées dans l'intestin et la vésicule biliaire, ne laissent pas de doute à cet égard. Les désordres nerveux ne semblent se présenter que lorsque l'organisme devient impuissant à assurer la dépuration organique par les sécrétions supplémentaires. Le pouls, la respiration et la température ne se modifient que peu dans les premières périodes de l'empoisonnement; le pouls et la température ont de la tendance à s'élever; la respiration à s'accélérer. Lors de la survenance des accidents nerveux et du coma, le pouls devient irrégulier, petit et fréquent, la respiration inégale, suspirieuse; la température baisse d'une façon constante, graduelle, jusqu'à la mort.

L'intelligence, la sensibilité générale, les sensibilités spéciales, la motilité, ne semblent pas atteintes dans les premiers stades de l'urémie ; durant les dernières heures de la vie, l'intelligence diminue de plus en plus, les sensibilités s'émoussent, le pouvoir excito-moteur de la moelle, un instant exagéré, faiblit, à son tour, jusqu'à l'abolition presque complète de toute motilité, que l'on constate avant la mort.

La durée maxima de la vie ne dépasse jamais trois fois 24 heures. Prévost et Dumas, Cl. Bernard, Vauquelin et Ségalas sont arrivés à la même conclusion.

Les autopsies, quoique faites avec tout le soin possible, ne montrent pas de lésions organiques pouvant expliquer les accidents observés pendant la vie; en dehors de quelque peu d'œdème cérébral, le système nerveux n'a jamais présenté la moindre modification, ni dans les tubes nerveux, ni dans les cellules. Les organes splanchniques du thorax ont toujours été trouvés intacts; dans l'abdomen, tout se bornait à des congestions plus ou moins accentuées du foie, de la rate, de l'intestin et de l'estomac. Nous n'avons jamais pu constater d'altération nette des globules rouges du sang.

L'analyse chimique du sang et des principales sécrétions de l'organisme nous apprend que la composition chimique de ces liquides a subi de nombreuses modifications; tous les produits de sécrétion renferment des proportions d'urée qui sont loin d'être habituelles, le sang surtout est caractérisé par la présence de quantités d'urée et de matières extractives tout insolites. L'augmentation de ces produits est, jusqu'à un certain point, proportionnelle à la durée de la vie de ces animaux, comme l'a, du reste, démontré M. Gréhant dans ses remarquables leçons de physiologie expérimentale de 1871.

L'on comprend que des résultats pareils aient pu faire naître l'idée d'un empoisonnement par l'urée ou les matières extractives et, certes, les théories de Wilson et de Schottin ne sont que l'application immédiate de semblables données expérimentales à la pathologie. Aujourd'hui, ne voyons-nous pas encore la théorie de l'empoisonnement par l'urée trouver des défenseurs, tels que M. Picard, de Lyon, qui admet que l'urée est toxique à doses massives au moins.

Avant de discuter ces théories ou celles qui en dérivent, avant de produire nos expériences directes qui ne nous permettent pas de nous y rallier, nous avons voulu nous faire une idée exacte des phénomènes que l'on observerait, lorsqu'à l'augmentation dans le sang de l'urée et des matières extractives, se produisant à la suite d'une suppression brusque de la sécrétion urinaire par la ligature des vaisseaux rénaux, on ajoutait encore l'influence d'urée chimiquement pure injectée dans la veine.

Sur cinq opérations de ce genre, nous avons obtenu deux succès complets et un demi-succès. Nous avons échoué deux fois par suite d'hémorrhagies intra-abdominales. Les quantités d'urée injectées ont été de 50 centigrammes par kilogramme du poids de l'animal chez un premier chien, de 1 gramme d'urée chez un second, et de 2 grammes d'urée chez le dernier. Voici, du reste, l'exposé détaillé de ces trois tentatives expérimentales : nous avons procédé comme d'habitude à la ligature des vaisseaux; l'injection a toujours été faite dans la veine crurale préalablement isolée. L'urée a été examinée avec soin et n'a été dissoute qu'au moment de l'expérience.

C. — Expériences de ligature des vaisseaux rénaux suivie d'injection d'urée pure dans le sang.

Expérience VII.

Ligature des vaisseaux rénaux. Injection d'urée, péritonite.

27 janvier 1877. — Chien de 14 kilogr. Température, 39°2. Pouls, 80. Respiration, 9. La ligature des vaisseaux rénaux se fait sans difficulté. La réduction des viscères abdominaux est difficile et nous fait craindre la possibilité de lésions traumatiques du côté du foie et de la rate.

La ligature faite, nous injectons par la veine crurale une solution contenant, p. 100, 6 grammes d'urée, ce qui correspond à environ 50 centigrammes par kilogramme du poids de l'animal. Le chien supporte bien cette seconde opération. Détaché de la planche, il marche dans le laboratoire, mais déjà une demi-heure après il se produit des phénomènes qui sont loin de dépendre de l'urémie. L'animal gémit beaucoup, montre une grande inquiétude, change constamment de position. Au bout d'une heure, des phénomènes de paralysie se présentent dans le train postérieur ; surviennent ensuite des selles sanguinolentes, des vomissements fréquents. L'intelligence, la sensibilité générale et réflexe ne se troublent pas. Ces accidents vont en s'aggravant, si bien qu'après six heures l'agonie commence, et nous devons sacrifier l'animal pour recueillir le sang dans des conditions convenables.

Autopsie. — Fort épanchement de sang dans la cavité abdominale; le foie présente des gerçures qui sont probablement la raison de l'hémorrhagie; le péritoine est fortement injecté, l'intestin est saignant sur différents points de la muqueuse. Les vaisseaux rénaux sont bien liés, les reins presque noirs, comme tuméfiés dans leur capsule.

L'analyse du sang donne 7^{gr},667 de matières extractives p. 1,000, sur lesquels il y a 0^{gr},178 d'urée. La bile contient 0^{gr},18 d'urée. Traces d'ammoniaque dans le sang et la bile.

Cette expérience n'est intéressante que par les analyses du sang et des produits de sécrétion ; il n'y a pas eu réel empoisonnement urémique, l'animal a évidemment succombé à l'hémorrhagie en nappe que nous venons de signaler dans la cavité abdominale. L'urée injectée n'a pas déterminé les accidents foudroyants auxquels nous pouvions nous attendre; il est vrai que l'on pourrait invoquer, comme cause de la non-survenance d'accidents nerveux immédiats, la perte de la plus grande partie de l'urée injectée par le sang qui s'écoulait dans le péritoine.

Expérience VIII.

Ligature des vaisseaux rénaux. Injection de 5 grammes d'urée dans le sang. Urémie. Mort après 67 heures.

1er février 1877. — Petit chien adulte de 5^{k},500. Température, 39°5. Pouls, 130. Respiration, 16. Ligature des vaisseaux rénaux, artères et veines. Réduction facile des viscères abdominaux. Pas d'hémorrhagie. Injection, après cette première opération, d'une solution de 5 grammes d'urée très-pure dans la veine crurale, ce qui correspond à 1 gramme d'urée environ par kilogramme du poids de l'animal.

Les vingt-quatre premières heures se passent relativement bien, sans accidents de péritonite. Des vomissements alimentaires d'abord, puis glaireux, se présentent ensuite, la diarrhée ne vient que très-tard. La température baisse à 35°, le pouls monte à 148 et la respiration descend à 13.

Dans le courant du second jour, nous notons un grand abattement, un tremblement général et permanent; vomissements répétés et forte diarrhée. Les réflexes paraissent augmentés; l'intelligence est nette, car le chien lève la tête lorsqu'on l'appelle. Il boit beaucoup, mais ne mange pas. La température baisse à 38°2, le pouls bat 160 fois, la respiration est à 36.

Le soir, nous observons quelques petits mouvements convulsifs très-passagers. La température descend à 38°, la respiration monte à 38, le pouls est incomptable.

Le lendemain matin, commencement du troisième jour, l'intelligence cesse d'être nette, la prostration s'accentue; de temps en temps surviennent des mouvements épileptiformes, des raideurs tétaniques des muscles du cou et du dos. La tête se renverse en arrière, les membres s'allongent convulsivement. Cette période convulsive alterne avec des relâchements musculaires presque paralytiques. Écume à la bouche, le coma devient de plus en plus profond. L'agonie dure près de trois quarts d'heure. La température finit par tomber à 37°5. La mort survient 66 à 67 heures après l'opération.

Autopsie. — On recueille le sang veineux et artériel ainsi que la bile. Le péritoine n'est pas enflammé; la muqueuse intestinale est couverte d'un enduit très-fétide, verdâtre; le liquide stomacal est réuni aux matières vomies. Le foie et la rate ne présentent rien de particulier. Les reins sont violacés, ramollis dans leur substance, dégénérés dans leurs épithéliums.

Les poumons sont intacts, mais le cœur présente par points des taches graisseuses où la fibre musculaire est trouvée en voie de dégénérescence.

Le sang, examiné au microscope, ne présente rien de particulier. Les cellules et les tubes du système nerveux sont normaux; la moelle est assez hyperémiée. Léger œdème à la base du cerveau.

Le sang contient 11^{gr},28 de matières extractives p. 1,000, dont 0^{gr},98 d'urée.

On trouve 3^{gr},13 d'urée p. 1,000 dans la bile, et 1^{gr},54 d'urée p. 1,000 dans les matières vomies.

Le volume d'urine qui eût été sécrété en 68 heures est de 350^{cc},56.

Expérience IX.

Ligature des vaisseaux rénaux. Injection d'urée dans la veine crurale. Urémie. Durée de la vie: 40 heures.

6 février 1877. — Chien de 6k,500. Température, 39°6. Pouls, 112. Respiration 17. Ligature des vaisseaux rénaux, artères et veines; l'opération se fait sans accidents, la réduction des organes est facile. Immédiatement après cette opération, nous injectons dans la veine crurale une solution de 12 grammes d'urée très-pure. L'animal n'en paraît pas affecté, car, détaché de la planche, il se promène dans le laboratoire; il boit, mais refuse de manger. Le soir de ce premier jour, le chien n'avait pas vomi. Le lendemain matin, nous le trouvons debout; il a beaucoup vomi dans la nuit et a eu des selles séreuses et bilieuses. La température est à 39°5, le pouls à 118, la respiration à 16.

Dans le courant de la journée, c'est-à-dire de 22 à 27 heures après l'opération, le chien est pris de somnolence; pendant cette espèce d'engourdissement, il a de temps en temps de petites secousses générales analogues à celles que l'on produit par la galvanisation. Les vomissements ne sont pas très-fréquents, mais la diarrhée séreuse est très-forte. Nous ne remarquons pas de secousses convulsives franches.

Les convulsions épileptiformes commencent à se montrer le soir du second jour, 30 heures après l'opération; elles sont relativement fréquentes, puisqu'elles reviennent de quart d'heure en quart d'heure. Lorsque l'animal est tranquille, son intelligence paraît nette, car il tourne la tête à l'appel. La température est à 38°5, la respiration à 36, le pouls très-fréquent.

Le matin du troisième jour, c'est-à-dire 35 heures après l'opération, nous trouvons le chien couché au milieu de selles très-abondantes émises pendant la nuit; il ne boit plus, la température est à 37°6, l'intelligence est encore nette, car il suit des yeux lorsqu'on le caresse ; nous le déplaçons sans éveiller de convulsions.

Quelques heures après, de fortes convulsions se déclarent, de véritables crises tétaniques se marquent, les membres se raidissent, la tête se renverse, la respiration cesse; les crises sont très-courtes mais fréquentes; elles sont suivies d'un relâchement complet du système musculaire, d'un coma profond qui entraîne la mort de 39 à 41 heures après l'opération.

Autopsie. — Le rein gauche est presque en gangrène; le rein droit n'est que noir mais non ramolli. Le cerveau ne présente rien de particulier ; un peu d'œdème dans les méninges de la base du cerveau et de la moelle. Les poumons et le cœur sont sains. Nous recueillons avec soin la bile, le sang et le liquide intestinal.

Le sang contient 15^{gr},5 de matières extractives p. 1,000, dont 2^{gr},10 d'urée. La bile renferme 1^{gr},567 d'urée p. 1,000. Il y a 0^{gr},127 d'urée dans 150 centimètres cubes du liquide intestinal.

Le volume d'urine qui eût été sécrété en 40 heures est de 292^{cc},50.

N° 3. — *Tableau des résultats fournis par l'analyse chimique du sang d'animaux morts à la suite de la ligature des vaisseaux rénaux et d'injections dans le sang de quantités différentes d'urée pure.*

	Durée de la vie.	Matières extractives.	Urée.	Ammoniaque.	Observations.
VII. Chien de 14 kil., les vaisseaux rénaux liés, reçoit dans la veine crurale 6 gr. d'urée très-pure.	6 h.	7,667 p. 1,000.	0,178 p. 1,000.	Traces.	La mort est la suite de la péritonite ; pas d'accidents urémiques. La bile contient 1,4 d'urée p. 1,000.
VIII. Chien de 5^k,500, les vaisseaux rénaux liés, reçoit dans la veine crurale 5 gr. d'urée très-pure.	66 h.	11,28 p. 1,000.	0,98 p. 1,000.	Traces.	Accidents urémiques, convulsifs et comateux. 3,13 p. 1,000 d'urée dans la bile ; 1,54 p. 1,000 d'urée dans les matières vomies. Quantité d'urine qui eût été sécrétée, 350^{cc},56.
IX. Chien de 6^k,500. les vaisseaux rénaux liés, reçoit dans la veine crurale 12 gr. d'urée très-pure.	41 h.	15,50 p. 1,000.	2,10 p. 1,000.	Traces.	Mort par accidents urémiques francs, convulsifs et comateux. 1,567 d'urée p. 1,000 dans la bile. 150 cent. cubes du liquide intestinal renferment 0,127 d'urée. Quantité d'urine qui eût été secrétée, 292^{cc},50.

D. — Expérience de ligature des vaisseaux rénaux suivie d'injection d'urine fraîche normale dans le sang.

Des expériences analogues à celles que nous venons de faire passer sous les yeux du lecteur ont été faites par plusieurs expérimentateurs, notamment par Hammond (1), Frerichs, Oppler, Stannius (2). Hammond a tiré de ses résultats la confirmation de la théorie de Wilson, l'empoisonnement par l'accumulation de l'urée dans le sang; Frerichs, Oppler et Stannius ont, au contraire, émis une opinion différente. Le résultat de nos expériences nous force à partager la manière de voir de ces derniers auteurs. Nous démontrons, en effet, que l'injection d'urée parfaitement pure, dans les veines d'animaux auxquels on a préalablement lié les vaisseaux rénaux, ne hâte pas l'apparition des convulsions ou du coma, ni du moment de la mort. Tout se passe comme si on n'avait rien introduit dans le sang, et cependant les proportions de l'urée et des matières extractives du sang et des liquides de sécrétion augmentent considérablement.

Quoiqu'il soit difficile, comme le dit avec raison M. Picot (3), d'apprécier dans ces circonstances si les accidents qui surviennent bientôt chez les animaux néphrotomisés, tiennent aux injections d'urée ou aux suites de l'opération, il nous semble difficile que l'on puisse douter, d'après les faits que nous venons de signaler, de l'innocuité, au moins relative, de la présence en excès dans le sang d'urée et de matières extractives. Tout doute disparaîtra certainement lorsque l'on comparera les observations dont il vient d'être question aux résultats obtenus en substituant aux injections d'urée celles de quantités relativement faibles d'urine fraîche et normale.

(1) Hammond, *North. American. med. chirurg. Review*, 1858.
(2) Frerichs, Oppler, Stannius, cités par Picot, p. 274, tome II.
(3) Picot, *Grands processus morbides*, article Urémie.

Les urines employées pour cette série d'expériences ont été celles des chiens eux-mêmes. Nous avons eu la précaution de les filtrer avant l'injection et de les porter à la température du corps de l'animal. Les quantités d'urée qu'elles renfermaient étaient bien au-dessous des proportions d'urée pure que nous injections dans le sang des animaux qui ont servi pour la série précédente. Elles étaient toujours franchement acides. Nous avons admis, comme nos prédécesseurs, qu'un chien urinait, en 24 heures, environ 22cc,5 par kilogramme de son poids; notre propre expérience nous a démontré, du reste, que dans les conditions normales ce chiffre était exact. Les deux chiens, à peu près du même poids, ont reçu des quantités d'urine identiques, 300 centimètres cubes environ, c'est-à-dire des quantités correspondantes à $\frac{1}{45}$ et à $\frac{1}{46}$ de leur poids. Nous n'aurons pas de peine à démontrer ultérieurement que, dans ces proportions, les urines injectées dans le sang sont absolument inoffensives et ne provoquent pas plus d'accidents que l'eau distillée. Voici les détails des expériences de cette série :

Expérience X.

Ligature des vaisseaux rénaux. Injection de 300 grammes d'urine dans la veine crurale. Vomissements séreux, verdâtres, diarrhée. Mouvements convulsifs généralisés avant la mort, qui arrive 19 heures après l'opération.

10 janvier 1877. — Chien fort et robuste. Poids, 14 kilogr. Température, 42°2. Pouls, 133. Respiration, 20. On pratique la ligature des vaisseaux rénaux (artères et veines). Cette opération terminée, on referme le ventre et on fait une injection intraveineuse de 300 grammes d'urine provenant de l'animal lui-même. Elle a une réaction acide, une densité de 1,012 et renferme 9,46 d'urée p. 1,000.

Le chien supporte bien cette seconde opération. Quelques minutes après, il a des vomissements fréquents de matières séreuses, légèrement colorées par de la bile. Pas de mouvements convulsifs. Les vomissements ne discontinuent pas jusqu'au soir; le chien ne gémit pas et boit beaucoup.

Le lendemain, 8 heures du matin, l'animal est affaissé et couché sur le flanc. Il ne paraît pas avoir eu de convulsions, il refuse de boire. Température, 37°; respiration, 24. Les vomissements ont cessé, mais il s'écoule par le rectum des matières diarrhéiques en grande abondance. Entre 8 et 9 heures du matin se présentent quelques convulsions générales, et à 9 heures et demie, c'est-à-dire 18 heures à peine après l'opération, l'animal, pris d'une raideur tétanique, succombe. Température, 38°. L'autopsie, pratiquée presque immédiatement après la mort, révèle un commencement de péritonite au niveau des reins, dont la ligature des vaisseaux a été complète. La vessie est vide. On ne constate aucune lésion dans l'estomac ni dans l'intestin, qui sont à peu près vides. Rien du côté du système nerveux.

Expérience XI.

Ligature des vaisseaux rénaux. Injection de 300 grammes d'urine fraîche 20 heures après cette première opération. Convulsions immédiates et mort.

20 mai 1878. — Chien de 13k,510; température, 39°1. Nous lions les vaisseaux rénaux très-facilement; la réduction des organes est aisée, nous n'avons perdu que peu de sang. L'animal, détaché de la planche, se promène dans le laboratoire et lèche sa plaie. Au bout de 8 heures, il commence à vomir; il boit après chaque vomissement; les matières rendues sont d'abord alimentaires, puis glaireuses.

Le lendemain matin, l'animal est en très-bon état; il n'a pas mangé, mais il a bu beaucoup, il a eu plusieurs selles dans la nuit; le ventre n'est pas douloureux. Température, 38°9. 20 heures se sont écoulées depuis la ligature des vaisseaux, rien n'indique une survenance immédiate d'accidents graves. Le chien marche bien, ne frissonne pas encore, et répond aux appels.

Nous lui faisons en ce moment une injection d'urine de chien récemment émise et filtrée, de 1,015 de densité et chauffée à 37°. Elle renfermait 8,75 d'urée p. 1,000. L'injection n'est pas terminée que l'animal est pris de secousses tétaniques très-fortes, il jette des cris; détaché immédiatement de la planche, il s'est couché sur le flanc, agité par des convulsions toniques et cloniques qui durent quelques instants; viennent ensuite le relâchement musculaire et la mort. Température, 38°.

Autopsie. — Pas de trace de péritonite; sauf les reins, tous les organes sont sains. Le cerveau et la moelle sont congestionnés, peu ou point d'œdème des méninges. La vessie est absolument vide. L'intestin est fortement hyperémié; il en est de même du foie, dont la vésicule est très-distendue. Le cœur et les poumons ne présentent rien de particulier. Le sang, examiné avec le plus grand soin, ne montre pas la moindre altération histologique.

Ces deux expériences semblent démontrer que l'urine, introduite dans l'organisme lorsque les reins ne peuvent plus fonctionner comme filtre, a des propriétés toxiques tranchées. Les accidents convulsifs, le coma qui terminent la scène clinique de l'urémie expérimentale arrivent plus vite et peut-être avec plus d'intensité que dans le cas de ligature simple des vaisseaux rénaux.

La comparaison des résultats des deux dernières séries d'expériences met immédiatement en évidence la différence d'action de l'urée et de l'urine : les injections de solutions d'urée à doses pouvant passer pour massives n'ont pas d'influence marquée ni sur le moment d'apparition des accidents nerveux ni sur l'heure de la mort; les injections d'urine, au contraire, en quantité très-minime par rapport au poids des animaux, renfermant des proportions d'urée qui sont loin de celles des dissolutions que nous venons d'indiquer, ont un effet très-manifeste sur l'organisme : elles hâtent les phénomènes nerveux et avancent notablement la mort. Les urines *in toto* seraient-elles donc toxiques ? Telle est l'importante question que nous croyions résolue dans le sens négatif, que soulèvent les résultats actuels. Nous essaierons de la résoudre dans une autre partie de notre travail.

CONCLUSIONS.

I.

La suppression brusque de la fonction urinaire par ligature des vaisseaux rénaux donne lieu à un empoisonnement rapide de l'organisme, commençant par des troubles gastro-intestinaux et se terminant par des désordres très-graves du système nerveux.

II.

La durée maxima de la vie des animaux qui ont subi cette opération est de trois jours.

III.

Dans ces conditions, l'urée et les matières extractives augmentent dans le sang à peu près proportionnellement à la durée de la vie; ces substances apparaissent dans tous les liquides de sécrétion, ce qui indique de la part de l'organisme un effort d'élimination devant suppléer la fonction rénale.

IV.

Des injections d'urée pure à fortes doses dans la veine d'animaux chez lesquels l'on a préalablement lié les vaisseaux rénaux, déterminent dans le sang des accumulations de matières extractives et d'urée beaucoup plus considérables que la ligature simple, sans que la survenance des accidents nerveux et de la mort soit hâtée.

V.

En substituant, dans les mêmes circonstances, aux injections d'urée à doses massives, celles d'urine normale, fraîche, bien filtrée, acide, non ammoniacale, en quantité équivalente à celle sécrétée par l'animal en 24 heures, les accidents nerveux se déclarent plus rapidement et la mort est avancée, ce qui semble indiquer que l'urine *in toto* a une action toxique plus énergique que l'urée et les matières extractives.

CHAPITRE II.

DE L'AUGMENTATION DE LA TENSION INTRAVASCULAIRE DANS SES RAPPORTS AVEC L'URÉMIE EXPÉRIMENTALE.

A. Données expérimentales actuelles.

Les conclusions que nous venons de formuler devaient nécessairement nous conduire à étudier l'action sur l'organisme, de l'urine en nature, et nous revenions aux idées de Vauquelin et Ségalas (1), qui avaient admis, à la suite d'injections directes d'urine, que l'urémie était due à l'action sur le sang de l'ensemble des principes contenus dans cette sécrétion. Pour échapper aux critiques adressées, à juste titre, aux expériences de Vauquelin et Ségalas et pour simplifier autant que possible nos recherches ultérieures, nous avons cru devoir étudier nettement, au préalable, l'influence des injections à doses diverses dans le sang, non-seulement d'eau distillée pure, mais encore d'eau distillée acidulée au degré de l'urine normale par les différents acides que l'on peut s'attendre à rencontrer dans cette excrétion. Cette manière de procéder nous présentait encore l'avantage de nous fixer en même temps sur la valeur de la théorie mécanique de l'urémie préconisée par Traube (2).

Le célèbre clinicien allemand, ayant constaté par de nombreuses autopsies que, dans les cas d'urémie, l'on observait souvent l'anémie et l'œdème des centres nerveux avec plus ou moins d'hypertrophie cardiaque, eut l'idée de rattacher les lésions trouvées après la mort et les symptômes nerveux observés pendant la

(1) Vauquelin et Ségalas, *Journal de Magendie*, 1822, t. II, p. 357.

(2) Traube, *Eine Hypothese über die sogenannten uremischen Anfälle.* (*Allgemeine med. Central-Zeit.*, 1861.)

vie, à l'excès de tension amenée dans le système circulatoire, par la rétention des liquides dont la sécrétion urinaire plus ou moins modifiée ne pouvait plus débarrasser l'organisme. Traube expliquait encore par sa théorie les accidents urémiques qui surviennent parfois à la suite des rapides résorptions d'épanchements considérables dans les cavités séreuses.

La doctrine de Traube trouva de nombreux adeptes, car les expériences de Richardson (1) et de Falk (2), de Marbourg, vinrent bientôt lui donner un commencement de preuve expérimentale; ces auteurs établirent, en effet, que des injections dans le péritoine et dans les veines, de quantités d'eau égales au $\frac{1}{5}$ du poids du corps des animaux en expérience, provoquaient des phénomènes comateux au milieu desquels survenait la mort. Rien ne paraissait plus naturel, de prime abord, que d'admettre en semblable circonstance l'anémie et l'œdème du système nerveux, dont les capillaires se trouvaient forcés de se distendre au point de renfermer des quantités de liquide trois ou quatre fois plus considérables qu'à l'état normal; les éléments anatomiques devaient nécessairement subir le contre-coup des compressions résultant de l'excès de tension vasculaire et déterminer ainsi les accidents nerveux si caractéristiques de l'urémie.

M. Picot (3), professeur à Bordeaux, mit en doute, dès 1874, la corrélation que Traube voulait voir entre les accidents urémiques et l'excès de tension vasculaire résultant de la suppression de la sécrétion urinaire. Il montra que, si les phénomènes nerveux de l'urémie dépendaient de l'accumulation de l'eau de l'urine dans le sang, il faudrait, suivant les données expérimentales de Richardson et de Falk eux-mêmes, que l'urémie n'éclatât que lorsqu'il se serait amassé dans le sang, par le fait de la cessation de la filtration urinaire, un poids d'eau égal au $\frac{1}{5}$ du poids de

(1) Richardson, cité par Picot, *Grands Processus morbides*, p. 285.

(2) Falk, *idem*, p. 285.

(3) Picot, *Recherches expérimentales sur l'action de l'urée injectée dans les veines au point de vue de la pathogénie de l'urémie* (Académie des sciences, 1874).

l'animal; comme un homme de 60 kilogr. urine, d'après Becquerel, 1,300 grammes par 24 heures, dix jours de suppression totale d'urine seraient nécessaires pour arriver aux conditions mécaniques de l'urémie provoquée par excès de tension; or, la clinique nous apprend qu'en semblable occurrence, les accidents éclatent vers la fin du second jour ou au commencement du troisième. Sous ce rapport, nos expériences de ligature des vaisseaux rénaux, de même que celles de Cl. Bernard, donnent des résultats identiques.

Les expériences qu'entreprit M. Picot pour soumettre au contrôle expérimental la doctrine de Traube lui firent admettre les conclusions suivantes :

« 1° L'injection d'eau dans la jugulaire à la dose de $\frac{1}{10}$ et de $\frac{1}{50}$ du poids du corps tue les lapins;

« 2° Il faut aller chez ces animaux jusqu'à la dose de $\frac{1}{10}$ lorsque l'injection est faite dans la veine saphène externe;

« 3° Les doses d'eau allant jusqu'à $\frac{1}{8}$ du poids du corps, injectées soit dans le péritoine, soit dans la veine saphène, ne tuent pas les chiens; au $\frac{1}{5}$, la mort est survenue par rupture hémorrhagique; mais chez tous les animaux en expérience, lorsque la mort s'est produite, on n'a rien constaté de semblable aux phénomènes dits de l'urémie;

« 4° L'eau injectée dans le sang, comme l'avait observé Richardson, porte son action sur les globules rouges, qu'elle atteint dans leur structure et rend, selon toute probabilité, impropres aux échanges gazeux. L'absence de lésions encéphaliques fait repousser l'idée de la mort par le système nerveux ;

« 5° Il est probable que, chez les animaux soumis aux injections dans la jugulaire, la mort survient par le fait d'une gêne profonde dans la respiration, occasionnée par l'arrivée brusque et prolongée dans le système pulmonaire de sang chargé de trop fortes proportions d'eau;

« 6° Si l'on songe qu'un chien, en 24 heures, n'excrète que 22^{cc},5 d'urine par kilogramme de son poids, et que, dans ces expériences, il a été injecté jusqu'à 100 et 125 centimètres cubes d'eau par kilogramme, on comprend combien il est difficile d'admettre, comme cause pathogénique de l'urémie, l'augmentation de la pression intravasculaire sous l'influence de la suppression des urines, entraînant à sa suite l'anémie et l'œdème du cerveau.... »

Nous inspirant des travaux que nous venons de citer, nous avons voulu reprendre toutes ces expériences en nous plaçant surtout au point de vue de l'effet des injections d'eau distillée dans le sang en quantité équivalente au volume d'urine sécrétée en trois jours, durée maxima de la vie chez les animaux néphrotomisés ou privés de la fonction urinaire par la ligature des vaisseaux rénaux. Ce résultat acquis, nous avons étudié le genre de mort des animaux soumis à des injections d'eau intraveineuses continuées jusqu'à ce que mort s'ensuivît ; nous avons enfin essayé de comparer les accidents de l'urémie expérimentale à ceux que l'on constate chez des chiens auxquels l'on injecte, dans le sang veineux, des quantités suffisantes d'eau distillée pour les rendre malades, sans provoquer la mort immédiate.

Ces différents points élucidés, nous nous sommes appliqués, sans nous préoccuper du moment précis où survient l'acidité du produit de la filtration rénale, à rechercher, par des injections d'eau distillée acidulée au degré de l'urine normale, si les accidents dits urémiques ne seraient pas liés à la rétention des principes desquels dépend, à l'état normal, l'acidité de la sécrétion urinaire.

B. Action des injections intraveineuses d'eau distillée à différentes doses.

Nos injections d'eau distillée, pour être comparables, ont été faites par la même veine, à l'aide de la pompe de Moncoq maniée par le même expérimentateur, de manière que l'introduction du liquide fût aussi uniforme que possible. L'eau injectée avait la température de 30° à 35°.

L'expérience a été faite presque toujours sur des chiens adultes, à un moment également éloigné du dernier repas de l'animal.

De nombreuses observations, continuées depuis des années, nous ont appris que la sécrétion urinaire pendant une période de 24 heures était représentée, chez le chien adulte et bien nourri, par un volume qui, exprimé en litres, correspond au $\frac{1}{45}$ du chiffre du poids de l'animal déterminé en kilogrammes. D'après cette donnée, le volume de l'urine sécrétée pendant trois jours représente en litres le $\frac{1}{15}$ du poids de l'animal.

On arrive à peu près au même résultat en admettant, comme quantité d'urine sécrétée normalement par un chien adulte, le chiffre de 22cc,5 donné par M. Picot pour 24 heures et par kilogramme du poids de l'animal.

Nous avons étudié les variations de la tension artérielle pendant la durée de l'injection de l'eau distillée en fixant le manomètre dans la carotide.

En munissant l'instrument d'un flotteur, il est facile d'inscrire la tension intravasculaire et d'obtenir des courbes qui mettent en évidence les diverses phases par lesquelles passe la pression du sang.

Expérience I.

Injection d'eau distillée en quantité équivalente au $\frac{1}{20}$ du poids de l'animal.

29 janvier 1877. — Chienne de 12k,500. Température, 39°8. Nous injectons par la veine crurale, à l'aide de la pompe de Moncoq, 625 centimètres cubes d'eau distillée à 37°; cette quantité représente le $\frac{1}{20}$ du poids de l'animal et un peu plus que les urines émises en deux fois 24 heures, en admettant que 22cc,5 sont sécrétés par jour et par kilogramme du poids de l'animal. La tension après l'injection est de 16^{cm},6 de mercure. Le chien n'a pas d'accidents immédiats.

30 janvier. — Le chien a la patte enflée. On recueille 800 centimètres cubes d'urine.

L'urine alcaline a une densité de 1,008 et renferme par litre 4,96 d'urée. L'acide azotique y détermine un précipité peu abondant, soluble en partie seulement dans un excès d'acide.

31 janvier. — Le chien va très-bien, il mange bien. Urine légèrement acide, 1,009 de densité. Urée, 8,9 par litre. Traces d'albumine, légère coloration bilieuse.

1er février. — Urine, 216 centimètres cubes. Densité, 1,018. Urée, 8,9. Traces d'albumine. Le chien est guéri; sa température est normale.

Expérience II.

Injection d'eau distillée équivalente au $\frac{1}{17}$ du poids de l'animal.

23 janvier 1877. — Chien de 17^{k},500. Température, 39°8. Injection dans la veine à l'aide de la pompe de Moncoq de 1,000 centimètres cubes d'eau distillée à 35°.

La quantité d'eau injectée représente environ les urines de 2 jours, à raison de 22^{cc},5 par kilogramme du poids de l'animal en 24 heures.

L'opération ne détermine pas d'accidents nerveux. L'animal, détaché de la planche, marche, se lèche; il n'est point prostré. La température a baissé de $\frac{2}{10}$ de degré.

La respiration est accélérée à 24. Le pouls irrégulier, vibrant.

Réinstallé dans sa niche, il mange comme d'habitude.

24 janvier. — Urines, 1,100 centimètres cubes; densité, 1,005; neutres. Urée, 4,5 par litre. Le chien va bien.

25 janvier. — Urines, 1,145; densité, 1,010; acides. Urée, 5,53. État normal du reste.

29 janvier. — Les urines renferment un peu d'albumine.

Expérience III.

Injection d'eau distillée équivalente au $\frac{1}{15}$ du poids de l'animal. Un volume égal d'urine eût été sécrété en trois jours.

17 mars 1878. — Chien bouledogue très-robuste, de 6 kilogrammes. Température, 40°. Nous injectons, à l'aide de la pompe de Moncoq, dans la veine crurale, 405 centimètres cubes d'eau distillée, chauffée à 32°.

L'animal supporte très-bien cette opération; il ne présente pas d'accidents sérieux: la respiration est accélérée, le cœur irrégulier, la température baisse d'un demi-degré.

Le lendemain et le surlendemain, nous ne constatons que de la polyurie; les urines sont légèrement albumineuses, d'une densité de 1,007. L'appétit est bon.

Le *21 mars,* la quantité des urines est revenue à l'état normal; toute trace d'albumine a disparu. La plaie de la cuisse est en voie de guérison. Le chien mange avec appétit, il n'a pas perdu de son poids.

On lui a injecté ultérieurement 460 centimètres cubes d'urine fraîche, volume égal à celui de l'eau distillée qu'il avait reçu dans cette expérience.

Expérience IV.

Injection d'eau distillée en quantité équivalente au volume des urines de trois jours et au $\frac{1}{15}$ du poids de l'animal.

15 décembre 1879. — Chien très-robuste, adulte, de 14^{k},500. Il urine par jour 326^{cc},25, ce qui fait en trois jours 978^{cc},75. Nous injectons par une veine musculaire de la cuisse gauche 980 centimètres cubes d'eau distillée, qui représentent le $\frac{1}{15}$ du poids de l'animal. L'opération, faite au cours, à l'aide de la pompe de Moncoq, dure de 10 à 12 minutes.

Pas d'accidents pendant l'injection, si ce n'est un tremblement général de l'animal; le pouls et le cœur se ralentissent et deviennent irréguliers. La respiration monte de 24 à 35. La température baisse graduellement de près d'un degré.

Détaché de la planche, le chien n'a pas le moindre trouble intellectuel; il marche et court dans l'amphithéâtre comme à l'ordinaire, répond à l'appel et est très-sensible aux caresses. Le tremblement dure jusqu'à la fin du cours. Le chien n'urine pas, n'a pas de selles, mais salive beaucoup. La sécrétion urinaire ne se rétablit qu'au bout d'une heure; la polyurie est forte les 24 premières heures.

Dès le 17 décembre, les urines redeviennent normales; l'animal mange bien et ne présente pas le moindre symptôme de maladie.

Les quatre expériences que nous venons de rapporter démontrent que l'on peut injecter dans les veines de chiens adultes de l'eau distillée en quantité relativement considérable, sans provoquer de troubles sérieux dans l'organisme. Les accidents nerveux font toujours défaut; la respiration et le cœur, un instant troublés, ne tardent pas à reprendre leur rythme normal.

La polyurie est le phénomène pathologique le plus constant que l'on observe, elle n'est que passagère; il en est de même de l'albuminurie. Les urines reviennent à leur densité normale après trois ou quatre jours; c'est aussi à ce moment que disparaissent les traces de bile que l'on constate immédiatement après l'injection. La tension artérielle n'est pas considérablement augmentée lorsque l'on ne dépasse pas les proportions d'eau que nous venons d'indiquer. La température baisse quelque peu pendant l'introduction du liquide, mais elle ne tarde pas à se relever et à monter même au-dessus de la normale par suite des accidents inflammatoires qui se développent d'ordinaire au niveau de la plaie. L'on peut dire, en un mot, que les chiens ne se ressentent guère de l'augmentation de tension intravasculaire déterminée par l'accumulation dans le sang de quantités d'eau distillée équivalentes au volume des urines sécrétées pendant trois jours.

Expérience V.

Injection d'eau distillée équivalente au $\frac{1}{11}$ du poids de l'animal et au volume d'urine sécrétée en quatre jours.

20 janvier 1877. — Chien de 10 kilogr. Température, 39°8. Subit une injection, à l'aide de la seringue de Moncoq, de 850 centimètres cubes d'eau distillée à 30°. L'opération finie, la tension artérielle est de 18 centimètres de mercure. La température est à 39°5. L'animal marche très-bien, ne montre aucun accident nerveux, n'urine pas.

27 janvier. — Les urines sont sanguinolentes et bilieuses, de 1,013 de densité, alcalines. Urée, 6,76 p. 1,000. La température est à 40°. La quantité des urines est de 620 centimètres cubes; selles diarrhéiques.

28 janvier. — Le chien mange peu, les urines sont toujours rougeâtres et bilieuses, matières colorantes de la bile et présence de sang en nature; température, 40°2.

La quantité des urines est de 250 centimètres cubes. Densité, 1,013. Urée, 5,53.

29 janvier. — Le chien va bien, il mange bien, la patte est moins enflée. 200 centimètres cubes d'urine; 1,014 de densité; encore un peu de bile, pas de sang.

31 janvier. — État normal, sauf un peu d'albumine dans les urines.

La quantité d'eau injectée à cet animal représente les urines de quatre jours, à raison de 22^{cc},5 par kilogramme du poids de l'animal pendant 24 heures.

Expérience VI.

Injection d'eau distillée en quantité équivalente au $\frac{1}{10}$ du poids de l'animal. Cette quantité correspond au volume d'urine qui eût été secrété pendant quatre jours.

25 janvier 1877. — Chien de 7 kilogr., bien portant. Température, 39°2. Nous lui injectons, à l'aide de la seringue de Moncoq, 700 centimètres cubes d'eau distillée; l'animal supporte très-bien cette opération. Sauf l'accélération de la respiration, l'irrégularité du cœur, la baisse d'un degré de la température, nous n'avons rien noté pendant l'opération.

Détaché de la planche, le chien marche; il a l'air un peu hébété; il ne montre d'œdème nulle part, ni de signes d'épanchement dans les cavités séreuses. Pas d'accidents nerveux.

26 janvier. — Le chien refuse de boire et de manger; sa température est de 40°. Les urines (425 centimètres cubes ont été recueillis) sont sanguinolentes; elles contiennent également des matières colorantes de la bile. Leur densité est de 1,012. Les selles sont liquides.

27 janvier. — Le chien va bien mieux; il mange, marche très-bien; ses urines sont colorées; leur quantité est de 350 centimètres cubes ; elles sont légèrement alcalines ; pas d'albumine, encore des traces de bile.

Le 28 janvier. — État normal.

Expérience VII.

Injection d'eau distillée, en quantité équivalente au $\frac{1}{9}$ du poids de l'animal ; ce volume correspond à celui d'urine qui eût été sécrété pendant cinq jours.

18 janvier 1877. — Chien bien portant. Température 39°6. Poids 10^k,900. Nous lui injectons, avec la pompe de Moncoq, 1,200 centimètres cubes d'eau distillée à 30°.

L'animal supporte bien l'opération ; il ne présente pas le moindre trouble nerveux, le cœur devient tumultueux, la respiration inégale et précipitée, la température baisse de $\frac{1}{2}$ degré. Le chien n'émet ni urines ni selles pendant l'opération.

Détaché de la planche, il a quelque peine à retrouver l'équilibre; cet état ne dure que quelques instants et l'animal recommence à marcher comme à l'ordinaire. L'intelligence est nette. Dans la soirée, il mange quelques morceaux de pain.

19 janvier. — L'animal n'a pas uriné dans la nuit ; il n'urine pas quand on le promène ; forte diarrhée. Dans l'après-midi, le chien urine du sang presque pur. Pas de phénomènes convulsifs ; la température remonte. La jambe est douloureuse et enflée.

21 janvier. — Le chien est agonisant le matin à notre arrivée au laboratoire ; il n'a pas de convulsions ; urines et selles sanglantes. L'urine retirée de la vessie renferme les matières colorantes de la bile et présente toutes les réactions des sels biliaires. A l'autopsie, l'on constate des infarctus rénaux et des taches hémorrhagiques sur la muqueuse intestinale paraissant déterminés par des embolies.

L'on peut conclure de ces expériences que l'introduction dans les veines d'eau distillée détermine, chez les chiens adultes, des effets très-marqués, et peut même produire la mort, lorsque la quantité de liquide injecté atteint environ le $\frac{1}{10}$ du poids de l'animal. Les phénomènes morbides immédiats sont : l'accélération de la respiration, l'irrégularité du cœur, l'augmentation de la tension artérielle et la descente de la température. On n'observe cependant jamais, ni pendant l'injection ni après l'expérience, de troubles nerveux ressemblant à ceux de l'urémie.

Les accidents consécutifs dépendant de l'augmentation de pression intravasculaire et de l'altération du sang, qui peuvent amener la mort, consistent en troubles gastro-intestinaux et urinaires. Les urines, en effet, deviennent sanguinolentes et bilieuses, les selles diarrhéiques et fréquentes, parfois hémorrhagiques. Ces symptômes vont en diminuant lorsque les animaux guérissent, en s'aggravant, au contraire, lorsque la mort doit survenir.

Les lésions que l'on constate à l'autopsie ne laissent pas de doute sur l'altération physique du sang; les hémorrhagies dépendent d'arrêts de circulation dans les systèmes capillaires, ils sont dus probablement aux modifications physiques des globules hydratés.

Les résultats obtenus chez les animaux de cette série d'expériences diffèrent notablement de ceux de la première, car les animaux, au lieu d'être à peine impressionnés, sont devenus réellement malades.

Expérience VIII.

Injection d'eau distillée dans le sang en quantité équivalente au $\frac{1}{6}$ du poids de l'animal. Un volume égal d'urine eût été sécrété pendant 8 jours. Mort.

16 janvier 1877. — Chien pesant 9k,500, bien portant. Injection par la veine crurale, à l'aide de la pompe de Moncoq, de 1,800 centimètres cubes d'eau distillée à 33°. L'animal fait entendre de temps en temps quelques gémissements, la respiration devient de plus en plus active, les muqueuses pâlissent, les contractions du cœur deviennent irrégulières et diminuent d'intensité vers la fin de l'expérience. Le chien a eu une selle semi-solide et deux évacuations d'urine claire en petite quantité. Une convulsion générale de courte durée précède l'agonie.

L'autopsie est faite immédiatement; on ne trouve de liquide anormal dans aucune cavité séreuse ni dans le tissu cellulaire sous-cutané ; la quantité de liquide injectée est loin d'être représentée par la salive et les selles rendues pendant l'injection et par les liquides trouvés dans l'estomac et le tube intestinal. Anémie cérébrale.

Les deux ventricules du cœur sont distendus; nous les ouvrons séparément et nous trouvons, dans chaque cavité, du sang en grande abondance. Dans le ventricule gauche, existe un caillot rouge, très-ferme, qui certainement ne s'est pas formé depuis la mort. Caillot cruorique dans le ventricule droit. Examinés au microscope, les globules rouges sont en grande partie hydratés (sphériques).

Expérience IX.

Injection d'eau distillée dans les veines en quantité équivalente au $\frac{1}{6}$ du poids de l'animal. Un volume égal d'urine eût été sécrété pendant 6 jours. Étude de la tension artérielle.

1er février 1877. — Chienne de 9k,200. Température, 39°6. La tension artérielle, déterminée à l'aide du manomètre placé dans la carotide au début de l'expérience, est de 15 à 16 centimètres de mercure.

L'injection des 500 premiers centimètres cubes amène la tension artérielle à 19 centimètres de mercure ; à 1,000 centimètres cubes, la tension oscille entre 22 et 23. Cette énorme tension ne persiste pas longtemps, elle tombe bientôt à 20 et à 16 centimètres de mercure. Au moment de l'introduction de 1,500 centimètres cubes d'eau, la tension fléchit à 14 centimètres; elle baisse ensuite successivement à 10, 8 et 7 centimètres de mercure; à ce moment, le chien meurt.

La température a baissé graduellement, le thermomètre marquait 36° lorsque le cœur a cessé de battre.

Les phénomènes observés du côté de la respiration et de la circulation ont été les mêmes que dans l'expérience précédente. Quelques petites convulsions ont été observées pendant l'agonie de l'animal.

A l'autopsie, on constate qu'il n'y a pas d'épanchement séreux ni dans les plèvres ni dans le péricarde; les poumons sont normaux, le cœur est fortement distendu tant du côté des cavités droites que du côté des cavités gauches. La ponction successive des deux cœurs montre qu'il y a à peu près autant de sang à droite qu'à gauche et que le sang occupant ces cavités cardiaques est séparé en sérum et en caillots cruoriques. L'introduction de grandes quantités d'eau semble donc déterminer la précipitation des globules et amener la coagulation du sang même pendant la vie. Le sang resté liquide ne se coagule que très-lentement, contrairement à ce qui a lieu pour le sang de chien normal; les globules rouges, évidemment hydratés, sont sphériques.

Tout épanchement manque dans la cavité abdominale; nous sommes étonnés de trouver la vessie vide, quoique le chien n'ait pas uriné depuis le commencement de l'expérience, qui a duré 40 minutes. L'on dirait que les reins ont cessé de fonctionner pendant ces 40 minutes. Anémie cérébrale; pas d'œdème des méninges.

Le foie est dense, gonflé, la veine porte énormément dilatée ainsi que tous les vaisseaux de l'intestin; nous découvrons dans le petit bassin une petite hémorrhagie tenant évidemment à une distension excessive du système veineux.

Les résultats que nous avons obtenus dans cette série d'expériences sont semblables à ceux de Richardson, de Falk et de Picot.

L'échelle de la tension artérielle et l'absence de tout épanchement séreux dans les cavités splanchniques indiquent que la mort est le résultat de la fatigue cardiaque ; le cœur lutte avantageusement un certain temps contre l'augmentation de la pression intravasculaire pour succomber un peu plus tard ; la réplétion des cavités cardiaques droite et gauche ne laisse pas de doute sur l'asystolie finale. Le mélange incessant de l'eau avec le sang a également une influence marquée sur la respiration, car il en résulte certainement une anémie relative, puisque, dans un temps donné, il passe moins de globules rouges dans les poumons lorsque le sang est artificiellement hydraté. Il est infiniment probable aussi que les gênes circulatoire et respiratoire dépendent encore des modifications physiques et chimiques des globules qui, par le contact de l'eau, deviennent pour la plupart sphériques, globuleux et diffluents. L'état du sang trouvé dans le cœur lors des autopsies faites immédiatement, ressemble à du sang battu ; les globules se séparent avec la plus grande facilité du sérum.

Il est à remarquer que les phénomènes nerveux convulsifs qui se présentent dans ces sortes d'expériences ne s'observent que très-tard, au moment de l'agonie ; jusqu'à ce moment, l'intelligence des animaux reste intacte ; il en est de même du pouvoir excito-moteur de la moelle, de la sensibilité et de la motilité ; aussi nous n'avons jamais constaté de lésions du côté des centres nerveux, tout se bornait à de l'anémie cérébrale sans œdème des méninges.

Il nous paraît bien difficile d'admettre que la mort soit le résultat immédiat de modifications nerveuses ; nous sommes bien plus portés à croire qu'elle dépend principalement de la paralysie cardiaque, comme le démontre, du reste, la diminution progressive de la tension intravasculaire. Sous ce rapport comme sous celui des accidents enregistrés pendant tout le cours des expériences, il n'y a pas à songer à établir une similitude entre les phénomènes de l'urémie et ceux que nous venons de faire passer sous les yeux du lecteur. La clinique nous démontre d'ailleurs tous les jours que les phénomènes urémiques sont très-rares dans les cas d'anémie et d'hydrémie. L'explication des symptômes d'urémie observés à la suite de la rapide résorption d'épanchements considérables dans les cavités séreuses, ne peut, d'après nos expériences, être celle donnée par Owen Ress (1). Cet auteur, en effet, néglige complétement la constitution chimique des liquides; et n'attribue les troubles nerveux qu'à la brusque augmentation de la tension intravasculaire.

C. Action des injections intraveineuses d'eau distillée acidifiée au degré de l'urine normale.

Nous venons de démontrer que l'on peut, sans provoquer d'accidents sérieux, injecter dans le sang de chiens adultes une quantité d'eau distillée équivalente au volume des urines sécrétées en 3 fois 24 heures.

En serait-il de même de liquides ayant l'acidité des urines normales ? On ne sait pas exactement quel est ou quels sont les acides ou sels acides auxquels l'urine doit son acidité; mais on a déterminé que l'acidité des urines des 24 heures équivaut à celle de 2 grammes d'acide oxalique. L'acidité de tous les liquides acides que nous injections correspondait à ce poids d'acide oxalique.

Nous avons expérimenté :

1° L'acide hippurique;

2° L'acide chlorhydrique;

3° Un mélange de chlorure de sodium et d'acide carbonique.

Des expériences récentes de laboratoire ont démontré qu'il se formait dans ce cas de l'acide chlorhydrique qui décolorait l'outremer artificiel; nous avons voulu reproduire cette expérience qui se réalise peut-être dans l'économie et rend compte de la présence de l'acide chlorhydrique dans le suc gastrique ;

(1) Owen Ress, cité par Rosenstein, *Traité pratique des maladies des reins*. Paris, 1874.

4° Le phosphate acide de sodium obtenu en décomposant le phosphate neutre par un courant prolongé d'acide carbonique. Nous nous sommes ainsi rapprochés le plus possible des conditions qui expliquent, suivant MM. Robin et Byasson (1), la formation de ce sel dans l'économie (décomposition du phosphate neutre de sodium sous l'influence de l'acide urique);

5° Un mélange de phosphate acide de sodium préparé comme nous venons de le dire et d'acide hippurique;

6° Rien ne nous indiquant, dans les réactions précédentes, que la transformation du phosphate neutre de sodium en phosphate acide fût totale, nous avons tourné cette difficulté en ajoutant au tiers d'une solution titrée d'acide phosphorique et neutralisé par de la soude le restant du liquide. Nous avons encore saturé cette solution à 40° avec de l'acide urique. L'acidité du mélange, comme celle des liquides précédents, équivalait à 2 grammes d'acide oxalique.

Expérience X.

Injection intraveineuse d'une quantité d'eau distillée acidulée par de l'acide hippurique, équivalente au volume des urines de 3 jours.

22 mars 1880. — Chien adulte de 20 kilogr.; a déjà subi une opération, mais est parfaitement remis aujourd'hui.

Injection faite par la veine crurale, à l'aide de la pompe de Moncoq, de 1,500 centimètres cubes à + 30°, volume des urines sécrétées pendant 3 jours environ.

La durée de l'opération a été de 15 minutes; nous avons observé les troubles cardiaques et respiratoires que nous avons signalés dans les injections d'eau distillée pure. Les phénomènes

(1) Robin et Byasson, *Traité des humeurs, acidité des urines.* Deuxième édition, p. 755.

convulsifs font absolument défaut, la température baisse de 2 ou 3 dixièmes de degré.

Le chien se promène dans le laboratoire après l'opération et émet des urines copieuses franchement acides, de 1,008 de densité.

Le lendemain, *23 mars*, les urines sont bilieuses et sanguinolentes; on y constate la présence de l'albumine et des matières colorantes de la bile.

24 mars. — Les urines sont claires, acides, légèrement albumineuses.

25 mars. — État normal, l'animal mange bien. Urines acides, de 1,017 de densité. Absence d'albumine.

Expérience XI.

Injection intraveineuse d'une quantité d'eau distillée acidulée par de l'acide chlorhydrique, équivalente au volume des urines de 3 jours.

25 mars 1880. — Chien adulte de 15 kilogr.; a déjà subi une opération dont il a parfaitement guéri. Nous lui injectons, à l'aide de la pompe de Moncoq, 1,000 centimètres cubes d'eau distillée, acidulée par de l'acide chlorhydrique dans les proportions de l'acidité de l'urine normale.

Le chien supporte très-bien l'injection de ce volume de liquide acide, qui représente les urines de 3 jours et le $\frac{1}{15}$ du poids de l'animal. Pas de troubles nerveux, forte salivation acide.

Les urines rendues après l'opération sont franchement acides, mais à un moindre degré que l'eau injectée.

26 mars. — Urines très-acides, très-abondantes, quantité considérable de bile, pas de sang, traces d'albumine.

27 mars. — Urines toujours très-copieuses, fortement acides, de 1,015 de densité, traces légères d'albumine.

28 mars. — Le chien va très-bien, appétit parfait, urines acides normales.

Expérience XII.

Injection intraveineuse d'une quantité d'eau distillée équivalente au volume des urines de 3 jours, acidulée par de l'acide chlorhydrique formé par décomposition de 2gr,6 de chlorure de sodium, en solution très-étendue, sous l'influence d'un courant d'acide carbonique longtemps continué.

19 mars 1880. — Chien de 14 kilogr., adulte, vigoureux. Injection dans la veine crurale de 933 centimètres cubes d'eau distillée, contenant 2gr,6 de chlorure de sodium et soumis pendant six heures à l'action d'un courant continu d'acide carbonique. Ce liquide décolore franchement mais lentement l'outremer bleu.

L'injection est très-bien supportée. Pas d'accidents nerveux ni pendant ni après l'opération, qui dure 15 minutes et qui est faite avec la pompe de Moncoq.

Sitôt détaché de la planche, l'animal urine 400 centimètres cubes, la densité du liquide est de 1,010; elle était de 1,020 avant l'opération. Les urines sont faiblement acides.

20 mars. — Urines copieuses, très-aqueuses, acides; contiennent les matières colorantes de la bile et quelques globules sanguins, des traces d'albumine. Appétit conservé.

22 mars. — État normal.

Expérience XIII.

Injection intraveineuse de 800 centimètres cubes d'eau, équivalant au $\frac{1}{15}$ du poids de l'animal et au volume des urines de 3 jours, acidulés par le phosphate acide de sodium.

18 mars 1880. — Chien de 12 kilogr., bien portant, adulte. Température, 39°1.

Le phosphate acide résultait de l'action de l'acide carbonique en excès sur 8 grammes de phosphate de sodium.

L'animal supporte bien l'opération, qui dure 12 minutes et qui est faite, comme toujours, à l'aide de la pompe de Moncoq. La température baisse de $\frac{1}{2}$ degré environ. Pas d'accidents nerveux. Léger trouble de la respiration et de la circulation à la fin de l'injection.

19 mars. — Les urines de la nuit sont très-abondantes, légèrement albumineuses mais très-chargées de bile et de sang. Appétit bon.

20 mars. — Le chien mange, va bien; il urine beaucoup, le liquide est toujours très-acide, traces d'albumine, pas de matières biliaires.

21 mars. — État normal, urines claires, de 1,014 de densité.

Expérience XIV.

Injection intraveineuse de 740 centimètres cubes d'eau équivalant aux urines de 3 jours et au $\frac{1}{15}$ du poids de l'animal, acidulés par un mélange de phosphate acide de sodium et d'acide hippurique.

26 mars 1880. — Chien de 11 kilogr., adulte, bien portant, n'ayant jamais subi d'opération.

Le liquide acidulé que nous lui injectons est obtenu en dissolvant dans 1,600 centimètres cubes d'eau 2 grammes d'acide hippurique et 8 grammes de phosphate de sodium; nous faisons encore passer dans le mélange un courant d'acide carbonique pendant plusieurs heures.

Le liquide est porté à 30°; il est franchement acide. L'opération, faite à l'aide de la seringue de Moncoq, dure 12 minutes.

L'injection ne produit pas d'effets immédiats; la température baisse de $\frac{2}{10}$ de degré, la respiration se précipite et le cœur s'agite. Pas de troubles nerveux.

27 mars. — Urines sanguinolentes, abondantes, très-acides.

28 mars. — Urines encore rouges, matières biliaires, traces d'albumine. Densité, 1,012.

29 mars. — Urines claires, traces d'albumine, matières bilieuses.

30 mars. — État normal.

EXPÉRIENCE XV.

Injection intraveineuse de 400 centimètres cubes d'eau, équivalant au volume des urines de 3 jours et au $\frac{1}{15}$ du poids, acidulés par un mélange de phosphate acide de sodium et d'acide urique.

31 mars 1880. — Chien de 6 kilogr., bien portant, ayant déjà subi une opération dont il a parfaitement guéri.

Le liquide injecté a été obtenu en faisant bouillir du phosphate neutre de sodium avec de l'acide urique, en étendant à 400 et en faisant passer dans le liquide refroidi à + 30° un courant prolongé d'acide carbonique.

L'opération, faite à l'aide de la pompe de Moncoq, se passe très-bien, l'animal n'a d'accidents nerveux ni pendant ni après l'injection.

Les seuls troubles observés sont, comme toujours, ceux de la respiration et du cœur. La température baisse de $\frac{1}{10}$ de degré.

Les 200 centimètres cubes d'urines émises immédiatement après l'expérience sont fortement acides ; elles ne sont pas encore albumineuses et ne renferment pas de sang, mais l'on y constate déjà des traces de matières colorantes biliaires.

1er avril. — Le chien n'a pas mangé ce matin, la patte opérée est enflée ; il a beaucoup uriné ; les urines sont acides, claires, nullement sanguinolentes , légèrement albumineuses ; l'acide nitrique y révèle des traces de matières colorantes biliaires.

2 avril. — Le chien commence à manger ; les urines sont

acides, claires; traces d'albumine, de matières colorantes de la bile.

3 avril. — État presque normal.

Les six observations que nous venons de rapporter démontrent que les injections d'un volume d'eau égal à l'urine sécrétée pendant 3 jours et acidulée au même degré que les urines et par les diverses substances que l'on rencontre dans les urines acides, ne déterminent pas d'accidents sensiblement différents de ceux que l'on observe lorsqu'on se borne à introduire dans le sang des volumes égaux d'eau distillée.

Disons cependant que nos injections acides semblent modifier davantage la constitution du sang, car dans plusieurs de nos observations, nous rencontrons des urines sanguinolentes et bilieuses. L'on ne saurait, néanmoins, attribuer à la rétention des acides de l'urine ou des substances qui, dans les reins, donneraient naissance aux acides, les accidents nerveux graves que l'on constate dans l'urémie expérimentale par suppression brusque de la sécrétion urinaire, ni leur imputer les principaux troubles organiques que nous aurons à signaler lorsque, toutes choses égales d'ailleurs, nous substituerons à l'introduction intraveineuse d'eau distillée pure ou acidulée, des injections d'urine fraîche et normale.

Aucun des chiens morts d'urémie à la suite de la ligature des vaisseaux rénaux, n'a présenté d'ailleurs de phénomènes hémorrhagiques secondaires pendant la vie; à l'autopsie, on n'a pas retrouvé de lésions pouvant y donner lieu.

CONCLUSIONS.

I.

L'on peut injecter chez le chien de l'eau distillée dans les veines jusqu'à concurrence *du quinzième du poids* de l'animal sans provoquer d'accidents graves. Les seules modifications physiologiques sont la polyurie, une albuminurie passagère et la présence dans les urines des matières colorantes de la bile.

II.

Des quantités d'eau distillée oscillant autour *du dixième du poids* du corps de l'animal déterminent des altérations du sang qui se traduisent par des phénomènes emboliques, des ruptures de capillaires, des troubles respiratoires et cardiaques, des hémorrhagies intestinales et rénales, pouvant entraîner la mort.

III.

Avec une proportion d'eau distillée égale *au cinquième environ* du poids du corps de l'animal, la mort est immédiate ; l'excès de tension intravasculaire accusée par le manomètre amène la paralysie du cœur. Il est à remarquer que l'on n'observe jamais en ces circonstances d'épanchement séreux dans les cavités splanchniques.

IV.

L'injection intravasculaire d'eau distillée acidifiée au degré de l'urine normale par les principes acides de l'urine en quantité équivalente *au quinzième du poids* du corps de l'animal et au volume d'urine sécrétée en 3 jours, n'a pas de suites immédiates plus fâcheuses que les injections d'eau distillée faites dans les mêmes conditions; le sang est cependant altéré, car les urines sont pendant deux ou trois jours plus ou moins sanguinolentes, albumineuses et riches en principes biliaires.

V.

L'introduction d'eau distillée dans les veines même en quantité très-forte ne donne jamais lieu à des accidents nerveux semblables à ceux qui caractérisent l'urémie expérimentale.

CHAPITRE III.

ACTION SUR L'ORGANISME, DE L'URINE NORMALE INJECTÉE DANS LES VEINES.

A. État de la question.

Les anciens avaient une idée très-nette des accidents de l'urémie, suite de la suppression de la sécrétion rénale; nous n'en voulons pour preuve que les lignes suivantes de Monfalcon (1) :

« On connaît la suppression d'urine aux symptômes suivants : le malade ne rend par l'urètre qu'une très-petite quantité d'urine, ou n'urine pas du tout; cependant il ne présente aucun des symptômes de la rétention de ce liquide dans la vessie; ce viscère est affaissé, flasque; le doigt introduit dans l'anus et la main appliquée sur la région hypogastrique, qui est molle, ne sentent aucune tumeur; la sonde, conduite dans la vessie, ne donne issue à aucun liquide ou seulement à quelques gouttes d'urine fort âcre, fort irritante, coulant par son pavillon. Les malades éprouvent une douleur plus ou moins vive, poignante ou gravative dans la région lombaire, qui s'étend à la vessie et aux veines (ce symptôme est commun à la plupart des maladies des reins). Ils ont des nausées, vomissent souvent, leurs excrétions exhalent une odeur urineuse; plusieurs sont pris de *convulsions et de délire.* »

Quant à l'explication des phénomènes urémiques, les auteurs du commencement du siècle la trouvaient dans la métastase.

« Les organes du corps vivant, dit le physiologiste Dumas (2),

(1) MONFALCON, article REIN (*Dictionnaire des sciences médicales,* volume 47, page 429). Paris, 1820.

(2) REYDELLET, article MÉTASTASES (*Dictionn. des sciences médicales,* volume 33, p. 27). Paris, 1819.

ont sans contredit le pouvoir d'agir à une certaine distance, et de répandre autour d'eux une atmosphère de vie, de sentiment, d'activité. Toutes les parties du corps animal, distinctes et séparées, peuvent, malgré leur éloignement, se témoigner leur affection mutuelle. Les rapports qui existent entre elles établissent des influences réciproques, qui s'étendent bien au delà du point où elles se trouvent en contact. Les centres de la vitalité animent et développent l'action de toutes les parties comprises dans leur sphère, et sur lesquelles ils exercent leur puissance de très-loin. Une preuve évidente de cette action, c'est la facilité avec laquelle l'humeur qui n'a plus son moyen d'évacuation naturelle, reflue, se jette sur un autre organe, d'où elle s'écoule avec toutes les qualités qu'elle aurait eues, si son évacuation s'était faite par les voies naturelles. Cette humeur, tout élaborée, est ainsi transmise, répercutée sur l'organe que son état de force ou de faiblesse relative rend propre à devenir l'aboutissement, le terme d'une fluxion. C'est à peu près de cette manière que le lait contenu dans les mamelles se jette de cet organe sur d'autres, lorsque la mamelle n'a point été agacée, irritée, mise en jeu, sollicitée au mouvement d'excrétion par des moyens capables de produire cet effet. Combien de fois n'a-t-on pas vu l'urine, transportée en entier sur les intestins, l'estomac et autres organes, n'avoir d'issue que par ces mêmes endroits. Eh bien, si dans le temps que les mouvements de fluxion étaient encore faibles, incertains, mal assurés, que les traînées d'oscillation n'étaient point encore suffisamment établies sur l'un de ces organes, on eût porté une vive irritation sur une autre partie, il n'est pas douteux que la force de cette partie, prédominant sur celle de l'estomac, les mouvements ne se fussent coordonnés d'une manière nouvelle, et que les fluides n'eussent été dirigés sur elle. »

Ce sont certainement, comme le dit Rosenstein (1), les idées de la métastase de l'urine qui conduisirent Nysten à accuser comme

(1) Rosenstein, *Traité des maladies des reins*, p. 225. Traduction française. Paris, 1874.

cause de l'empoisonnement urémique, la rétention dans le sang de l'urine en général et qui amenèrent Vauquelin et Ségalas à tenter d'élucider le problème par la voie expérimentale.

Vauquelin et Ségalas sont, en effet, les premiers expérimentateurs qui aient, en 1822, injecté dans le sang de l'urine fraîche. Leurs expériences furent faites sur deux chiens. Ils provoquèrent ainsi si rapidement la mort des animaux, qu'ils en conclurent que l'urine fraîche, normale, pénétrant dans le sang, constituait un poison des plus violents et que les accidents de l'urémie relevaient de la pénétration dans le sang de l'urine *in toto*.

Si les expériences des deux savants physiologistes français furent vivement critiquées, si leurs conclusions ne purent être immédiatement adoptées, il n'en est pas moins certain que c'est de ce travail que datent réellement les recherches capitales sur la pathogénie de l'urémie, tant au point de vue des investigations chimiques que des analyses physiologiques et cliniques. Aussi croyons-nous de notre devoir, avant de formuler notre opinion, de rapporter *in extenso* les faits de Vauquelin et Ségalas, tels que nous les trouvons dans le *Journal de Magendie*, 1822.

Expériences de Vauquelin et Ségalas (1).

« 1° Après une saignée, on injecte à un chien trois onces d'urine recueillie deux heures avant. Agitation de dix minutes et mort; à l'ouverture du corps, le cœur et les gros vaisseaux se sont trouvés gorgés de sang caillé, noir dans les cavités droites, rutilant dans les gauches. La mort paraît avoir été le résultat de la coagulation du sang par l'urine.

« 2° Jeune chien de huit mois, injection graduelle de l'urine dans la veine jugulaire, mais seulement à la dose d'une once. Les effets immédiats ont été une agitation extrême, des palpitations et de l'irrégularité de la respiration. Ils ont été suivis d'é-

(1) VAUQUELIN et SÉGALAS, *Journal de Magendie*, 1822. Tome II, p. 357.

vacuations alvines et urinaires abondantes. Quatre heures après, le chien a cessé d'être observé. Le lendemain, il a un peu mangé et beaucoup bu. Ensuite, pendant une quinzaine de jours, il a été dans un état manifeste de maladie avec soif, dyspepsie, mouvement fébrile; enfin, le chien a succombé dans un état de maigreur extrême.

« A l'ouverture du corps, j'ai trouvé dans l'hépatisation de couleur foncée de la plus grande partie des deux poumons et dans un épanchement séro-purulent des deux plèvres, les traces d'une pleuro-pneumonie double et intense. De plus, j'ai trouvé dans les principaux vaisseaux veineux et artériels des caillots de sang vermiformes et assez analogues à ces concrétions polypeuses qu'on observe dans le côté droit du cœur et du système sanguin.

« Cette disposition indiquerait-elle que, dans cet animal comme dans le précédent, le premier effet de l'injection de l'urine a été la coagulation partielle du sang et que la pleuro-pneumonie, cause évidente de la mort de l'animal, n'a été que l'effet secondaire de l'action de l'urine ?

« Ces expériences, rapprochées de celles sur l'urée et des expériences de Gaspard sur le même fluide, semblent annoncer que la mort des chiens néphrotomisés des deux côtés, est l'effet de l'accumulation dans l'économie, non de l'urée seule, mais bien des divers principes constituants de l'urine. »

Les expériences de Vauquelin et Ségalas amènent donc, dans l'un des cas, une mort immédiate précédée de phénomènes convulsifs attribués à une coagulation brusque du sang par l'urine; dans l'autre, la détermination d'une pleuro-pneumonie provoquée par les caillots qui se sont produits dans les poumons au moment de l'injection de l'urine dans le sang.

L'on comprend que ces auteurs, ayant négligé de filtrer les urines injectées et de les chauffer à la température du corps, aient été accusés d'avoir produit des embolies capillaires, et que l'on ait songé à expliquer ainsi leurs résultats. Rien, en effet, n'est plus facile que de reproduire les deux ordres de phénomènes obtenus dans les expériences que nous venons de mentionner, en injectant dans les veines de l'eau distillée tenant en suspension des poussières impalpables (1); suivant la quantité de poudre introduite dans le sang, la mort sera immédiate, provoquée par manque d'hématose, ou elle sera retardée et amenée alors par des désordres dépendant des poussières retenues dans l'organe pulmonaire et y jouant le rôle de corps étrangers. Dans le premier cas, il n'est pas permis de douter du mécanisme terminal : la dyspnée, la respiration saccadée, la précipitation des battements du cœur, les convulsions et la chute rapide du thermomètre placé dans le rectum, dénotent bien l'asphyxie; dans le second cas, la formation des infarctus, leur ramollissement, les inflammations parenchymateuses qu'ils sollicitent, déterminent souvent dans les voies pulmonaires les altérations que nous signalent Vauquelin et Ségalas.

En répétant les expériences de Vauquelin et Ségalas avec des urines fraîches et bien filtrées, Frerichs, Gaspard et Courten obtinrent en effet des résultats absolument négatifs; les mêmes accidents ne se présentèrent pas. C'est ce qui fait dire à Rosenstein (2) : « Comme ce n'était donc pas l'urine envisagée dans « son ensemble (dans laquelle tous les principes se trouvaient « réunis, bien qu'en état de dilution) qu'on pouvait rendre res- « ponsable de l'intoxication, on se rejeta sur l'un ou l'autre de « ses principes. Mais lequel d'entre eux devait-on mettre en « cause ? »

Picot (3), jugeant contradictoirement les faits de Vauquelin et Ségalas et ceux de Frerichs, de Courten et de Gaspard, se résout avec peine à accepter la manière de voir de Rosenstein. « Vous voyez, dit-il, que jusqu'ici la science n'a pu porter « encore son jugement définitif. Il me semble donc impossible

(1) V. Feltz, *Traité des embolies capillaires*, p. 23 et suiv. 2e édit. Paris, 1870.
(2) Rosenstein, *loc. cit.*, p. 225.
(3) Picot, *loc. cit.*, p. 271.

« d'admettre que l'urine *in toto* soit la cause efficiente de la « production de l'urémie. Il faudrait peut-être injecter de très- « grandes quantités d'urine, mais jusqu'à ce jour la preuve n'est « pas faite. »

Nous partageons sur cette importante question les doutes de M. Picot; il nous est très-difficile, sinon pour la seconde expérience de Vauquelin et Ségalas, du moins pour la première, d'admettre d'une manière absolue le jugement de Rosenstein. Nous avons en effet peine à comprendre que, dans les urines injectées au premier chien par Vauquelin et Ségalas, il se soit trouvé une telle quantité de poussières organiques et inorganiques, qu'il ait pu en résulter une obstruction capillaire suffisante dans les poumons, pour amener une cessation pour ainsi dire brusque de l'hématose et la mort. Il saute aux yeux que, si les expérimentateurs français avaient eu affaire à des urines boueuses, ils les auraient filtrées. Il nous est d'autant plus difficile d'expliquer d'une façon péremptoire les accidents survenus dans la première expérience des deux physiologistes de l'Académie des sciences par la production d'embolies capillaires, que nous-mêmes nous avons assisté deux fois à des phénomènes du même genre, dans des circonstances où il était absolument impossible de penser à des embolies capillaires que l'on pût attribuer à des poussières quelconques suspendues dans les urines injectées.

Il nous est en effet arrivé deux fois, dans le cours de nos expériences, de déterminer la mort immédiate par l'introduction intraveineuse de quantités d'urine à peine supérieures à celles signalées dans la première expérience de Vauquelin et Ségalas. Nous citerons ces deux observations en leur lieu et place. Il s'agissait, dans le premier cas, d'une urine normale, fraîche, bien filtrée et portée à la température du corps; dans le second, d'une urine pathologique, albumineuse mais dépourvue de tous sels ammoniacaux. Le genre de mort auquel nos animaux succombèrent n'était pas celui que nous avons si souvent observé dans nos expériences sur les embolies capillaires, et les lésions trouvées (1) à l'autopsie ne nous autorisèrent pas davantage à accepter l'interprétation de Rosenstein.

La diversité des résultats obtenus par les injections d'urine fraîche et normale, et le grand nombre de théories basées sur l'action plus ou moins prépondérante de l'un ou de l'autre principe constituant de ce liquide, nous ont engagés à reprendre et à compléter les travaux de nos prédécesseurs sur cette importante question. Un fait surtout nous avait frappés : c'est la production d'accidents nerveux chez les deux chiens auxquels, les vaisseaux rénaux étant liés, nous avions injecté dans le sang des quantités relativement très-faibles d'urine filtrée, préalablement dépouillée de toute poussière organique ou inorganique et chauffée à la température des sujets d'expérience.

Les résultats obtenus par nous sous l'influence de l'injection de quantités variables d'eau distillée pure ou acidifiée par les acides de l'urine normale, nous permettaient de mieux apprécier les changements que nous verrions survenir dans l'organisme sous l'influence de l'introduction dans les veines de l'urine normale. Nous avons, pour nous mettre à l'abri de toute cause d'erreur, procédé autant que possible par voie de comparaison, car rien n'est plus difficile que de juger sainement, lorsque l'on a comme facteurs, d'une part, un organisme aussi complexe que l'est un animal vivant et, d'autre part, un liquide organique renfermant des principes aussi multiples que ceux qui entrent dans la composition du produit de la sécrétion urinaire.

Nos expériences d'injection d'urine dans le sang ont toutes été faites d'après le procédé que nous avons décrit et indiqué pour les injections d'eau distillée pure ou acidifiée; la nature des liquides a seule varié. Les urines de chien, dont nous ne pouvions pas réunir des quantités suffisantes, sans nous exposer à les voir s'altérer par la fermentation, n'ont été employées que rarement. Nos expériences, toutefois, nous permettent d'affirmer qu'il n'y a pas, sous le rapport de l'action sur l'organisme, de différences

(1) V. Feltz, *Embolies capillaires*. 2e édition, pages 17 et suiv.

bien sensibles entre les urines fraîches normales du chien et celles de l'homme.

Il nous a toujours été facile de réunir très-rapidement, grâce à la bonne volonté des élèves de nos laboratoires et de nos cours, tel volume d'urine normale que nous pouvions désirer, sans courir le moindre risque de fermentation. L'urine a toujours été analysée avant l'injection, ce qui nous permettait de calculer le poids de matières solides, tant inorganiques qu'organiques, qui avaient été injectées par kilogramme du poids de l'animal.

Les urines normales recueillies par nous avaient en moyenne une densité de 1,018. Leur analyse a démontré qu'elles renfermaient pour 1,000 en chiffres ronds :

Matières solides desséchées à + 105°	36gr,00
Dont { matières organiques	24 ,00
Dont { matières inorganiques.	12 ,00

Le centimètre cube d'urine renfermait donc :

Matières solides	0gr,036
Dont { matières organiques	0 ,024
Dont { matières inorganiques.	0 ,012

Nous nous sommes assurés également, par de nombreux essais, que les changements de composition chimique étaient proportionnels aux variations de la densité, lorsque celle-ci ne varie que peu. Les résultats obtenus par le calcul sont sensiblement d'accord avec ceux que fournit la pesée. Il n'en est plus de même, et il faut avoir recours à une nouvelle analyse, lorsque, comme nous l'avons fait maintes fois, on vient à changer considérablement la densité de l'urine normale, soit en la diluant par de fortes additions d'eau distillée, soit en la concentrant par des congélations successives.

B. 1re série d'expériences. Injections intraveineuses d'urine à doses faibles.

Expérience I.

Injection, le premier jour, de 160 grammes d'urine fraîche de chien, quantité équivalente au $\frac{1}{89}$ du poids; de 300 grammes d'urine, quantité équivalente au $\frac{1}{40}$ du poids, le deuxième jour. Absence de convulsions. Polyurie sans albuminurie.

5 janvier 1877. — Un chien mouton bien portant et robuste, de 12k,500, est attaché sur la table d'opération. L'urine recueillie (450 centimètres cubes) avait une densité de 1,013 et renfermait 10gr,5 d'urée p. 1,000; elle était presque neutre.

On injecta dans la veine brachiale 140 centimètres cubes de cette urine après l'avoir filtrée et chauffée à 35°. Le chien supporta très-bien cette opération.

Le lendemain 6 janvier, le chien avait très-bien mangé. On recueillit 300 centimètres cubes d'urine non albumineuse, mais légèrement alcaline. Densité, 1,013. Le chien ne montre aucun signe de maladie ou de malaise.

On lui réinjecte dans la veine de l'autre bras son urine de la nuit dans les mêmes conditions que la veille. L'injection ne provoque aucun accident nerveux.

L'animal, détaché de la planche, marche très-bien et peut retourner à son chenil; il est enfermé immédiatement pour que l'on puisse recueillir ses urines. Une demi-heure après, le chien urine environ 300 grammes. Ces urines sont alcalines, ont une densité de 1,008 et renferment 5gr,66 d'urée p. 1,000.

7 janvier, 9 heures du matin. — L'animal se porte bien; il mange comme à l'ordinaire, et il n'a pas de fièvre. Il a rendu pendant la nuit 750 centimètres cubes d'urine, ce qui, avec les

300 grammes recueillis la veille, donne 1,050 grammes d'urine en 24 heures. Densité, 1,009. Urée, 9,46. Cette urine est toujours alcaline et non albumineuse.

Cet animal a donc eu de la polyurie.

8 janvier. — Le chien est toujours bien portant et ne présente pas de fièvre.

Les quantités d'urine reçues par ce chien représentent le $\frac{1}{89}$ et le $\frac{1}{46}$ de son poids. Elles équivalent, à peu de chose près, à la moitié et à la totalité des urines sécrétées par l'animal en 24 heures, en admettant que la quantité normale correspond à 22^{cc},5 sécrétés en 24 heures par kilogramme du poids de l'animal.

Les premiers 140 centimètres cubes d'urine renfermaient :

3,08 de matières solides, dont :
1,26 de matières inorganiques, et
1,82 de matières organiques.

On avait donc injecté, dans la première expérience, par kilogramme du poids de l'animal :

0,25 de matières solides, dont :
0,10 de matières inorganiques, et
0,15 de matières organiques.

Dans les 300 centimètres cubes de la deuxième expérience, il y avait :

6,6 de matières solides, dont :
2,7 de matières inorganiques, et
3,9 de matières organiques.

On avait donc injecté par kilogramme du poids de l'animal :

0,53 de matières solides, dont :
0,22 de matières inorganiques, et
0,32 de matières organiques.

Expérience II.

Injection d'urine fraîche en quantité équivalente au $\frac{1}{37}$ du poids de l'animal. Absence de convulsions. Polyurie sans albuminurie.

7 janvier 1877. — Chien très-robuste, pesant 12k,850. Température, 40°1. Pouls, 118. Respiration, 20. Urine recueillie, 400 centimètres cubes. Densité, 1,010. Urée, 6,10. Réaction acide.

On injecte dans la veine crurale 350 centimètres cubes de cette urine. On ne constate aucun accident convulsif. Les urines rejetées après l'opération ne renferment pas d'albumine.

8 janvier. — Température, 40°2. Pouls, 130. Respiration, 24.

Le chien va bien, a mangé et bu comme à l'ordinaire.

La patte est un peu enflée au niveau du point où a été faite l'injection.

Urines, 750 grammes, neutres. Densité, 1,011. Urée, 9,91 p. 1,000. Ces 750 grammes d'urine ont été rendus depuis l'injection jusqu'à ce matin et ne renferment pas d'albumine, mais quelque peu de substances biliaires.

10 janvier. — L'animal continue de bien aller, mange comme à l'ordinaire. Le gonflement de la patte a presque disparu.

Ce chien a reçu un peu plus de la quantité d'urine qu'il sécrète par jour. Ces 350 centimètres cubes contiennent :

7,35 matières solides,
2,45 matières inorganiques,
4,90 matières organiques;

ce qui fait par kilogramme du poids de l'animal :

0,57 de matières solides,
0,19 de matières inorganiques,
0,38 de matières organiques.

Expérience III.

Injection d'urine fraîche en quantité de $\frac{1}{45}$ du poids de l'animal, équivalente au volume d'urine sécrétée en un jour. Pas d'accidents sérieux.

17 janvier 1880. — Petit bouledogue de 5^k,500, très-bien portant, adulte. Température, 39°1. Nous lui injectons dans la veine crurale, à l'aide de la pompe de Moncoq, 122 centimètres cubes d'urine fraîche, de 1,017 de densité, bien filtrée et portée à 32° de température. Cette quantité représente le $\frac{1}{45}$ du poids de l'animal et le volume des urines d'un jour environ.

L'animal supporte bien l'opération; il ne montre nul trouble respiratoire ni agitation cardiaque. Pas d'accidents nerveux ni de vomissements, la température baisse à peine de $\frac{1}{10}$ de degré.

Après l'opération, nous ne constatons pas de changement dans la manière d'être du chien. Il urine 150 centimètres cubes; le liquide est clair, franchement acide, nullement albumineux.

18 février. — État satisfaisant, les urines sont claires, acides; légères traces d'albumine et de matières biliaires. Appétit convenable. Inflammation de la patte.

19 février. — L'animal va très-bien; il mange; les urines sont claires, acides. Nous réservons ce chien pour une injection d'urine équivalente au volume d'urine de 2 jours.

Ce chien a reçu dans les 122 centimètres cubes d'urine de 1,017 de densité:

4,392 de matières solides,
2,928 de matières organiques,
1,464 de matières inorganiques;

ce qui fait par kilogramme de son poids:

0,798 de matières solides,
0,532 de matières organiques,
0,266 de matières inorganiques.

Tableau résumant les expériences portant sur les injections d'urine fraîche en quantité équivalente au volume des urines qui eussent été sécrétées par les chiens dont il s'agit en moins d'une journée ou en un jour.

Poids des animaux; quantités d'urine rapportées au poids total. Densité des urines injectées.	Quantités de matières solides, organiques et inorganiques reçues dans les urines injectées, calculées par kilogramme du poids de l'animal.	
Expérience I. — Chien de 12 kilogr. reçoit :		
1° $^1/_{88}$ de son poids d'urine fraîche, de 1,013 de densité;	Matières solides.	0,25
	Matières organiques	0,15
	Matières inorganiques. . . .	0,10
2° $^1/_{40}$ de son poids d'urine fraîche, de 1,013 de densité.	Matières solides.	0,53
	Matières organiques	0,32
	Matières inorganiques. . . .	0,22
Expérience II. — Chien de 12^k,850 reçoit $^1/_{37}$ de son poids d'urine fraîche, de 1,011 de densité.	Matières solides.	0,57
	Matières organiques	0,38
	Matières inorganiques. . . .	0,19
Expérience III. — Chien de 5^k,500 reçoit $^1/_{45}$ de son poids d'urine fraîche, de 1,017 de densité.	Matières solides.	0,79
	Matières organiques	0,53
	Matières inorganiques. . . .	0,26

Les expériences résumées dans ce tableau démontrent que l'on peut, sans accidents immédiats ou secondaires, introduire dans la circulation veineuse de chiens adultes, des quantités d'urine normale de chien ou d'homme équivalentes au volume d'urine sécrétée en 24 heures environ par l'animal.

Les matières solides, organiques et inorganiques dissoutes dans les liquides injectés n'ont donc pas d'action bien nuisible sur l'organisme lorsque leurs proportions ne dépassent pas les quantités moyennes de ces matières contenues dans le produit de la sécrétion urinaire normale d'un jour.

Ces résultats sont, comme il est facile de s'en assurer, en contradiction avec ceux de Vauquelin et de Ségalas; ils militent en faveur des conclusions fournies par les expériences de Frerichs, de Gaspard et de Courten établissant l'innocuité des urines normales injectées dans le sang. Il serait cependant téméraire d'asseoir un jugement définitif sur des données aussi incomplètes, car il ressort, d'une facon péremptoire, des expériences de néphrotomie, de ligature des vaisseaux rénaux sur lesquelles nous avons tant insisté dans notre premier chapitre, que les accidents urémiques sérieux ne se montrent que dans le cours du deuxième et du troisième jour. Nous avons donc cru devoir continuer nos expériences en augmentant la quantité des urines. Nous pouvions d'autant plus facilement tenter ces essais, que nous avons démontré le peu d'effet des injections d'eau distillée pure et d'eau distillée acidifiée au degré des urines normales, lorsqu'on ne dépasse pas les doses que nous avons fixées dans nos injections. Ce qui devait surtout nous engager à entrer dans cette voie, c'est que nous avons vu la quantité d'urine de 24 heures provoquer très-rapidement des accidents, chez des chiens privés de la fonction urinaire depuis un certain nombre d'heures, se trouvant, par conséquent, dans l'impossibilité d'évacuer les produits nuisibles par la principale voie de dépuration organique.

La polyurie passagère, observée chez tous les chiens de notre première série d'expériences, ne laisse en effet aucun doute sur la rapidité avec laquelle la nature procède à l'élimination des substances anormalement introduites dans l'organisme lorsqu'on laisse à sa disposition la sécrétion urinaire.

L'on rencontre parfois des animaux chez lesquels l'évacuation des produits injectés se fait tellement vite par les urines, qu'ils rendent pendant l'opération même, à peu de chose près, le volume de liquide représentant l'injection; l'urine coule par le canal de l'urètre d'une manière constante depuis le commencement de l'expérience jusqu'à la fin et même plus longtemps. Un fait de ce genre s'est présenté à notre laboratoire le 2 février 1880; il a vivement frappé nos élèves et ceux de nos collègues qui nous avaient fait l'honneur d'assister à notre conférence expérimentale.

En dehors de la polyurie, nous n'avons à attirer l'attention que sur un seul point, la présence constante dans les urines d'une quantité plus ou moins forte de produits biliaires, ce qui semble indiquer que le foie contribue pour sa part, par suite d'un excès de sécrétion, à l'élimination des substances étrangères; l'albumine apparaît rarement dans le liquide urinaire, probablement parce que le sang n'a pas le temps de subir d'altérations bien profondes, à cause de la rapidité de la dépuration organique.

Notre seconde série d'expériences comporte les résultats obtenus par des injections intraveineuses d'urine fraîche, normale bien filtrée, de densité variant entre 1,017 et 1,020, en quantités équivalentes au volume du liquide urinaire que les animaux en expérience eussent sécrété et rendu pendant un laps de temps variant entre 36 et 60 heures.

C. 2e série d'expériences. Injections intraveineuses d'urine normale à doses moyennes.

Expérience IV.

Injection d'urine fraîche de chien en quantité égale au $\frac{1}{20}$ du poids du corps, à une chienne qui avait reçu, le 29 janvier, le même volume d'eau distillée.

30 mars 1877. — Nous injectons à une chienne de 12k,500 le $\frac{1}{20}$ de son poids, c'est-à-dire 625 centimètres cubes d'urine fraîche. Cette urine n'est nullement ammoniacale; elle est acide, d'une densité de 1,012, et contient 7,25 p. 1,000 d'urée. L'opération se fait sans difficulté. Ce volume d'urine représente environ la sécrétion de l'animal pendant deux jours. Sauf quelques troubles de la respiration et de la circulation, nous ne remarquons rien de particulier. L'animal fait quelques efforts de vomissement non suivis d'effet. Pas de troubles nerveux.

Le lendemain, la chienne va aussi bien que possible, la température est à 39°5; elle a donc monté d'un demi-degré depuis l'opération. Elle a rendu 725 centimètres cubes d'urines légèrement sanguinolentes. Traces d'albumine, 8,50 p. 1,000 d'urée.

Le 3 avril, la chienne est tout à fait remise; elle mange comme à l'ordinaire, elle est toujours polyurique et a émis 625 centimètres cubes d'urine par 24 heures. 7,30 d'urée p. 1,000. Il n'y a plus ni sang ni albumine.

Le chien a donc reçu dans les 625 centimètres cubes d'urine de 1,012 de densité :

15 de matières solides,
5 de matières inorganiques,
10 de matières organiques ;

ce qui donne par kilogramme de son poids :

1,20 de matières solides,
1,40 de matières inorganiques,
0,80 de matières organiques.

Expérience V.

Injection d'urine fraîche en quantité égale au $\frac{1}{11}$ du poids de l'animal et équivalente au volume des urines de deux jours. Accidents assez sérieux.

1er mars 1880. — Même chien que le 17 février, bouledogue de 5k,500, complétement remis des suites de la première opération. Température, 39°2.

Nous lui injectons 244 centimètres cubes d'urine fraîche, normale, bien filtrée, chauffée à 33° de température et de 1,018 de densité. Cette quantité représente environ le $\frac{1}{11}$ du poids total et le volume des urines de deux jours.

L'animal supporte bien l'opération; vers la fin de l'injection, il fait des efforts de vomissements non suivis d'effet, sa respiration et le cœur sont troublés. Pas de convulsions. La température baisse de $\frac{2}{10}$ de degré. — Détaché de la planche, le chien marche bien, fait toujours des efforts de vomissements, urine beaucoup et a une selle semi-liquide.

Le calme se rétablit au bout d'une demi-heure.

2 mars. — Les urines sont sanguinolentes, acides, albumineuses, chargées de matières biliaires. Le chien n'a pas mangé, les selles sont diarrhéiques.

3 mars. — Le chien va bien, urines encore rouges, albumineuses et bilieuses. Appétit revient.

4 mars. — Plus de diarrhée; urines abondantes, acides, claires; traces d'albumine.

Ce chien a reçu dans les 244 centimètres cubes d'urine fraîche de 1,018 de densité :

8,78 de matières solides,
5,85 de matières organiques,
2,92 de matières inorganiques ;

ce qui fait par kilogramme du poids de l'animal :

1,59 de matières solides,
1,06 de matières organiques,
0,53 de matières inorganiques.

Expérience VI.

Injection de 450 centimètres cubes d'urine fraîche, quantité équivalente au $\frac{1}{22}$ du poids de l'animal et au volume des urines de deux jours. Hématurie passagère; polyurie; guérison.

3 janvier 1880. — Chien de 10 kilogr., robuste. Température, 39°7. Nous injectons dans la veine crurale 450 centimètres cubes d'urine fraîche, recueillie au laboratoire un instant avant l'opération; elle est bien filtrée, chauffée à 33°. La densité est de 1,018. Cette quantité d'urine équivaut à celle que l'animal aurait sécrétée en deux jours environ. Pendant l'opération, nous ne remarquons pas d'autres accidents que l'irrégularité des battements du cœur, la précipitation de la respiration et un abaissement de la température de $\frac{3}{10}$ de degré.

Détaché de la planche, l'animal a deux vomissements dans l'espace de dix minutes et une assez forte selle; il ne paraît pas incommodé autrement; en tout cas, rien d'anormal ne se manifeste du côté du système nerveux.

4 janvier. — Le chien a beaucoup uriné depuis la veille, les urines sont acides et franchement sanguinolentes; il ne mange que la viande de sa soupe.

5 janvier. — Les urines sont moins sanguinolentes, l'appétit est meilleur; nous constatons aussi de la diarrhée, mais les selles ne renferment pas de sang.

6 janvier. — Urines claires, acides, non albumineuses.

Ce chien a reçu dans les 450 centimètres cubes d'urine à 1,018 de densité :

16,20 de matières solides,
10,80 de matières organiques,
5,40 de matières inorganiques ;

ce qui fait par kilogramme de son poids :

1,62 de matières solides,
1,08 de matières organiques,
0,55 de matières inorganiques.

Expérience VII.

Injection d'urine fraîche normale, en quantité égale au $\frac{1}{18}$ du poids de l'animal et au volume d'urine émise en deux jours et demi. Accidents sérieux.

4 janvier 1880. — Chien de 9k,500, adulte, fort et bien portant. Température, 39°5.

Nous lui injectons dans la veine crurale 528 centimètres cubes d'urine fraîche, de 1,018 de densité, bien filtrée et mise à la température de 32°. Cette quantité représente le $\frac{1}{18}$ du poids du chien et le volume de ses urines de deux jours et demi.

Pendant le cours de l'injection, nous observons les signes suivants : troubles de la circulation, agitation et irrégularité du cœur, grande fréquence de la respiration, vomissements de matières alimentaires vers la fin de l'injection, frémissements musculaires, pas de convulsions franches; le thermomètre baisse de $\frac{5}{10}$ de degré, selle abondante pendant les efforts de vomissements.

Détaché de la planche, l'animal marche, mais il vomit encore trois fois; il salive beaucoup, il n'est tranquille qu'au bout d'une demi-heure.

6 janvier. — Le chien n'a pas mangé, les urines sont franchement sanguinolentes, assez abondantes, acides. Les selles sont diarrhéiques mais non hémorrhagiques. Pas de fièvre, quoique la patte soit enflée.

7 janvier. — Le chien va mieux, il mange de bon appétit. Les urines sont acides, encore rouges, albumineuses; la diarrhée continue.

8 janvier. — État satisfaisant, l'appétit est franc; les urines claires, légèrement acides; traces d'albumine. La diarrhée a cessé.

9 janvier. — État pour ainsi dire normal. Urines claires, acides.

Ce chien a reçu dans les 528 centimètres cubes d'urine fraîche, de 1,018 de densité :

18gr,00 de matières solides,
12 ,00 de matières organiques,
6 ,00 de matières inorganiques;

ce qui fait par kilogramme du poids de l'animal :

1,83 de matières solides,
1,22 de matières organiques,
0,61 de matières inorganiques.

Expérience VIII.

Injection d'urine fraîche, en quantité du $\frac{1}{19}$ du poids du corps de l'animal, représentant les urines de deux jours et demi environ. Accidents graves.

24 mars 1880. — Chien de 12 kilogr.; a déjà servi pour une expérience le 16 mars dernier; il est complétement guéri de son opération et se porte bien.

Nous lui injectons dans la veine crurale 632 centimètres cubes d'urine fraîche normale, chauffée à 30° de température, de 1,018 de densité. Cette quantité d'urine équivaut aux urines sécrétées pendant deux jours et demi environ.

L'animal présente, vers la fin de l'injection, des troubles cardiaques et respiratoires très-inquiétants ; il fait des effors de vomissement considérables, un tremblement général agite tout le corps, mais n'aboutit pas à des convulsions franches.

Détaché de la planche, l'animal marche sans difficulté ; il vomit trois ou quatre fois, salive beaucoup, a des selles liquides. Les urines sont acides et abondantes. Le calme s'établit au bout d'une heure.

25 mars. Urines acides mais sanguinolentes, albumineuses, chargées de matières biliaires. Selles diarrhéiques ; l'animal ne mange pas.

26 mars. — État plus satisfaisant. Appétit. Urines encore rouges, acides ; moins de selles.

27 mars. — L'animal va bien ; urines légèrement albumineuses, moins claires, acides ; bon appétit.

Ce chien a reçu dans les 632 centimètres cubes d'urine fraîche normale, de 1,018 de densité :

22,752 de matières solides,
15,168 de matières organiques,
7,584 de matières inorganiques ;

ce qui fait par kilogramme de son poids :

1,80 de matières solides,
1,20 de matières organiques,
0,60 de matières inorganiques.

Expérience IX.

Injection intraveineuse d'urine fraîche normale, en quantité de $\frac{1}{18}$ du poids du corps, équivalente au volume d'urine que le chien eût sécrété en deux jours et demi. Accidents graves. Mort.

1er avril 1880. — Chien de 6^{k},500, bien portant, quoiqu'il ait déjà subi deux opérations.

Il mange, est gai et alerte, ses plaies sont entièrement guéries. On lui injecte 361 centimètres cubes d'urine fraîche normale, de 1,018 de densité, dont la température est portée à 30°. Cette quantité d'urine représente le $\frac{1}{18}$ du poids de l'animal et le volume des urines d'environ 60 heures. La première moitié de l'injection est bien supportée, des accidents se présentent pendant l'introduction de la seconde moitié : le cœur et la respiration se troublent, la température baisse, viennent ensuite des efforts de vomissements non suivis d'effet, des cris, une ou plusieurs petites convulsions tétaniques suivies d'un relâchement musculaire général, du retour de quelques inspirations profondes. Quelques secondes après, la mort.

L'on ne saurait accuser la quantité de liquide injecté, car ce chien avait supporté une injection bien supérieure de liquide, puisqu'une première fois nous avons introduit dans la veine le $\frac{1}{15}$ de son poids d'eau acidifiée.

L'autopsie donne des résultats négatifs; aucune lésion pouvant expliquer la mort n'a été constatée.

Dans les 361 centimètres cubes d'urine fraîche injectée, il y avait :

12,98 de matières solides,
8,66 de matières organiques,
4,32 de matières inorganiques;

ce qui fait par kilogramme du poids de l'animal :

1,99 de matières solides,
1,33 de matières organiques,
0,66 de matières inorganiques.

Expérience X.

Injection intraveineuse d'urine fraîche normale, en quantité de $\frac{1}{19}$ du poids de l'animal, équivalente au volume d'urine que le chien eût sécrété en 48 ou 50 heures. Accidents. Mort.

5 avril 1880. — Chien de 10^k,500, bien portant, guéri d'une injection d'eau distillée acidifiée correspondante au $\frac{1}{15}$ de son poids. La plaie première est fermée. Nous lui injectons aujourd'hui 542 centimètres cubes d'urine normale, de 1,018 de densité, qui représentent les urines de 48 à 50 heures. Les urines injectées sont préalablement portées à 30° de température. L'expérience se termine par une crise comateuse précédée de quelques petites convulsions. Les réflexes sont abolis dans le coma. Le chien meurt dans une insensibilité complète.

L'autopsie ne nous apprend rien sur les causes de la mort. Les organes splanchniques ne sont pas lésés. Il n'y a d'épanchement dans aucune cavité, le système nerveux n'est pas altéré, c'est à peine si l'on peut noter quelque peu d'hyperémie du côté du cerveau. La vessie est pleine d'une urine acide, non albumineuse.

Dans les 542 centimètres cubes d'urine fraîche normale, filtrée, de 1,018 de densité, il y avait :

19,51 de matières solides,
13,01 de matières organiques,
6,50 de matières inorganiques ;

ce qui fait par kilogramme du poids de l'animal :

1,85 de matières solides,
1,23 de matières organiques,
0,62 de matières inorganiques.

Expérience XI.

Injection intraveineuse d'urine fraîche normale, en quantité du $\frac{1}{20}$ du poids de l'animal, équivalente au volume d'urine sécrétée en 48 heures. Accidents graves.

7 avril 1880. — Chien de 19k,500, fort vigoureux, n'ayant jamais subi d'opération. Injection dans la veine crurale de 975 centimètres d'urine fraîche normale, de 1,018 de densité. Les urines injectées sont bien filtrées et chauffées à 32°. L'opération se fait, comme toujours, à l'aide de la pompe de Moncoq. Vers l'introduction du dernier tiers de l'urine, le chien commence à vomir;

les matières rendues sont d'abord alimentaires puis bilieuses. La température baisse de près d'un degré. La respiration est irrégulière, les battements de cœur sont très-violents. Les urines rendues sont acides. Détaché de la planche, le chien marche bien; il continue à vomir et a deux selles semi-liquides. Il n'urine plus. L'intelligence est très-nette, la marche facile. Frissonnements, mais pas d'accidents convulsifs francs.

Ce chien a reçu dans les 975 centimètres cubes d'urine fraîche normale, filtrée, de 1,018 de densité :

35,10 de matières soildes,
23,40 de matières organiques,
11,70 de matières inorganiques ;

ce qui fait par kilogramme du poids de l'animal :

1,80 de matières solides,
1,20 de matières organiques,
0,60 de matières inorganiques.

8 avril. — Le chien a la patte enflée, diarrhée; il ne mange pas ; les urines sont acides, albumineuses, légèrement sanguinolentes, chargées de matières colorantes de la bile.

9 avril. — Le chien va mieux, les urines sont claires, acides; densité, 1,015. Légères traces d'albumine.

10 avril. — État à peu près normal. L'appétit est bon. Les urines claires, non albumineuses.

Tableau résumant les expériences portant sur les injections d'urine fraîche en quantité équivalente au volume des urines sécrétées par les chiens dont il s'agit en deux jours ou deux jours et demi.

Poids des animaux ; quantités d'urine rapportées au poids total. Densité des urines injectées.	Quantités des matières solides, organiques et inorganiques reçues dans les urines injectées, calculées par kilogr. du poids de l'animal.	
Expérience IV. — Chien de 12^k,500 reçoit $^1/_{20}$ de son poids d'urine fraîche, de 1,012 de densité.	Matières solides	1,20
	Matières organiques	0,80
	Matières inorganiques.	0,40
Expérience V. — Chien de 5^k,500 reçoit $^1/_{22}$ de son poids d'urine fraîche, de 1,018 de densité.	Matières solides	1,59
	Matières organiques	1,06
	Matières inorganiques.	0,53
Expérience VI. — Chien de 10 kilogr. reçoit $^1/_{22}$ de son poids d'urine fraîche, de 1,018 de densité.	Matières solides.	1,62
	Matières organiques	1,08
	Matières inorganiques	0,55

Poids des animaux; quantités d'urine rapportées au poids total. Densité des urines injectées.	Quantités des matières solides, organiques et inorganiques reçues dans les urines injectées, calculées par kilogr. du poids de l'animal.	
Expérience VII. — Chien de 9k,500 reçoit 1/18 de son poids d'urine fraîche, de 1,018 de densité.	Matières solides Matières organiques Matières inorganiques	1,85 1,22 0,61
Expérience VIII. — Chien de 12 kil. reçoit 1/19 de son poids d'urine fraîche, de 1,018 de densité.	Matières solides Matières organiques Matières inorganiques	1,80 1,20 0,60
Expérience IX. — Chien de 6k,500 reçoit 1/18 de son poids d'urine fraîche, de 1,018 de densité.	Matières solides Matières organiques Matières inorganiques	1,99 1,33 0,66
Expérience X. — Chien de 10k,500 reçoit le 1/19 de son poids d'urine fraîche, de 1,018 de densité.	Matières solides Matières organiques Matières inorganiques	1,85 1,23 0,62
Expérience XI. — Chien de 19k,500 reçoit le 1/20 de son poids d'urine fraîche, de 1,018 de densité.	Matières solides Matières organiques Matières inorganiques	1,80 1,20 0,60

Il ressort clairement des expériences de cette seconde série, que les injections intraveineuses, chez des chiens adultes, d'urine humaine fraîche, de densité variant entre 1,017 et 1,020, à des doses correspondant aux volumes de liquide urinaire que ces animaux eussent sécrété dans un laps de temps variant entre 36 et 60 heures, ont des effets très-marqués, puisque assez souvent les accidents ainsi provoqués déterminent la mort des animaux. L'on ne saurait attribuer les phénomènes morbides à la quantité de liquide injecté, car nous avons démontré que des quantités bien plus considérables d'eau distillée pure ou acidifiée au degré des urines normales, ne déterminent jamais d'état pathologique semblable. Tout au plus pourrait-on rapporter les urines sanguinolentes à l'action des acides sur le sang; nous avons en effet observé ce symptôme d'une façon assez constante dans nos injections d'eau distillée acidifiée. Cette supposition nous paraît d'autant plus juste que l'hématurie n'est que passagère, qu'elle cesse comme l'albuminurie, la cholémie et la polyurie, sitôt que la dépuration organique s'est effectuée, c'est-à-dire au bout de 36, 48 et 72 heures.

La survenance immédiate des vomissements en même temps que la diarrhée séreuse et bilieuse ne laisse pas de doute sur la nature de l'impression de l'urine sur l'économie; celle-ci en effet réagit comme dans la plupart des empoisonnements; elle cherche à se débarrasser le plus vite possible des principes morbifiques introduits dans le sang, en sollicitant les sécrétions et les excrétions. Il nous paraît donc difficile de ne pas considérer l'urine normale comme un agent d'intoxication assez actif. Ce qui nous confirme dans cette manière de voir, c'est l'appareil symptomatique nerveux au milieu duquel survient la mort, lorsque l'organisme n'a pas le temps d'expulser les principes nuisibles. Il est à remarquer, en effet, que lorsque les accidents nerveux ne se montrent pas immédiatement, la guérison définitive est la règle; la mort, au contraire, ne manque jamais lorsque le système nerveux est impressionné vivement par l'urine.

La succession des accidents divers qui caractérisent l'empoisonnement que nous venons de produire par les injections d'urine normale fraîche dans les veines, rappelle les manifestations urémiques proprement dites. Les phénomènes nerveux qui précèdent la mort sont identiques à ceux que l'on voit se produire à la dernière période de l'urémie expérimentale; aussi, sauf la rapidité avec laquelle se succèdent les accidents, lors de l'intoxication artificielle par l'urine, y a-t-il ressemblance complète entre l'urémie provoquée par la ligature des vaisseaux rénaux et celle résultant de nos injections d'urine à doses suffisantes.

Les quantités d'urine humaine fraîche, normale, bien filtrée, de densité variant de 1,017 à 1,020, qui sont nécessaires pour intoxiquer l'organisme des chiens adultes équivalent assez exactement aux volumes d'urine que ces animaux sécrètent et émettent en un laps de temps de 36 à 60 heures, c'est-à-dire pendant deux jours et deux jours et demi. Les quantités de matières solides organiques et inorganiques sous l'influence desquelles se montrent les manifestations urinémiques sont indiquées dans notre dernier tableau et calculées par kilogramme du poids des animaux. Elles varient peu, comme il est facile de s'en assurer; l'on peut estimer qu'en moyenne la présence dans le sang de *1gr,80 de matières solides*, dont *1gr,20 de matières organiques* et *0gr,60 de matières inorganiques* par kilogramme du poids de l'animal, suffit pour rendre les animaux malades; ces doses déterminent cependant rarement la mort.

L'on peut exceptionnellement produire l'empoisonnement et la mort avec des doses d'urine bien inférieures à celles que nous venons d'indiquer. Les deux observations qui vont suivre en sont une preuve : deux chiens ont en effet succombé avec des quantités d'urine correspondant au $\frac{1}{30}$ et au $\frac{1}{32}$ de leur poids. Dans l'un de ces cas, la mort a paru dépendre de la densité plus grande des urines employées ; dans l'autre, il faut accuser des dispositions spéciales du sujet de l'expérience. Nous avons remarqué, d'une manière générale, que les jeunes chiens sont bien plus sensibles à l'empoisonnement par l'urine que les chiens adultes ou vieux. Quant aux urines plus denses que les urines normales, leur action est proportionnelle à leur degré de concentration ; nous le démontrerons dans un chapitre spécial ; nous nous contenterons pour le moment de faire passer ces faits sous les yeux du lecteur.

Expérience XII.

Injection d'urine fraîche en quantité de 200 centimètres cubes représentant les urines de 1 jour et demi à peine et le $\frac{1}{30}$ du poids de l'animal. Accidents graves. Mort.

12 décembre 1879. — Jeune chien de 6k,500, bien portant, n'ayant jamais subi d'opération. Nous nous proposons de lui injecter 438 centimètres cubes d'urine fraîche bien filtrée, de 1,017 de densité; nous préparons cette quantité de liquide.

L'opération commencée, nous constatons que dès les premiers 100 centimètres cubes la respiration et le cœur se troublent, la respiration devient haletante, irrégulière, le pouls saccadé. A 200 centimètres cubes, nous assistons à de petites crises nerveuses, convulsions toniques et cloniques. Nous arrêtons l'injection, mais l'animal meurt avant qu'on ait pu le détacher de la planche. Ce chien est donc mort sous l'influence d'une quantité d'urine qui représente à peine le $\frac{1}{30}$ de son poids et le volume des urines de 1 jour et demi environ.

L'autopsie ne révèle pas de cause de mort : les organes sont tous intacts ; nous ne pouvons pas davantage accuser le procédé opératoire, car il a toujours été le même, l'injection a été faite avec la pompe de Moncoq et l'urine élevée à la température du corps de l'animal.

Ce chien a reçu dans les 200 centimètres cubes d'urine fraîche, normale, de 1,017 de densité :

7gr,2 de matières solides,
4 ,8 de matières organiques,
2 ,4 de matières inorganiques ;

ce qui fait par kilogramme de son poids :

1gr,12 de matières solides,
0 ,76 de matières organiques,
0 ,36 de matières inorganiques.

Ce résultat est analogue à celui de la première expérience de Vauquelin et Ségalas; il en donne peut-être l'explication, car il est à remarquer que le chien qui fait l'objet de cette observation était très-jeune. C'est parce que les jeunes chiens sont bien moins résistants que les adultes que nous n'en prenions que rarement pour les injections d'urine.

Expérience XIII.

Injection d'urine fraîche pathologique en quantité de 350 centimètres cubes, représentant le $\frac{1}{32}$ du poids du corps de l'animal et les urines qu'il aurait sécrétées en un jour et demi. Accidents graves ; convulsions. Mort.

7 janvier 1880. — Les urines qui servent pour cette expérience sont toutes fraîches; elles ont une densité de 1,028 et renferment 15 grammes d'albumine soluble p. 1,000.

M. Ritter s'est assuré qu'il n'y a pas de sels ammoniacaux dans ce liquide, qui est acide. Nous procédons à l'injection, sur un jeune chien fort et vigoureux, de 12 kilogr., avec toutes les précautions habituelles; nous filtrons l'urine et nous la chauffons à 30° de température. Cette expérience est faite au cours d'anatomie pathologique.

Dès la fin de l'injection, se présentent des accidents sérieux : le cœur bat très-irrégulièrement, la respiration est saccadée, le thermomètre baisse de près d'un degré, le corps de l'animal est agité par de légères secousses convulsives; nous nous hâtons de détacher le chien; il se débat pendant quelques instants dans des crises nerveuses et meurt.

L'autopsie, faite immédiatement, montre que la mort ne peut être attribuée à des embolies capillaires; il n'y a pas trace d'hémorrhagie dans les poumons ni dans les autres organes, le système nerveux est légèrement hyperémié. Pas d'œdème dans les méninges. L'urine trouvée dans la vessie est acide, non albumineuse.

L'analyse complète de l'urine injectée donne les résultats suivants pour 597 centimètres cubes :

Densité	1,028
Eau	590^{gr},10
Matières solides	37 ,90
Matières inorganiques.	18 ,15
Matières organiques.	19 ,75

Sur les 18,15 de matières inorganiques, il y a 14,83 de chlorure comptés comme chlorure de sodium, mais en réalité le rapport du chlorure potassique au chlorure sodique est comme 2,5 : 1.

Le chien de cette expérience a donc reçu, dans les 350 centimètres qui lui ont été introduits dans la veine crurale :

22^{gr},22 de matières solides,
11 ,58 de matières organiques,
10 ,64 de matières inorganiques;

ce qui fait par kilogramme du poids de l'animal :

1^{gr},85 de matières solides,
0 ,96 de matières organiques,
0 ,88 de matières inorganiques.

Cette expérience est du plus haut intérêt; nous y reviendrons dans notre chapitre consacré à l'action des sels comparée à celle des matières organiques. Nous ne voulons la mentionner aujourd'hui que pour la rapprocher des expériences de Vauquelin et Ségalas; car, comme résultat expérimental, elle est identique à celles de ces deux savants; elle fait aussi entrevoir l'importance de la densité de l'urine dans ces sortes d'expérimentations; le plus grave reproche qui serait peut-être à adresser à Vauquelin et Ségalas, c'est de ne pas avoir tenu compte de ce facteur essentiel, qui permet toujours d'apprécier assez exactement la richesse des liquides urinaires en principes solides.

D. 3e série d'expériences. Injections intraveineuses d'urines normales à doses considérables.

L'empoisonnement urémique et la mort ne manquent presque jamais lorsque l'on met les animaux sous l'influence d'une quantité d'urine humaine normale, fraîche, dont la densité oscille entre 1,017 et 1,020, équivalente au volume d'urine qu'ils eussent sécrétée et émise en trois fois vingt-quatre heures. Pour établir ce fait expérimental avec toute la rigueur possible, nous avons soumis les animaux qui devaient, à un moment donné, recevoir la dose toxique que nous venons de fixer, à des injections de même quantité, soit d'eau distillée, soit d'urine normale dont nous avions eu soin d'abaisser considérablement la densité par des additions d'eau distillée. Il va sans dire que nous avons toujours laissé s'écouler, entre ces différentes opérations, le temps nécessaire pour assurer le complet rétablissement des animaux.

Expérience XIV.

Injection : 1° d'eau distillée, 2° d'urine à 1,007 de densité, 3° d'urine à 1,018 de densité. L'injection est chaque fois de 405 centimètres cubes, représentant environ la quantité des urines émises pendant 3 jours.

17 mars 1878. — Nous choisissons un chien dogue très-robuste, de 6 kilogr. Température, 40°. Nous lui injectons, le 17 mars 1878, 405 centimètres cubes d'eau distillée, c'est-à-dire une quantité égale à la quantité d'urine qu'il sécrète pendant trois jours. Nous admettons que l'animal sécrète par jour 22,5 centimètres cubes d'urine par kilogramme de son poids. Cette quantité de 405 centimètres cubes équivaut au $\frac{1}{15}$ de son poids. L'animal supporte très-bien cette opération; il ne présente pas d'accidents sérieux, la respiration s'accélère et le cœur devient irrégulier. La température baisse de $\frac{1}{2}$ degré.

Le lendemain le chien est polyurique; il urine 500 centimètres cubes. Le liquide est faiblement albumineux, d'une densité de 1,007. Le chien mange très-bien.

10 avril 1878. — Le petit dogue bien guéri de la plaie de la cuisse et ayant toujours le même poids et une température constante, nous recommençons la même opération sur la cuisse de l'autre côté; nous injectons cette fois de l'urine fraîche bien filtrée, ayant une densité de 1,018 que nous réduisons par l'addition d'eau distillée à la densité de 1,007; nous refiltrons après cette dilution et nous prenons 405 centimètres cubes de ce liquide, que nous introduisons dans le sang à l'aide de la pompe de Moncoq. Cette quantité représente toujours les urines de trois jours. Pendant l'opération, le chien n'a pas d'autres troubles que ceux de la respiration et du cœur; il n'a pas la moindre secousse convulsive, la température baisse de $\frac{1}{2}$ degré, l'animal se promène dans le laboratoire, nous le gardons trois heures sous nos yeux. Il urine dans cet espace de temps près de 300 centimètres cubes d'une urine claire, faiblement albumineuse et de 1,010 de densité; trois vomissements.

Le 15 avril, l'animal va aussi bien que possible; il mange bien, n'est pas albuminurique, mais sa patte est encore enflée.

Ce chien a reçu dans les 405 centimètres cubes d'urine à 1,007 de densité :

5gr,67 de matières solides,
1 ,89 de matières inorganiques,
3 ,78 de matières organiques ;

ce qui donne, par kilogramme du poids de l'animal, 0,95 de matières solides, dont 0,32 de matières inorganiques et 0,63 de matières organiques.

1er mai 1878. — Le chien étant guéri, nous lui injectons par la jugulaire cette fois, 405 centimètres cubes d'urine très-fraîche, bien filtrée, de densité de 1,018, à 37° de température. Elle vient d'être émise par les élèves du laboratoire. Nous nous servons, pour l'opération, de la seringue de Moncoq. Les 250 premiers centimètres cubes sont introduits avec la plus grande facilité, sans grands accidents en dehors de l'irrégularité de la respiration et du cœur. A partir de ce moment, la scène change : le chien pousse des gémissements plaintifs, fait des efforts de vomissements, rend des selles. Au 350e centimètre cube, l'animal a un frissonnement convulsif général, mais surtout accentué du côté de la mâchoire inférieure, viennent ensuite des crises tétaniformes très-courtes. Le chien meurt vers le 400e centimètre cube, après une crise tétaniforme suivie d'un relâchement complet et de deux profondes inspirations.

L'autopsie, faite immédiatement après la mort, ne montre pas la moindre altération organique; le cœur est flasque, rempli de sang; les poumons sont un peu congestionnés. Les reins sont rouge foncé. Il y a dans la vessie 200 centimètres cubes d'urine à 1,013 de densité.

Le chien a reçu avec les 405 centimètres cubes d'urine à 1,018 de densité :

14gr,58 de matières solides,
4 ,86 de matières inorganiques,
9 ,72 de matières organiques ;

ce qui donne par kilogramme du poids de l'animal :

2gr,43 de matières solides,
0 ,81 de matières inorganiques,
1 ,62 de matières organiques.

Expérience XV.

Injection intraveineuse : 1° d'eau distillée en quantité équivalente au volume des urines de 3 jours ; 2° injection intraveineuse d'urine fraîche de 1,020 de densité dans les mêmes proportions. Expériences faites au cours, les 15 et 21 décembre 1879.

15 décembre 1879. — Un chien très-robuste, adulte, de 14k,500, est choisi pour cette expérience.

Nous calculons que cet animal urine par jour 22cc,5 × 14,500 = 326cc,25, ce qui fait en trois jours 978cc,75. Nous lui injectons par une veine musculaire de la cuisse gauche 980 centimètres cubes d'eau distillée, qui représentent le $\frac{1}{15}$ de son poids. L'expérience est faite à l'aide de la seringue de Moncoq. Elle dure un quart d'heure environ. Pas d'accidents pendant l'injection, si ce n'est un tremblement général de l'animal ; le pouls et le cœur se ralentissent et deviennent irréguliers. La respiration monte de 24 à 35. La température baisse de près d'un degré.

Détaché de la planche, le chien n'a pas le moindre trouble intellectuel ; il court et marche comme à l'ordinaire, vient quand on l'appelle et est très-sensible aux caresses. Le tremblement dure jusqu'à la fin du cours. Pendant l'opération, le chien n'urine pas. Il n'a pas de selles, mais il salive beaucoup. Nous sommes donc très-sûrs que la simple augmentation de pression que nous avons déterminée n'a pas grande influence.

Le 17 décembre, les urines du chien sont déjà redevenues normales. Il mange bien, n'a pas le moindre symptôme de maladie. La température de 39°5 s'est rétablie. La diarrhée a également cessé.

21 décembre 1879. — Le chien, complétement remis, a le même poids et la même température que lundi dernier. Nous l'attachons et nous lui injectons, à l'aide de la pompe de Moncoq, de l'urine toute fraîche, de 1,020 de densité. Nous préparons 980 centimètres cubes de ce liquide comme nous avons fait pour l'eau distillée. Le chien supporte bien l'injection au début de l'expérience. Les premiers signes morbides sensibles sont des vomissements copieux, fréquents, d'abord alimentaires, puis glaireux et bilieux. Après les vomissements, deux selles liquides très-fétides; le pouls et la respiration deviennent irréguliers. Le chien gémit beaucoup, souffre évidemment; il bave beaucoup. Vers l'injection du 700ᵉ centimètre cube, le chien est pris d'une convulsion tétanique des plus marquées, pouls et respiration s'arrêtent, la mâchoire inférieure est agitée de mouvements convulsifs cloniques. Cette crise dure quelques secondes pendant lesquelles nous atteignons 800 centimètres cubes. Viennent ensuite un relâchement complet des muscles, quelques inspirations profondes et un grand tumulte du cœur; la mort a lieu au 870ᵉ centimètre cube.

Cette expérience est des plus concluantes concernant la diversité d'action de l'eau distillée et de l'urine.

L'autopsie, faite immédiatement, démontre que les cavités cardiaques sont considérablement distendues; il y a des caillots cruoriques dans ces cavités. Pas de liquide dans le péricarde ni dans la cavité pleurale.

Extravasation séreuse dans le péritoine, en petite quantité.

Rien d'anormal dans le système veineux. Nous ne constatons nulle part ni hémorrhagies ni infarctus.

Ce chien a reçu :

35gr,28 de matières solides,
11 ,76 de matières inorganiques,
23 ,52 de matières organiques;

ce qui fait par kilogramme de son poids :

2gr,43 de matières solides,
dont 0 ,81 de matières inorganiques,
1 ,62 de matières organiques.

Expérience XVI.

Injection de 843cc,75 d'urine fraîche à un chien de 12k,500. Cette quantité d'urine représente la totalité des urines de 3 jours.

2 février 1880. — Nous injectons à un chien de 12k,500, très-robuste, ayant une température de 39°5, 843cc,75 d'urine fraîche, bien filtrée, de densité de 1,018 et chauffée à 30°. Cette quantité représente les urines de 3 jours, celles d'un jour étant égales à 22cc,5 par kilogramme du poids de l'animal.

L'opération est faite à l'aide de la pompe de Moncoq.

Le chien supporte très-bien la première moitié de l'urine injectée; il présente comme particularité d'uriner presque constamment pendant tout le cours de l'expérience.

Dès le commencement de l'introduction de la seconde moitié de l'urine, les vomissements commencent. Ils sont surtout glaireux et bilieux, viennent ensuite des selles séreuses fétides, la mâchoire inférieure se convulse à ce moment, les respirations sont très-irrégulières, le cœur bat tumultueusement. Vers la fin de l'injection, l'animal pousse un cri, se raidit tétaniquement, renverse la tête en arrière, le cœur et la respiration semblent arrêtés, la température est à 38°5, coma profond, insensibilité complète. On le détache de la planche, la raideur cesse; le chien fait alors deux ou trois profondes inspirations; les urines coulent encore, l'insensibilité reste complète, l'attouchement de la cornée ne réveille pas de mouvements réflexes; la mort survient dans ce profond coma.

L'autopsie ne démontre nulle lésion organique, la vessie est trouvée vide, il n'y a pas traces d'infarctus ou d'hémorrhagies dans aucun organe. Le sang ne montre pas d'altérations manifestes.

Le système nerveux céphalique et médullaire n'est pas œdématié.

La quantité de matières solides contenues dans les 843^{cc},75 d'urine à 1,018 de densité est de 30^{gr},348 de matières solides qui se dédoublent en 10^{gr},116 de matières inorganiques et 20^{gr},232 de matières organiques.

Ce qui fait par kilogramme du poids de l'animal :

2^{gr},42 de matières solides,
0 ,80 de matières inorganiques,
1 ,62 de matières organiques.

Tableau résumant les expériences portant sur les injections intraveineuses d'urine fraîche normale, en quantité équivalente au volume des urines qui eussent été sécrétées par les chiens dont il s'agit, en trois fois vingt-quatre heures environ.

Poids des animaux; quantités d'urine rapportées au poids total; densité des urines injectées.	Quantités des matières solides, organiques et inorganiques reçues dans les urines injectées, calculées par kilogr. du poids de l'animal.	
Expérience XIV. — Chien de 6 kil. reçoit le $^1/_{15}$ de son poids d'urine fraîche normale, de 1,018 de densité.	Matières solides . . . . Matières organiques. . . . . . Matières inorganiques	2^{gr},43 1 ,62 0 ,81
Expérience XV. — Chien de 14^{k},500 reçoit le $^1/_{15}$ de son poids d'urine fraîche, de 1,020 de densité.	Matières solides . . . . Matières organiques. . . . . . Matières inorganiques	2 ,43 1 ,62 0 ,81
Expérience XVI. — Chien de 12^{k},500 reçoit le $^1/_{15}$ de son poids d'urine fraîche, de 1,018 de densité.	Matières solides . . . . Matières organiques. . . . . . Matières inorganiques	2 ,42 1 ,62 0 ,80

Lorsque, comme ce tableau le démontre, l'on fait pénétrer dans la veine des chiens des urines humaines fraîches, normales, de densité variant entre 1,017 et 1,020, en quantités équivalentes au $\frac{1}{15}$ du poids de l'animal et au volume d'urine sécrétée en 3 jours, l'on provoque des accidents très-graves qui entraînent une mort immédiate. Les quantités de matières solides, organiques et inorganiques, que l'on accumule ainsi dans le sang sont, par kilogramme du poids de l'animal, de 2gr,43 pour les matières solides, qui se dédoublent en 1gr,62 de matières organiques et de 0gr,80 de matières inorganiques.

En dehors des symptômes que nous avons déjà mentionnés, tels que les vomissements, les troubles cardiaques et respiratoires, l'abaissement progressif de la température, nous avons à signaler d'une façon toute spéciale les phénomènes convulsifs tétaniformes au milieu desquels survient la mort. Ces crises nerveuses, toujours précédées d'une certaine agitation et d'un tremblement général, sont d'habitude de très-courte durée, mais elles reviennent presque toujours plusieurs fois avant de déterminer la mort; aussi longtemps que les convulsions ne se montrent pas, la vie n'est jamais immédiatement menacée.

Les autopsies ne permettent pas d'expliquer la mort ni les accidents nerveux par des lésions manifestes des centres nerveux, nous n'avons en effet jamais pu constater d'altération soit microscopique, soit macroscopique du tissu nerveux, c'est à peine si nous avons rencontré de l'hyperémie ou de l'anémie du cerveau et de la moelle. Les autres organes ne présentaient pas davantage de modifications suffisantes pour rendre compte d'une mort si rapide, le sang lui-même n'a jamais été trouvé avec des altérations globulaires. La succession des accidents et leur gravité allant crescendo avec les quantités d'urines injectées, ne semblent pas permettre de doute sur la nature de l'état pathologique créé par nos expériences; il s'agit évidemment d'un empoisonnement urinémique, comme l'admettaient Vauquelin et Ségalas. Nous ne différons des observateurs que nous venons de citer qu'en ce qu'il nous a été impossible de réaliser l'intoxication avec les quantités d'urines qu'ils indiquent dans le *Journal de Magendie*. Peut-être avaient-ils fait usage d'urine plus concentrée que les urines normales. Pour ce qui est des expériences de Frerichs (1), nous ne saurions mieux faire que de traduire le

(1) Frerichs, *Die Bright's nierenkrankheiten*, page 106. Braunschwig, 1851.

passage du livre de cet auteur où il relate les faits sur lesquels il base ses conclusions.

« Bichat, Courten et Gaspard montrèrent que les injections « d'urine dans les veines n'avaient pas les conséquences fâcheuses « signalées par Vauquelin et Ségalas, probablement parce que « ces expérimentateurs n'avaient pas filtré les urines qu'ils em- « ployaient, d'où possibilité d'embolies. J'ai injecté à plusieurs « reprises, à des chiens et à des chats, de l'urine humaine pure « filtrée ou de l'urine dans laquelle j'avais dissous des propor- « tions variables d'urée. Ces injections variaient de 20 à 40 gram- « mes et je n'ai jamais pu obtenir de résultat, ni les chiens ni « les chats ne devenaient malades. Mes injections d'urée pure en « quantité de 2 et de 3 grammes ne produisirent jamais autre « chose que de la polyurie; il en a été de même pour des injec- « tions de solutions saturées d'urate de soude et d'ammo- « niaque. »

L'on comprend qu'avec des quantités d'urine fraîche, normale, encore inférieures à celles de Vauquelin et Ségalas, l'éminent pathologiste allemand n'ait pu réaliser l'empoisonnement urinémique et qu'il soit arrivé à contester l'action de l'urine *in toto* et des principes qui entrent dans la constitution de l'urine normale. Nous-mêmes nous aurions pu un instant douter de l'action toxique de l'urine fraîche, et certes, si nous avions voulu nous en tenir à un seul résultat, nous serions arrivés à des conclusions fort opposées à celles que nous formulons aujourd'hui. Car, de même que nous avons trouvé un ou deux chiens, qui succombèrent à des doses d'urines inférieures à celles que nous venons de fixer, nous en avons rencontré un, et cela dès le début de nos expériences, chez lequel il fallut injecter de l'urine en quantité de près du dixième du poids de l'animal, et chez lequel l'on pouvait à la rigueur expliquer la mort comme chez les chiens qui succombent à de très-fortes injections d'eau distillée, quoique nous n'ayons jamais pu tuer de chien d'une manière instantanée avec de l'eau distillée injectée en quantité du dixième du poids du corps.

M. Hypolitte (1), à qui nous avons donné cette observation pour sa thèse inaugurale, en a conclu que l'urine *in toto* n'avait pas plus d'action que l'eau distillée, et que l'empoisonnement urinémique n'existait pas à proprement parler. M. Hypolitte s'est trop hâté de conclure; s'il avait continué à assister à nos recherches, il eût été forcé de se rendre à l'évidence et de reconnaître que l'urine a une action manifeste sur l'organisme en dehors de celle qu'exerce la seule masse liquide. L'analyse minutieuse de toutes les données de l'expérience de la thèse de M. Hypolitte donne du reste les raisons de l'espèce de contradiction que nous venons de signaler, car le chien dont il s'agit urinait par jour 550 grammes; or, le dixième du poids de l'animal étant de 1,400 grammes, l'on voit que la quantité d'urine sécrétée en 3 jours l'emportait encore sur le dixième du poids total.

Expérience XVII.

Injection d'urine fraîche en quantité de $\frac{1}{10}$ du poids de l'animal. Mouvements convulsifs quand l'injection arrive à être faite à la dose de $\frac{1}{11}$ du poids du corps de l'animal. Mort quand la dose d'urine arrive à $\frac{1}{10}$ du poids de cet animal.

7 février 1877. — Chien lévrier, bien portant et robuste, pesant 13^k,500 et ayant 39°8 de température. Urine par jour, 550 grammes. Quantité supérieure à la normale.

On injecte dans la veine crurale du côté droit, d'une manière continue, 1,400 centimètres cubes d'urine à 38° de température, acide et mesurant 1,020 de densité. On emploie pour cela la pompe de Moncoq.

On constate successivement que la respiration se précipite, que le cœur bat de plus en plus irrégulièrement, que la température

(1) Hypolitte, Thèse inaugurale. Nancy, 1879. Page 310.

baisse. Quand on est arrivé à injecter 1,200 centimètres cubes d'urine, c'est-à-dire le $\frac{1}{11}$ du poids de l'animal, celui-ci présente quelques mouvements convulsifs, fait de profondes inspirations qui deviennent de plus en plus rares et meurt quand l'injection de 1,400 centimètres cubes d'urine est terminée.

On pratique l'autopsie immédiatement après la mort, et l'on constate que toutes les cavités séreuses ne renferment pas plus de liquide qu'à l'état normal; il n'existe aucun foyer hémorrhagique dans les poumons, ni dans aucun autre organe. La vessie est vide, la vésicule biliaire est très-distendue et le liquide biliaire très-aqueux.

On soulève le corps de l'animal et on laisse le cœur suspendu dans la cavité thoracique : à l'ouverture des ventricules gauche et droit, le sang s'écoule très-facilement et en grande abondance, ce qui indique bien qu'il y a eu distension du cœur par le liquide. Le sang est très-fluide et pour cette raison moins coagulable qu'à l'état normal. Cependant, en ouvrant largement les ventricules, on trouve quelques caillots diffluents derrière les orifices auriculo-ventriculaires. Le sérum est teinté de rose.

Nous sommes les premiers à avouer que, dans cette observation, il est difficile de faire la part de l'action de l'eau et celle des principes tenus en dissolution dans le liquide urinaire; si nous n'avions pas obtenu de résultats plus concluants, nous aurions été forcés d'admettre la manière de voir de Frerichs ou de Traube. De nombreuses tentatives pour reproduire dans les mêmes conditions les effets que nous venons de rapporter ayant toujours échoué, nous avons dû considérer comme exceptionnel le cas du chien qui a supporté une injection d'urine équivalente au dixième de son poids et attribuer cette grande tolérance pour l'urine de la part de l'organisme du chien en question, soit à une idiosyncrasie, soit au pouvoir exagéré des reins qui, chez cet animal, élaboraient un volume d'urine bien supérieur à la moyenne, car le $\frac{1}{10}$ du poids était encore au-dessous du poids des urines sécrétées en 3 jours, qui normalement ne s'élève jamais au-dessus du $\frac{1}{15}$ du poids des animaux. Peut-être devrait-on penser que les urines injectées à cet animal ne renfermaient pas le toxique habituel en quantité suffisante, malgré leur densité de 1,020. Nous éluciderons cette importante question lorsque nous nous occuperons de l'influence des diverses substances tenues en dissolution dans le liquide urinaire, toujours est-il que cette expérience démontre que l'on ne doit pas entièrement se fier à la densité pour avoir une idée du pouvoir toxique des urines. Ce résultat vient à l'appui des conclusions que nous avons tirées des observations XII et XIII (1).

(1) Voyez pages 84 et 85.

CONCLUSIONS.

I.

Contrairement aux injections d'eau distillée pure ou acidifiée au degré des urines normales, faites dans des conditions identiques, les injections d'urine humaine normale, fraîche, bien filtrée, de densité variant entre 1,017 et 1,020, déterminent des accidents graves toujours rapidement mortels, lorsque la quantité d'urine introduite dans le sang équivaut au $\frac{1}{16}$ du poids de l'animal et au volume des urines sécrétées et émises en 3 jours environ.

Les phénomènes morbides apparaissant successivement sont : les vomissements, un abaissement sensible de la température, des troubles cardiaques et respiratoires, et enfin des crises convulsives tétaniformes plus ou moins fortes, après lesquelles survient la mort.

Les quantités de matières solides tenues en dissolution dans la masse de liquide urinaire donnant la mort, rapportées par le calcul au kilogramme du poids de l'animal, sont de 2^{gr},43 pour l'ensemble de ces produits, de 1^{gr},62 pour les matières organiques et de 0^{gr},80 pour les matières inorganiques.

II.

L'introduction dans les veines d'urine humaine normale, fraîche, filtrée, de densité variant entre 1,017 et 1,020, en quantité équivalente au volume d'urine que les animaux eussent sécrétée et émise pendant un laps de temps de 36 à 60 heures, et à des fractions de leur poids variant entre $\frac{1}{30}$ et $\frac{1}{18}$, a quelquefois pour conséquence la mort, comme dans le cas précédent; le plus souvent cependant, l'état pathologique ainsi créé est temporaire et se termine par la guérison.

Cet état est caractérisé, pendant et immédiatement après l'opération, par des vomissements, des évacuations rectales, une diminution de la chaleur, des frissonnements et des irrégularités dans la respiration et les fonctions cardiaques; consécutivement, l'on observe de l'anorexie, une grande soif, de la diarrhée, des urines très-abondantes acides, peu denses, souvent albumineuses et hémorrhagiques, toujours chargées d'une notable proportion de matières colorantes de la bile. — Les accidents nerveux font toujours défaut.

Les quantités de matières solides, organiques et inorganiques, nécessaires pour provoquer cet empoisonnement urinémique se terminant parfois par la mort, mais plus souvent par la guérison, varient par kilogramme du poids des animaux entre $1^{gr},20$ et $1^{gr},99$ pour les matières solides, entre $0^{gr},80$ et $1^{gr},30$ pour les matières organiques, entre $0^{gr},40$ et $0^{gr},66$ pour les matières inorganiques.

III.

Les injections d'urine humaine normale, fraîche, à des doses faibles ne dépassant pas le $\frac{1}{45}$ du poids des animaux et équivalentes au volume des urines sécrétées pendant 24 heures environ, ne donnent lieu à aucun accident sérieux. Les seules manifestations pathologiques que l'on ait à signaler sont un léger abaissement de la température rectale, une polyurie qui dure 2 ou 3 jours.

Les urines sont rarement hématuriques ou albumineuses, assez souvent l'on y constate des matières colorantes de la bile. L'on n'a donc pas à redouter de réel empoisonnement lorsque la proportion des matières solides de l'urine, se dédoublant en matières organiques et en matières inorganiques, ne s'élève pas au-dessus de $0^{gr},83$ pour les premières, de $0^{gr},56$ pour les secondes et de $0^{gr},28$ pour les troisièmes, par kilogramme du poids des animaux.

IV.

Les urines humaines fraîches normales de 1,017 à 1,020 de densité, injectées dans le sang des chiens, n'amènent pas toujours des accidents toxiques à des doses absolument identiques eu égard au poids des animaux ; ces différences expérimentales pourraient à première vue faire naître des doutes ou sur la constance d'action des principes toxiques que les urines contiennent, ou encore sur la nature même de ces principes ; mais avant d'émettre ces doutes il convient, ce nous semble, de se demander d'une part si les urines humaines normales ont toujours la même composition chimique, et d'autre part si les éléments chimiques de l'économie du chien sont toujours dans les mêmes proportions. Donc, jusqu'à plus ample information, nous émettrons, pour expliquer nos résultats, l'une ou l'autre des deux hypothèses suivantes :

Ou bien les urines humaines injectées n'ont pas exactement la même composition chimique malgré leur densité identique, ou bien, si les substances toxiques y contenues sont constamment les mêmes, ces substances se surajoutent dans l'économie du chien à des quantités variables des mêmes principes.

V.

Les lapins que l'on soumet à des injections intraveineuses d'urines fraîches normales à 1,018 de densité, sont loin de supporter, par rapport à leur poids, les mêmes doses que les chiens. Ils succombent avec des accidents convulsifs bien plus marqués que ceux des chiens. Nous aurons à revenir sur la raisón des différences que nous venons de signaler.

CHAPITRE IV.

ACTION SUR L'ORGANISME, DE L'URINE NORMALE DONT ON FAIT VARIER LA DENSITÉ.

A. Procédés opératoires.

L'action sur l'organisme, des urines fraîches et normales, déterminée et étudiée comme nous venons de le faire dans notre troisième chapitre, nous avions à rechercher comment se comporteraient ces liquides dans les cas où l'on ferait varier leur densité sans modifier la constitution chimique de leurs principes constituants.

Différentes relations d'expériences que nous avons mises jusqu'ici sous les yeux du lecteur, ne nous permettent pas de douter de l'influence prépondérante de la densité des urines dans la production des accidents graves de l'urémie expérimentale. Nous rappellerons notamment les expériences du 7 janvier 1880 et du 1er mai 1878.

Il s'agit, dans la première, d'un chien de 12 kilogr., urinant en 3 jours environ 780 centimètres cubes, tué, à notre grand étonnement, par 350 centimètres cubes à peine d'une urine de 1,028 de densité; dans la seconde, d'un chien de 6 kilogr., émettant en 3 jours à peu près 405 centimètres cubes d'urine, qui supporta très-bien, le 10 avril 1878, une injection intraveineuse de 405 centimètres cubes d'une urine dont la densité n'était que de 1,007, et qui succombait, le 1er mai 1878, par une injection de même quantité d'urine-normale, dont la densité était de 1,018.

Rien n'est plus facile que de diminuer la densité des urines sans altérer leur constitution chimique; il suffit d'y ajouter de l'eau distillée en quantité variable, suivant le degré de dilution que l'on veut atteindre. L'on peut procéder par évaporation lente des liquides ou par congélations successives pour augmenter la densité des urines. Le procédé par évaporation laisse beaucoup à désirer, parce que certains principes de l'urine s'altèrent très-facilement sous l'influence de la chaleur; le procédé par congélation est bien préférable, parce que l'on n'a pas à redouter de modifications chimiques et que l'on dispose aujourd'hui d'un appareil, la machine Carré, facile à manier, qui permet de concentrer très-rapidement les liquides, par simple soustraction d'eau.

La dilution de l'urine par de l'eau distillée doit toujours être faite avant la filtration du liquide, parce que l'addition d'eau détermine parfois dans les urines les plus normales, les plus fraîches et les plus claires, l'apparition de nuages de mucus. Les dilutions d'urine sont toujours bien moins foncées en couleur que les urines normales.

Sous l'influence de la congélation, les urines se troublent considérablement, deviennent boueuses, leur couleur se fonce avec le nombre des congélations successives. Il est facile de s'assurer par l'analyse chimique des matières qui restent sur les filtres, que l'état boueux des urines traitées par le froid tient à la précipitation de l'acide urique, des urates et, parfois, de quelques phosphates calcaires. En dehors de la perte de ces principes et de l'eau qui se sépare des urines sous forme de glaçons, les urines ne se modifient pas sous l'action du froid, les rapports des matières organiques et des matières inorganiques restent, à peu de chose près, les mêmes, la quantité des matières solides augmente en raison directe de l'augmentation de densité.

Nous montrerons pour chaque série d'expériences faites avec les urines concentrées, les variations subies par les matières solides, les matières organiques et les matières inorganiques; nous comparerons toujours les chiffres représentant ces produits avec ceux que l'analyse chimique fournit pour les urines normales. A la fin de chaque expérience, nous donnerons, par rapport au poids des animaux, les quantités de matières solides, de matières organiques et de matières inorganiques que les animaux auront reçues dans les volumes d'urines diluées ou concentrées injectés dans les veines. En calculant le poids des divers principes solides de l'urine introduite dans le sang, par rapport à l'unité du poids ou au kilogramme de la masse des sujets d'expériences, il sera toujours facile de comparer entre eux les divers résultats expérimentaux. Dans toutes nos expériences ayant trait à l'action des urines diluées ou concentrées, nous n'avons fait varier que la densité, les autres conditions de l'expérimentation étant celles de toutes les observations mentionnées dans les trois premiers chapitres de notre étude, nous nous croyons en droit de comparer entre eux les résultats obtenus.

Nos premiers essais d'injections intraveineuses d'urines concentrées par la congélation remontent à 1865. Notre élève, M. le Dr Challan (1), les rapporte dans sa thèse inaugurale. On trouve dans ce travail les analyses de M. Hepp, alors pharmacien en chef de l'hôpital civil de Strasbourg, des urines concentrées par la congélation, dont la densité fut ainsi élevée jusqu'à 1,050 et 1,055. Les résultats consignés dans le travail de M. Challan ne sont pas assez nombreux ni assez précis pour permettre d'en tirer des conclusions nettes, aussi avons-nous dû recommencer les expériences dans des conditions plus favorables, qui nous permettraient de réaliser le but auquel tendaient déjà les efforts de MM. Challan et Hepp.

L'importance des examens densimétriques des urines est établie depuis longtemps par les cliniciens et les physiologistes; ce n'est, en effet, qu'en comparant la quantité et la densité des urines, dit M. Robin (2), que l'on arrive à se faire une idée assez exacte de l'état rénal, sous le rapport de la dépuration organique et de la

(1) Challan, *Nouvelles Recherches sur l'urémie.* Thèse de Strasbourg, 1865, pages 61 et suivantes.

(2) Robin, *Traité des humeurs,* chapitre Densité des urines. Paris, 1874.

séparation du sang, des déchets de la nutrition. Les accidents urémiques seront à redouter toutes les fois que la quantité des urines baissera fortement sans que leur densité augmente. Les volumes d'urines restant ce qu'ils sont à l'état de santé et dépassant même le chiffre habituel, l'urémie devra encore être prévue, lorsque la densité descendra de beaucoup en dessous du degré normal. Ce n'est qu'en étudiant les rapports de la quantité des urines de 24 heures et de leur densité, que l'on saura comment s'exerce la fonction rénale.

Nous étudierons dans ce chapitre l'influence sur l'organisme, des urines diluées et des urines concentrées. Nous montrerons que plus l'on abaisse la densité des urines, plus l'action de ces liquides se rapproche de celle de l'eau. Si l'on concentre les urines, les effets produits seront d'autant plus intenses et plus marqués que la densité des liquides sera plus élevée. Il nous sera également facile de démontrer que les urines concentrées ne perdent rien de leur toxicité, si l'on vient à les étendre de nouveau par des additions plus ou moins fortes d'eau distillée, pourvu que la dose administrée reste la même, indépendamment de la quantité du véhicule.

B. Action sur l'organisme, des urines dont on diminue la densité par l'addition d'eau distillée.

Expérience I.

Injection intraveineuse d'urine de 1,007 de densité, en quantité équivalente au volume des urines de trois jours. Accidents légers.

10 avril 1878. — Un petit dogue de 6 kilogr., bien guéri d'une injection d'eau distillée faite le 17 mars 1878, reçoit dans la veine crurale 405 centimètres cubes d'urine fraîche, d'une densité de 1,007, cette quantité représente le $\frac{1}{15}$ du poids de l'animal. Le chien vomit trois fois après l'opération, il urine beaucoup, en moins de 3 jours il se remet complétement, l'appétit se rétablit, et les urines, d'abord albumineuses, redeviennent normales.

Ce chien a reçu dans les 405 centimètres cubes d'urine à 1,007 de densité :

Matières solides.	5gr,67
Matières organiques	3 ,78
Matières inorganiques . . .	1 ,89

ce qui fait par kilogramme du poids de l'animal :

Matières solides.	0gr,95
Matières organiques	0 ,63
Matières inorganiques . . .	0 ,32

Expérience II.

Injection intraveineuse d'urine fraîche, normale, dont la densité de 1,018 est abaissée à 1,009 par addition d'eau distillée en quantité équivalente au volume d'urine de trois jours. Accidents légers. Guérison.

10 avril 1880. — Chien de 20 kilogr., ayant déjà subi une opération le 22 mars, dont il est entièrement guéri ; nous lui injectons le $\frac{1}{15}$ de son poids, c'est-à-dire 1,350 centimètres cubes d'urine humaine, fraîche, dont nous abaissons la densité de 1,018 à 1,009 par addition d'eau distillée.

Cette urine ainsi modifiée est préalablement chauffée à 32°. L'injection de ce liquide ne provoque d'accidents que vers la fin de l'opération, où se montrent des troubles cardiaques et respiratoires ; des efforts de vomissements suivis d'effets se présentent lorsque le chien est détaché de la planche.

La température de 39°1 baisse à 38°7 pendant le cours de

l'opération, qui dure près d'un quart d'heure. Pas d'accidents nerveux. Urines abondantes, claires, acides, de 1,007 de densité.

Ce chien a reçu dans les 1,350 centimètres cubes d'urine à 1,009 de densité :

Matières solides	24gr,30
Matières organiques. . . .	16 ,20
Matières inorganiques . . .	8 ,10

Ce qui fait par kilogramme de son poids : 1gr,21 de matières solides, 0gr,40 de matières inorganiques et 0gr,80 de matières organiques.

11 avril. — Le chien va bien, les urines sont albumineuses, acides, 1,008 de densité.

L'appétit revient, car l'animal mange de la viande, selles diarrhéiques dans la nuit.

12 avril. — Urines presque normales, assez fortes proportions de matières bilieuses, pas de sang. La diarrhée a cessé. Appétit franc.

13 avril. — Sauf la polyurie, l'état de santé existe.

Expérience III.

Injection intraveineuse d'urine fraîche normale, dont la densité de 1,018 est abaissée à 1,009 par addition d'eau distillée en quantité équivalente au volume d'urine de trois jours. Accidents légers. Guérison.

11 avril 1880. — Chien de 15 kilogr., guéri d'une opération précédente, faite le 25 mars dernier. Nous lui injectons 1,000 centimètres cubes d'urine fraîche, dont la densité de 1,018 est abaissée à 1,009 par de l'eau distillée. Cette quantité d'urine représente le $\frac{1}{15}$ du poids de l'animal. Nous assistons aux mêmes accidents que chez le chien précédent, aussi la guérison ne se fait-elle pas attendre.

Trois jours après l'opération, les urines sont redevenues normales, l'appétit s'est rétabli, toute diarrhée a cessé.

Ce chien a reçu dans les 1,000 centimètres cubes d'urine à 1,009 de densité:

Matières solides.	18 grammes.
Matières organiques	12 —
Matières inorganiques . . .	6 —

Ce qui fait par kilogramme de son poids : 1gr,20 de matières solides, 0gr,80 de matières organiques et 0gr,40 de matières inorganiques.

Expérience IV.

Injection intraveineuse d'urine fraîche normale, dont la densité est abaissée à 1,009, en quantité équivalente au volume d'urine de trois jours. Accidents légers. Guérison.

20 avril 1880. — Chien de 11 kilogr., bien portant, déjà opéré le 26 mars 1880, mais aujourd'hui complétement guéri. Nous lui introduisons dans la veine le $\frac{1}{15}$ de son poids d'urine fraîche à 1,009 de densité. Vers la fin de l'injection des 740 centimètres cubes d'urine, apparaissent des vomissements très-violents qui durent près d'un quart d'heure. Le calme se rétablit ensuite et le chien retourne à son chenil.

Ce chien a reçu dans les 740 centimètres cubes d'urine à 1,009 de densité :

Matières solides	13gr,32
Matières organiques. . . .	8 ,88
Matières inorganiques. . .	4 ,44

Ce qui fait par kilogramme de son poids: 1gr,21 de matières solides, 0gr,80 de matières organiques et 0gr,40 de matières inorganiques.

21 avril. — Le chien est bien plus malade que les deux précédents. Il a des urines sanglantes, ne mange pas, les selles sont très-séreuses et bilieuses. Pas d'accidents nerveux.

22 avril. — La quantité des urines a diminué, l'acidité est la même que la veille, mais il y a toujours beaucoup de sang dans le liquide, traces d'albumine et de matières colorantes de la bile. L'animal boit beaucoup, mais ne mange pas encore. Les selles sont encore liquides.

23 avril. — Les urines sont beaucoup moins rouges, encore albumineuses et chargées de matières colorantes de la bile. Le chien mange un peu de viande et sort de sa niche.

24 avril. — 500 centimètres cubes d'urine depuis la veille; elles sont claires, encore légèrement albumineuses, très-acides, de 1,014 de densité. L'appétit est bon. Toute diarrhée a cessé.

25 avril. — Le chien peut être considéré comme guéri, il n'y a plus de sang ni d'albumine dans les urines, l'appétit est complétement revenu.

Tableau résumant les expériences portant sur les injections d'urine fraîche de densité inférieure à la normale, en quantité équivalente au volume des urines qui eussent été sécrétées par les chiens dont il s'agit, en trois jours.

Poids des animaux, quantités d'urine rapportées au poids total, densité des urines injectées.	Quantité des matières solides, organiques et inorganiques, reçues dans les urines injectées, calculées par kilogr. du poids de l'animal.	
Expérience I. — Chien de 6 kilogr. reçoit $^1/_{15}$ de son poids d'urine fraîche de 1,007 de densité.	Matières solides	$0^{gr},95$
	Matières organiques.	0 ,63
	Matières inorganiques.	0 ,32
Expérience II. — Chien de 20 kilogr. reçoit le $^1/_{15}$ de son poids d'urine fraîche de 1,009 de densité.	Matières solides	1 ,21
	Matières organiques.	0 ,80
	Matières inorganiques.	0 ,40
Expérience III. — Chien de 15 kilogr. reçoit le $^1/_{15}$ de son poids d'urine fraîche de 1,009 de densité.	Matières solides	1 ,20
	Matières organiques.	0 ,80
	Matières inorganiques	0 ,40
Expérience IV. — Chien de 11 kilogr. reçoit le $^1/_{15}$ de son poids d'urine fraîche de 1,009 de densité.	Matières solides	1 ,21
	Matières organiques.	0 ,80
	Matières inorganiques.	0 ,41

Ces expériences nous apprennent par les résultats qu'elles nous ont donnés, que les accidents observés chez les chiens auxquels l'on injecte dans le sang, en quantité équivalente au $\frac{1}{15}$ de leur poids, de l'urine fraîche dont on a eu soin d'abaisser de moitié le degré de densité, relèvent, d'une part, de l'eau, et d'autre part, des principes solides de l'urine diluée introduite dans l'économie. La polyurie passagère, la diminution accidentelle de la densité des urines, la présence momentanée de l'albumine dans le produit de la sécrétion rénale, dépendent évidemment de la grande quantité du liquide plus ou moins rapidement mêlée au sang, car l'on observe ces mêmes symptômes à la suite des injections intraveineuses d'eau distillée. Les troubles de la circulation, les perturbations respiratoires et l'abaissement de la température signalés vers la fin des injections de l'urine diluée, ont évidemment la même raison d'être; nous démontrerons, en effet, que lorsque ces accidents sont liés à l'action des matières urinaires proprement dites, ils surviennent presque dès le début de l'expérience.

Les vomissements, qui ne manquent presque jamais à la fin des expériences et qui durent plus ou moins longtemps, sont certainement un indice de l'action des principes de l'urine; on n'observe jamais ces manifestations gastriques avec les injections, même très-fortes, d'eau distillée. Les matières colorantes de la bile, qui sont constantes dans les urines, indiquent l'hypersécrétion déterminée par le passage à travers le foie des principes intoxicants introduits dans l'organisme. La quantité de matières colorantes de la bile qui se rencontrent dans les urines en semblable circontance, l'emporte de beaucoup sur celle que l'on y signale dans les simples injections d'eau distillée. Il nous semble aussi que la diarrhée qui survient à la suite des injections d'urine diluée est toujours bien plus forte et plus tenace, parce qu'elle est sollicitée par de l'eau tenant en dissolution des matières plus ou moins nuisibles.

Quant aux urines sanguinolentes que l'on observe parfois, on doit en rendre compte par des accidents emboliques que provoque parfois l'hydrémie brusque du sang dans les territoires capillaires, comme nous l'avons démontré dans notre deuxième chapitre; l'on pourrait peut-être aussi invoquer comme cause déterminante de ces hémorrhagies, l'action des acides contenus dans les urines injectées.

L'examen contradictoire des symptômes que l'on observe à la suite d'injections d'urine normale en petite quantité et d'urine diluée à fortes doses, ne laisse pas de doute sur l'identité d'action des matières solides, organiques et inorganiques de l'urine, introduites en mêmes proportions dans l'organisme, mais à des degrés de concentration ou de dilution différents.

La comparaison de ces accidents avec ceux qu'occasionne l'introduction en grande masse dans le sang d'eau distillée, permet de séparer nettement ceux qui indiquent un commencement d'urémie de ceux qui relèvent directement de l'hydrémie artificielle. Quant aux accidents nerveux, il est impossible de les produire avec des injections d'urine diluée, parce qu'il faudrait arriver à des masses de liquides à peu de chose près équivalentes aux proportions d'eau qui tuent *ipso facto*. Nous montrerons dans un autre paragraphe que l'on peut cependant réaliser ce *desideratum*, en employant pour les dilutions des urines préalablement concentrées par des congélations successives.

C. — Action sur l'organisme, des injections intraveineuses d'urines dont la densité a été plus ou moins considérablement élevée par des congélations successives.

La composition chimique des urines concentrées qui ont servi pour cette série d'expériences a toujours été établie par l'analyse directe et non par le calcul, parce que, sous l'influence de la précipitation de certains principes par le froid, la constitution des liquides peut se modifier d'urine à urine, suivant le degré de concentration, quant à la quantité totale des matières solides et au rapport des matières organiques avec les matières inorganiques.

Expérience V.

1° Injection d'urine fraîche d'une densité de 1,008, en quantité égale à celle que l'animal émet en trois jours. 2° Injection d'urine fraîche de 1,034 de densité, en quantité de 233 centimètres cubes, représentant la moitié du volume des urines émises en trois jours, mais équivalente pour les matières solides à la masse de trois jours.

14 janvier 1880. — Chien vigoureux de 6k,900. La quantité des urines rendues en trois jours est égale à 465 centimètres cubes, à raison de 22cc,5 par kilogramme du poids de l'animal en 24 heures. Le poids des 465 centimètres cubes de liquide représente environ le $\frac{1}{15}$ du poids total.

Nous injectons dans la veine crurale, à l'aide de la pompe de Moncoq, les 465 centimètres cubes d'urine fraîche, dont nous réduisons la densité de 1,018 à 1,008 par addition d'eau distillée très-pure. Le nouveau liquide ainsi obtenu est préalablement filtré et chauffé à 30°. Le chien supporte très-bien cette première opération, en ce sens qu'il ne menace jamais de mourir; il a, dès l'injection de la moitié de la quantité d'urine susfixée, des vomissements qui se continuent pour ainsi dire jusqu'à la fin de l'injection. Nous ne remarquons pas la moindre convulsion durant les 8 minutes que dure l'opération.

Détaché de la planche, l'animal vomit encore deux fois, a deux selles liquides très-fortes, et émet une notable quantité d'urine. La température a faibli de près d'un degré.

Une demi-heure après l'opération, le chien paraît complétement remis; le lendemain, nous signalons encore de temps en temps un effort de vomissement non suivi d'effet; l'appétit est loin d'être franc, la température cependant remonte à la normale.

Le surlendemain de l'opération, tous les accidents ont disparu, l'appétit est bon et l'enflure de la patte est en train de disparaître.

22 janvier 1880. — La plaie de la cuisse est fermée, tout est revenu à l'état normal, le poids et la température sont ce que nous les avons vus avant la première opération. Nous ouvrons la veine crurale de l'autre côté pour injecter de l'urine fraîche que nous concentrons dans la machine Carré, de façon à ce qu'elle monte de 1,018 de densité à 1,034.

Elle a la composition suivante p. 1,000 :

Matières solides	63gr,25
Matières organiques. . . .	41 ,20
Matières inorganiques. . .	22 ,05

Nous préparons 234 centimètres cubes de cette urine, c'est-à-dire la moitié de la quantité qui serait nécessaire pour tuer l'animal si l'urine était à 1,018.

L'injection est faite avec les précautions habituelles à l'aide de la pompe de Moncoq, le liquide étant bien filtré et chauffé à 32°. Le chien supporte bien les 150 premiers centimètres cubes; à partir de ce moment, il fait de violents efforts de vomissement, mais non suivis d'effet, il tombe alors dans un état syncopal avec insensibilité complète et meurt du 215e au 220e centimètre cube, sans avoir présenté de convulsions à proprement parler.

L'autopsie démontre l'absence de toute lésion organique. Lors de la première opération, l'animal avait reçu, pour les 465 centimètres cubes d'urine à 1,008 de densité :

Matières solides.	7gr,44
dont : Matières inorganiques . . .	2 ,60
et Matières organiques	4 ,65

ce qui fait par kilogramme du poids de l'animal :

Matières solides.	1gr,04
dont : Matières inorganiques. . . .	0 ,37
et Matières organiques	0 ,67

Lors de la seconde injection, nous avons introduit dans le sang 215 centimètres cubes d'urine à 1,034 de densité, qui renfermaient, en raison de la composition susindiquée :

	Matières solides.	13gr,545
dont :	Matières organiques . . .	8 ,815
et	Matières inorganiques . .	4 ,730

ce qui fait par kilogramme du poids de l'animal :

	Matières solides.	1gr,95
dont :	Matières inorganiques . . .	0 ,68
et	Matières organiques	1 ,27

La congélation n'a pas modifié sensiblement la composition de l'urine que ce chien a reçue dans les veines; les matières inorganiques sont, à peu de chose près, restées ce qu'indique le calcul, les matières organiques ont diminué de près de 4 grammes; en effet, nous trouvons que des urines portées de 1,018 à 1,034 de densité, devraient avoir la composition suivante : matières solides p. 1,000 d'urine à 1,034, 68 grammes : matières organiques, 45gr,33; matières inorganiques, 22gr,71.

Le résultat de cette expérience, faite avec des urines dont nous avons artificiellement doublé la densité, est à ranger à côté de notre expérience du 7 janvier 1880, où nous avions opéré avec des urines naturelles d'une densité de 1,028. Les accidents d'empoisonnement sont, à peu de chose près, identiques dans les deux cas.

Expérience VI.

Injection d'urine humaine fraîche, normale, dont la densité de 1,018 est portée à 1,114 par des congélations successives. Accidents graves; mort.

1er décembre 1879. — Nous recueillons 5 litres d'urines fraîches qu'émettent les élèves de nos laboratoires. Elles ont une densité de 1,018 ; nous la réduisons, dans l'espace de 2 à 3 heures, à 220 centimètres cubes par des congélations successives opérées à l'aide de la machine Carré. Ces 220 centimètres cubes d'urines bien filtrées et très-claires ont une densité de 1,114. Cette urine est toujours acide. Elle se compose, p. 1,000, de 184 de matières solides, dont 112 de matières organiques et 71,9 de matières inorganiques. Il y a 48 grammes de chlorures calculés sous forme de chlorure de sodium, mais l'expérience démontre que ces chlorures contiennent une notable proportion de chlorure de potassium. Le rapport des matières inorganiques aux matières organiques est de 39 à 61 p. 100.

En soumettant le liquide à un essai de dialyse, nous avons obtenu un liquide dialysé qui renfermait 45 p. 100 de matières inorganiques et 55 p. 100 de matières organiques.

10 centimètres cubes de l'urine congelée ont été précipités par l'alcool ; la partie soluble dans l'alcool s'élevait à 146,25 p. 1,000, l'urine primitive en contient 184 p. 1,000. Le rapport entre les matières inorganiques et les matières organiques est de 30,15 de matières inorganiques et de 69,85 de matières organiques.

Nous injectons, à l'aide de la seringue de Moncoq, cette urine augmentée de densité, à un chien de 17 kilogr. La température du chien, au thermomètre du laboratoire choisi pour cette série d'expériences, est de 40°. Le liquide introduit est porté à 35°. Le pouls marque 88 pulsations et la respiration donne 24 mouvements à la seconde. L'injection est faite par la veine crurale gauche. (Conférence de physiologie pathologique du 1er décembre 1879.)

La quantité totale de liquide introduit dans le sang est de 138 centimètres. Dès les 19 premiers centimètres cubes injectés, le chien présente un changement de respiration très-marqué, en ce sens que les mouvements respiratoires se précipitent et deviennent pénibles. Le cœur est également impressionné, car les battements deviennent plus fréquents, irréguliers et plus mous. La seconde quantité de 19 centimètres cubes amène des efforts de vomissement non suivis d'effet, les vomissements ne se marquent qu'après les troisième et quatrième quantités de 19 centimètres cubes. A ce moment, le chien est pris d'un arrêt de respiration et du cœur qui ne dure qu'un instant, suivi d'un relâchement complet du système musculaire; la respiration se rétablit, mais très-pénible, haletante; le pouls ne peut plus se compter. Ces accidents déjà si graves vont encore en augmentant à la fin de l'injection des 138 centimètres cubes. État comateux.

Le chien, détaché de la planche, n'a plus qu'une température de 39°. La respiration est très-pénible, le système musculaire comme paralysé, le pouvoir excito-moteur de la moelle a disparu, coma par conséquent très-profond, les urines s'écoulent, le sphincter anal est relâché, selles diarrhéiques. L'animal reste dans cet état quelques minutes, l'attouchement de la pupille ne détermine pas de réflexes. La mort survient dans ces conditions. La quantité de liquide injecté équivaut à 6 centimètres cubes et demi par kilogramme du poids de l'animal.

L'autopsie, faite immédiatement après la mort, ne montre nulle lésion matérielle; le cœur est complétement relâché, quelque peu d'hyperémie du côté du système nerveux; ni infarctus, ni taches hémorrhagiques. Pas d'œdème dans les méninges.

Le sang se coagule très-bien, il n'y a pas de dissolution globulaire, ni de modifications sensibles dans la forme des globules rouges.

L'action du liquide injecté a surtout porté sur le système nerveux et paraît avoir influencé en premier lieu le bulbe, la moelle ensuite, le cerveau en dernier lieu. Nous en jugeons par les troubles de la respiration, par la tétanie générale qui a précédé le coma, le relâchement complet du système musculaire et la disparition de la sensibilité, enfin, par le coma profond qui a marqué la fin de l'expérience.

Les 138 centimètres cubes injectés dans la veine renferment :

25gr,39 de matières solides,
dont : 15 ,45 de matières organiques,
et 9 ,92 de matières inorganiques;

ce qui fait par kilogramme du poids de l'animal :

1gr,50 de matières solides,
0 ,90 de matières organiques,
0 ,60 de matières inorganiques.

Nous ferons remarquer que la composition par litre de l'urine, à 1,114 de densité, employée pour cette expérience, étant de 184 grammes de matières solides, dont 112 de matières organiques et 72 de matières inorganiques, n'est pas exactement la composition que donne le calcul; en effet, si par les congélations successives les urines normales de 1,018 de densité portées à 1,114 ne perdaient que de l'eau, nous aurions p. 1,000 : matières solides, 228 grammes, se dédoublant en 152 de matières organiques et 76 de matières inorganiques. Il y a donc une différence de 44 grammes pour les matières solides; les matières organiques perdent 40 grammes et les matières inorganiques 4 grammes seulement. Malgré les déperditions que nous venons de signaler, nos urines à 1,114 de densité déterminent cependant les accidents graves et mortels des urines normales injectées dans le sang en quantité suffisante, ce ne sont donc pas les matières organiques et inorganiques restées sur les filtres qui sont toxiques.

D'un autre côté, si nous nous rappelons qu'avec des urines humaines, absolument normales, fraîches, de 1,018 de densité, il faut au minimum, pour produire des accidents graves et la mort, par kilogramme du poids des chiens : en matières organiques, 1gr,20; en matières inorganiques, 0gr,60, ce qui fait 1gr,80 de matières solides; et si nous comparons à ces chiffres ceux qui représentent les matières solides des urines à 1,114 de densité qui ont tué le chien qui fait l'objet de cette expérience, nous constatons que ce chien n'a reçu, par kilogramme de son poids, que 0gr,90 de matières organiques, 0gr,60 de matières inorganiques, en tout 1gr,50 de matières solides, donc 0gr,30 par kilogramme de matières organiques en moins que si nous avions employé pour le tuer des urines fraîches. Il nous semble donc possible de conclure de cette expérience, que les matières inorganiques jouent un plus grand rôle que les matières organiques dans la production des accidents graves qu'entraînent les injections dans le sang, de quantités suffisantes d'urines fraîches et normales.

Expérience VII.

Injection d'urine humaine fraîche, normale, de 1,019 de densité, concentrée jusqu'à ce que la densité soit de 1,097. Accidents graves.

5 décembre 1879. — Nous réduisons trois litres d'urine humaine fraîche, ayant une densité de 1,019 et parfaitement normale, quant à sa composition chimique, à 45 centimètres cubes, par des congélations successives dans l'appareil de Carré; les 45 centimètres cubes ont une densité de 1,097. Ces urines concentrées ont la composition chimique suivante par litre: 164,20 de matières solides, dont 101,3 de matières organiques et 62,9 de matières inorganiques, ce qui fait un rapport de 38,3 de matières inorganiques à 61,7 de matières organiques. Cette urine a donc à peu près la même composition que celle de la précédente observation.

Nous injectons 12 à 13 centimètres cubes de cette urine chauffée à 30° à un chien de 5 kilogr. ayant 40° de température, 115 pulsations et 21 respirations à la minute, ce qui fait par kilogramme du poids de l'animal, 2 centimètres cubes et demi.

L'injection dans la veine est à peine terminée, que le chien est pris de troubles respiratoires très-manifestes : les inspirations sont très-lentes et très-profondes, irrégulièrement espacées, le pouls est absolument irrégulier, la température baisse à 38°5. Les convulsions font défaut, pas de signes de paralysie musculaire. Deux efforts de vomissements non suivis d'effet, hébétude intellectuelle qui dure assez longtemps.

Dès le lendemain, le chien redevient normal : il mange bien, la gaieté revient et la température se relève à 40°.

Cette urine, concentrée et composée par litre comme il est dit ci-dessus, renferme donc pour les 12 centimètres cubes employés :

1gr,97 de matières solides,
1 ,22 de matières organiques,
0 ,75 de matières inorganiques ;

ce qui fait par kilogramme du poids de l'animal :

0gr,394 de matières solides,
0 ,244 de matières organiques,
0 ,150 de matières inorganiques.

Notons que dans cette expérience il est impossible d'attribuer la cause des troubles respiratoires, cardiaques et intellectuels à l'excès de quantité du liquide injecté, comme nous avons toujours été plus ou moins forcés de l'admettre dans les expériences d'injection de fortes quantités d'urine non concentrées.

La comparaison de ces deux premières observations met immédiatement en évidence un fait capital : à savoir que les urines dont la densité est considérablement augmentée par suite de soustraction d'eau, fournissent des liquides qui sont bien plus toxiques que ne le sont les urines normales; la toxicité ainsi acquise reste dépendante des doses. Sous ce rapport, l'action des urines concentrées est donc la même que celle des urines normales.

Les effets des urines fraîches dont la densité est considérablement augmentée sont les mêmes chez le lapin que chez le chien. Les lapins paraissent encore bien plus impressionnables, comme le démontrent les expériences suivantes, faites à la conférence de physiologie pathologique du 5 décembre 1879, en présence de notre collègue M. le professeur Bach. Les accidents nerveux sont bien plus frappants encore chez les lapins que chez les chiens.

Expérience VIII.

Injection, à des lapins, d'eau distillée, d'urine fraîche normale et d'urine concentrée, dont la densité est portée de 1,018 à 1,097. Mort dans le dernier cas.

5 décembre 1879. — Nous injectons à trois lapins, dans la veine jugulaire, l'urine concentrée dont il vient d'être question, à la dose de 6, de 4 et de 2 centimètres cubes.

Ces trois animaux, de même taille et à peu près de même poids, succombent immédiatement dans des convulsions toniques et et cloniques alternantes. Ces résultats, comparés à ceux que nous obtenons en injectant des quantités bien supérieures d'eau distillée et d'urine humaine fraîche, normale, frappent vivement les élèves qui assistent à ces expériences ; en effet, deux lapins supportent sans manifester le moindre signe pathologique, le premier, 100 centimètres cubes d'eau distillée, le second, 250 centimètres cubes du même liquide. Deux autres lapins reçoivent dans la veine jugulaire, l'un 20 centimètres cubes d'urine fraîche de densité de 1,018, l'autre 40 centimètres, sans présenter d'accidents immédiats. Tous les liquides injectés ont été, avant les opérations, chauffés à 33°.

Les autopsies des lapins morts ne nous fournissent aucune donnée pouvant expliquer là mort. Tous les organes sont sains et le sang ne présente pas d'altération. Le système nerveux, examiné avec le plus grand soin, est trouvé normal. Pas de trace d'œdème dans les méninges, qui sont légèrement hyperémiées. Les urines trouvées dans la vessie sont encore alcalines.

Les phénomènes nerveux sont chez le lapin bien plus marqués que chez le chien ; ils viennent aussi beaucoup plus vite et durent peut-être plus longtemps.

Expérience IX.

Injection intraveineuse d'urine concentrée de 1,136 de densité sur des lapins. Accidents graves : convulsions et mort.

8 décembre 1879. — Nous réduisons 30 litres d'urine fraîche recueillie à la caserne Saint-Nicolas, ayant une densité de 1,022, à 580 centimètres cubes qui, bien filtrés, présentent une densité de 1,136. Cinq congélations successives ont été nécessaires pour arriver à ce résultat, qui, du reste, nous a été singulièrement facilité par le froid excessif qui régnait à ce moment.

Cette urine, réduite par les congélations à 580 centimètres cubes de 1,136 de densité, renfermait par litre 146^{gr},90 de matières organiques, 120^{gr},90 de matières inorganiques, 92 grammes d'urée (procédé Yvon), 125^{gr},2 (procédé Liebig), 63^{gr},51 de chlorure de sodium et 24^{gr},18 de chlorure de potassium.

Nous injectons à trois lapins forts et vigoureux, à la conférence du 8 décembre et en présence de M. le professeur Bach, 1, 2 et 3 centimètres cubes de cette urine concentrée, mesurant 1,136 de densité.

Les trois lapins sont pris de convulsions tétaniques très-fortes et meurent presque instantanément.

Les autopsies ne montrent pas de troubles organiques ni dans le sang, ni dans les organes splanchniques, ni dans les masses cérébrales et médullaires. Pas d'œdème dans les méninges.

Expérience X.

Injection intraveineuse d'urine de 1,136 de densité à un chien, en quantité de 52 centimètres cubes. Accidents graves. Mort.

9 décembre 1879. — Chien de 10^{k},500. Température, 40°. Pouls, 96. Respiration, 24.

Nous introduisons dans la veine crurale, à l'aide de la seringue de Moncoq, en trois fois dans l'espace de 5 minutes, 52 centimètres cubes de l'urine à 1,136 de densité, ce qui fait environ 5 centimètres cubes par kilogramme du poids de l'animal. Le liquide au moment de l'injection est à 32° de température.

Dès les premiers 19 centimètres cubes que contient le corps de pompe de notre instrument d'injection, la respiration de l'animal se modifie; elle se précipite et devient très-irrégulière. Le corps de pompe vidé une seconde fois, apparaissent des frémissements convulsifs, une respiration plus embarrassée encore, les battements du cœur sont incomptables; après l'introduction des 52 centimètres cubes, l'animal se roidit tétaniquement. Détaché de la planche, l'animal reste tétanisé, la respiration s'arrête. Cette crise ne dure que quelques secondes, la respiration se rétablit, les muscles se relâchent et la mort ne se fait pas attendre. La température tombe à 35°5.

L'autopsie ne montre pas de lésions matérielles ni du côté des viscères abdominaux et thoraciques, ni du côté du cerveau et de la moelle. Les méninges ne sont pas œdématiées.

Dans les 52 centimètres cubes injectés on a :

	13^{gr},90	de matières solides,
se dédoublant en	7 ,60	de matières organiques,
et	6 ,30	de matières inorganiques ;

ce qui fait par kilogramme du poids de l'animal :

1gr,31 de matières solides,
se dédoublant en 0 ,72 de matières organiques,
et 0 ,60 de matières inorganiques.

Expérience XI.

Injection d'urine concentrée ayant 1,136 de densité, à la dose de 5 à 6 centimètres cubes par kilogramme du poids de l'animal. Accidents graves. Mort.

10 décembre 1879. — Chien de 5 kilogr. ayant déjà subi une injection de 12 à 13 centimètres cubes d'urine concentrée par la congélation, et n'ayant pas présenté d'accidents graves en dehors des troubles circulatoires et respiratoires, comme le montre l'expérience du 5 décembre.

La température de l'animal est de 40°, le pouls bat 115 fois et la respiration compte 20 mouvements, au moment de cette seconde injection dans la veine de 25 centimètres cubes de l'urine concentrée à 1,136 de densité.

Vers l'introduction du 20e centimètre cube, le chien a une respiration haletante, très-caractéristique, les muscles de la face se convulsent, la langue est bleue, la pupille insensible et dilatée. Au 25e centimètre cube, la raideur des membres se prononce, le chien souffre, pousse un grand cri; vient ensuite une secousse convulsive tonique très-courte, suivie d'un relâchement complet; le cœur bat très-irrégulièrement et très-faiblement, la respiration semble arrêtée. Après quelques instants de ce calme comateux qui paraît la mort, l'animal se roidit encore une fois, puis se relâche presque immédiatement, respire deux fois très-profondément et meurt. La température à ce moment est tombée à 39° 1/2.

L'autopsie ne révèle pas de modifications matérielles dans les organes, le cœur est relâché et non convulsé. L'influence toxique paraît surtout s'exercer sur le bulbe et la moelle, qui cependant sont intacts; nous ne constatons pas de signes d'œdème ni même d'hyperémie. Dans les 25 centimètres cubes injectés, il y avait d'après l'analyse générale :

6^{gr},68 de matières solides,
dont : 3 ,67 de matières organiques,
et 3 ,00 de matières inorganiques ;

ce qui fait par kilogramme du poids de l'animal :

1^{gr},336 de matières solides,
dont : 0 ,734 de matières organiques,
et 0 ,600 de matières inorganiques.

Les chiffres des matières solides que donne l'analyse chimique des urines concentrées à 1,136 de densité, ayant servi à ces deux dernières expériences, indiquent d'une manière très-nette que, par les congélations successives, le rapport des matières organiques et des matières inorganiques se modifie; les matières organiques perdent bien plus que les matières inorganiques, dont la quantité reste, à peu de chose près, constante.

Les résultats auxquels nous sommes arrivés, au point de vue des symptômes qui ont précédé et accompagné la mort des animaux, montrent très-clairement que les pertes subies pendant les congélations par les matières solides de l'urine, n'atteignent pas les principes réellement toxiques qui se trouvent dans les matières organiques ou les matières inorganiques.

Les matières organiques et les matières inorganiques calculées par rapport au kilogramme du poids des animaux, dans les cas d'injections intraveineuses d'urines normales à 1,018 de densité et d'urines normales concentrées à 1,136 de densité, sont, toutes choses égales d'ailleurs, dans des proportions bien différentes pour les matières organiques et presque identiques pour les matières inorganiques, d'où pour nous la presque certitude que ce sont les matières inorganiques des urines qui jouent un rôle prépondérant dans l'empoisonnement urémique. Si les matières organiques avaient les qualités toxiques dont nombre d'auteurs et d'expérimentateurs les ont dotées, il est infiniment probable qu'il eût fallu des proportions de matières organiques à peu près constantes aussi, pour déterminer des accidents identiques, à moins de penser que la concentration de l'urine n'amène aussi une concentration parallèle des matières organiques, ce dont nous ne pourrons juger que par des expériences dans lesquelles nous diluerons les urines préalablement concentrées.

Expérience XII.

Injection intraveineuse, en trois fois dans l'espace de 25 minutes, de 50 centimètres cubes d'urine humaine concentrée ayant 1,136 de densité. Accidents graves mais non mortels.

11 décembre 1879. — Chien de 10k,250 ; température, 39°8; pouls, 102; respiration, 20. Ce chien a supporté, le 28 novembre au cours, une injection de 500 grammes d'eau distillée. Il s'est parfaitement remis; nous lui introduisons aujourd'hui dans le sang environ 50 centimètres cubes d'urine à 1,136 de densité par kilogramme de son poids; seulement, au lieu de procéder comme nous faisions jusqu'ici, nous n'injectons les 50 centimètres cubes qu'en trois fois dans l'espace de 25 minutes. Nous agissons ainsi pour tâcher d'éviter la mort.

Pendant l'injection, nous notons les mêmes accidents respiratoires que nous avons signalés chez les autres chiens. Après les troubles respiratoires, surviennent deux vomissements alimentaires et des mouvements convulsifs cloniques qui ne durent pas. Immédiatement après l'expérience, nous détachons l'animal; il marche en titubant, mais ne tombe pas en convulsions; il urine immédiatement en grande quantité, salive fortement, vomit 3 ou 4 fois de suite et a deux selles liquides, très-abondandes; la température tombe à 38°5. Vient ensuite une prostration très-marquée : le chien est comme hébété, il reste debout la tête inclinée vers le sol, il semble remuer à regret. Ce n'est qu'après 3 heures de temps que l'agilité revient et que le chien commence à se promener dans le laboratoire et à chercher à se sauver. Les urines émises pendant ces 3 heures sont très-acides, de 1,017 de densité; elles ne renferment ni sang ni albumine, mais une notable proportion de matières colorantes de la bile.

Dès le lendemain, il va bien, il mange, et sa température redevient normale. Les urines sont acides, fortement colorées par la bile, mais non albumineuses.

Les 50 centimètres cubes injectés renfermaient 13^{gr},35 de matières solides, dont 7^{gr},35 de matières organiques et 6 grammes de matières inorganiques, ce qui donne par kilogramme du poids de l'animal :

1^{gr},30 de matières solides,
se dédoublant en 0 ,71 de matières organiques,
et 0 ,58 de matières inorganiques.

Cette expérience a un intérêt majeur : elle démontre péremptoirement que les substances urinaires toxiques, injectées à doses mortelles à des animaux, n'amènent pas la mort, lorsque l'on donne à l'organisme le temps d'éliminer les matières intoxicantes. La mort ne survient qu'en cas de surprise de l'économie par des quantités de substances nocives au-dessus des ressources éliminatrices de l'organisme. Sous ce rapport, l'état pathologique créé par l'introduction dans le sang de nos liquides, ressemble donc entièrement et absolument aux autres empoisonnements.

Nous attirons encore l'attention du lecteur sur la longue durée des accidents cérébraux proprement dits, que nous avons observés chez l'animal qui fait l'objet de cette expérience, pour bien faire ressortir qu'il n'est pas indispensable d'inscrire au compte de l'hydrémie les phénomènes nerveux que l'on produit par des injections de fortes quantités d'urine normale, puisque nous voyons ici les mêmes manifestations se montrer chez un chien de 10 kilogrammes, qui n'a reçu qu'une cinquantaine de centimètres cubes de liquide. Force nous est donc d'admettre que les phénomènes nerveux peuvent et doivent dépendre, dans l'urémie expérimentale, bien plus de l'intoxication urinaire que de l'augmentation de pression intravasculaire.

Expérience XIII.

Injection d'urine ramenée de la densité de 1,100 à 1,018 par addition d'eau distillée. La quantité injectée est calculée sur la masse des urines de trois jours.

19 janvier 1880. — Chien de 10 kilogr. bien portant, les urines d'un jour étant de $22^{cc},5 \times 10 = 225$ centimètres cubes, celles de trois jours seront de 675 centimètres cubes. Nous prenons de 90 à 100 centimètres cubes d'urine concentrée ayant 1,100 de densité; nous étendons cette quantité avec de l'eau distillée jusqu'à ce que la densité soit à 1,018. Nous mesurons 675 centimètres cubes de ce liquide, représentant les urines de trois jours et ayant la densité de l'urine normale; nous portons ce liquide à 30° de température, nous le filtrons et nous essayons de l'injecter au chien, suivant le mode habituel, à l'aide de la seringue de Moncoq. L'opération se fait lentement, le chien présente successivement les symptômes habituels : altération de la respiration, troubles du cœur, efforts de vomissements; à la fin, état syncopal sans convulsions qui amène la mort vers le 450e centimètre cube.

L'autopsie démontre qu'il n'y a pas de lésions organiques. Cette expérience est du plus haut intérêt : elle démontre que l'urine congelée ramenée à la densité normale agit exactement comme l'urine normale. L'analyse de l'urine à 1,100 de densité donne comme composition p. 1,000 :

190gr,88 de matières solides,
dont : 116 ,44 de matières organiques,
et 74 ,44 de matières inorganiques.

L'urine de densité de 1,100, ramenée à la densité de 1,018, renferme donc p. 1,000 :

	Matières solides	38gr,17
dont :	Matières organiques. . . .	23 ,28
et	Matières inorganiques . . .	14 ,88

Il y avait donc dans les 450 centimètres cubes injectés : 17gr,12 de matières solides, dont matières organiques, 10gr,43 et matières inorganiques, 6gr,69, ce qui fait par kilogramme du poids de l'animal :

Matières solides.	1gr,71
Matières organiques	1 ,04
Matières inorganiques . . .	0 ,67

Ce résultat met en évidence que dans le liquide à 1,018 de densité, obtenu comme nous venons de le dire et injecté dans les veines du chien, nous n'avons pas exactement reproduit la constitution des urines normales. Les matières inorganiques y sont en effet de 3 grammes environ au-dessus du chiffre que donnent les urines vraies à 1,018 de densité; les matières organiques au contraire ont à peu près diminué de 1 gramme. Cet état de choses nous explique la raison pour laquelle nous ne sommes pas arrivés à introduire dans le sang les 675 centimètres cubes de liquide préparés et calculés sur le volume d'urine sécrétée en trois jours; il nous confirme, d'un autre côté, dans notre présomption du rôle prépondérant des matières inorganiques dans la pathogénie de l'urémie expérimentale. Il nous semble aussi résulter de cette expérience que le degré de dilution des matières organiques et inorganiques ne modifie pas grandement leur force d'action, qu'elles agissent à peu près de même à l'état de dissolution concentrée et de dissolution diluée.

Expérience XIV.

Injection d'urine ramenée de 1,100 de densité à 1,018 par addition d'eau distillée. La quantité injectée est calculée sur la masse d'urine émise en trois jours.

29 janvier 1880. — Nous recommençons la même expérience que ci-dessus, nous prenons un chien de 6k,400, bien portant; il urine par jour 6,400 × 22,5 = 144 centimètres cubes, ce qui donne en trois jours 432 centimètres cubes; nous prenons, d'un autre côté, de l'urine concentrée, de 1,100 de densité, que nous faisons descendre à 1,018 par addition d'eau; nous chauffons le liquide ainsi obtenu à 30°, nous filtrons et nous l'injectons dans la veine crurale du chien avec la pompe de Moncoq. Il nous faut employer environ 70 centimètres cubes de l'urine à 1,100 de densité pour les 432 centimètres cubes de liquide à 1,018, ce qui fait, par kilogramme du poids de l'animal, à peu près 7 centimètres de l'urine concentrée à 1,100 de densité. D'ailleurs, les 432 centimètres cubes de liquide employés sont loin de représenter le dixième du poids de l'animal, qu'il faudrait au moins en eau distillée pour provoquer des accidents sérieux.

L'opération justifie nos prévisions : nous ne pouvons pas injecter complétement les 432 centimètres cubes, il reste environ 130 centimètres cubes dans le vase de prise de la pompe de Moncoq, lorsque le chien meurt après avoir présenté les signes habituels de l'intoxication, depuis les vomissements jusqu'aux accès épileptiformes et le coma terminal.

Il y avait dans les 302 centimètres cubes de liquide représentant l'urine à 1,018 injectés dans le sang :

	Matières solides.	11gr,520
dont :	Matières organiques . . .	7 ,030
	Matières inorganiques . .	4 ,490

ce qui fait par kilogramme du poids de l'animal :

	Matières solides.	$1^{gr},80$
dont :	Matières organiques	1 ,10
	Matières inorganiques . . .	0 ,70

Les conclusions à tirer de cette expérience sont les mêmes que celles que nous avons formulées à la suite de la précédente.

Pour juger d'une manière précise de l'influence que peut avoir, dans ce genre d'expériences, le degré de dilution des matières urinaires organiques et inorganiques, auxquelles nous attribuons la toxicité des liquides qui les tiennent en dissolution, nous avons injecté à deux chiens, sans y ajouter d'eau distillée, l'urine à 1,100 de densité qui nous a servi pour les deux expériences précédentes. La comparaison des quantités de matières organiques et inorganiques nécessaires dans ces conditions pour déterminer les accidents habituels et la mort, nous permettra de nous faire une idée exacte de l'importance que nous devrons ajouter, dans nos expériences ultérieures, au degré de concentration ou de dilution des matières solides dissoutes dans nos liquides. Ce point sera capital lorsqu'il nous faudra expérimenter avec les produits organiques et inorganiques extraits des urines normales à l'état de leur maximum de concentration et de leur plus grande pureté possible.

Expérience XV.

Injection d'urine de densité de 1,100 à raison de 7 centimètres cubes par kilogramme du poids de l'animal. Expérience devant servir de contre-épreuve aux deux expériences précédentes. Accidents graves, mort.

21 janvier 1880. — Chien de 7 kilogrammes, bien portant; nous lui injectons par la veine crurale de l'urine concentrée à

1,100 de densité qui a servi à l'état de dilution dans les deux expériences précédentes. Cette urine est acide; nous la chauffons, après filtration, à 30°. Nous provoquons successivement l'apparition des symptômes respiratoires, cardiaques, nerveux, que nous avons notés dans les expériences précédentes; la mort survient au moment où nous introduisons le 49e centimètre cube, c'est-à-dire qu'il a fallu par kilogramme du poids de l'animal, 7 centimètres cubes de l'urine concentrée à 1,100 de densité.

L'autopsie ne démontre pas de lésions organiques; il est donc bien établi que le degré de dilution ou de concentration n'a pas une influence majeure, toutes choses égales d'ailleurs, sur l'action de l'urine à 1,018 de densité.

L'analyse démontre que dans l'urine employée il y a, p. 1,000, 74,44 de matières inorganiques, 116,44 de matières organiques, ce qui donne 190,88 de matières solides.

Dans les 49 centimètres cubes injectés il y avait donc :

	Matières solides.	9gr,36
dont :	Matières organiques	5 ,73
	Matières inorganiques . . .	3 ,63

ce qui fait par kilogramme du poids de l'animal :

	Matières solides.	1gr,33
dont :	Matières organiques	0 ,81
	Matières inorganiques . . .	0 ,52

Expérience XVI.

Injection intraveineuse d'urine concentrée à 1,100 de densité, en quantité de 8 centimètres cubes par kilogramme du poids de l'animal. Expérience devant servir de contre-épreuve aux expériences précédentes. Accidents graves, mort.

28 janvier 1880. — Chien de 8 kilogrammes, bien portant, n'ayant jamais servi à aucune expérience; nous préparons 70 centimètres cubes de l'urine concentrée à 1,100, dont l'analyse précède. Nous injectons lentement et successivement 68 centimètres cubes de ce liquide. Le chien passe par les faces habituelles des troubles cardiaques et respiratoires. Il est surpris par la mort dans un état asphyxique non annoncé par des convulsions. L'on dirait une mort par section du bulbe.

L'autopsie ne révèle aucune cause de mort dans les organes.

Dans les 68 centimètres cubes d'urine à 1,100 de densité injectés dans le sang, il y avait :

12gr,98 de matières solides, dont :
7 ,88 de matières organiques,
5 ,10 de matières inorganiques ;

ce qui fait par kilogramme du poids de l'animal :

Matières solides.	1gr,62
Matières organiques	0 ,98
Matières inorganiques . . .	0 ,64

En rapprochant les chiffres représentant, dans les deux expériences précédentes, les proportions des matières organiques et inorganiques calculées par rapport à l'unité du poids des animaux, d'avec ceux qui résument les résultats obtenus avec la même urine diluée jusqu'à abaissement de la densité de 1,100 à 1,018, l'on ne saurait refuser une certaine importance au degré de concentration et de dilution des liquides injectés. Il est en effet incontestable que la dose toxique minima des matières organiques et inorganiques est un peu plus faible lorsque le véhicule dissolvant est moins abondant.

Tableau résumant les expériences portant sur les injections d'urine fraîche de densité supérieure à la densité normale, et ayant entraîné des accidents graves ou mortels.

Poids des animaux, quantité totale d'urine injectée par kilogramme du poids, densité des liquides.	Quantité de matières solides, organiques et inorganiques reçues dans les urines injectées, calculées par kilogr. du poids de l'animal.	
Expérience V. — Chien de 6^{k},900. 215 centim. cubes, 31 par kilogramme du poids de l'animal. Urine à 1,034.	Matières solides. . . . . . . Matières organiques . . . . . Matières inorganiques	1^{gr},95 1 ,27 0 ,68
Expérience VI. — Chien de 17 kilogr. 138 centim. cubes, 6 à 7 centim. cubes par kilogr, du poids. Densité, 1,114.	Matières solides. . . . . . . Matières organiques . . . . . Matières inorganiques	1 ,50 0 ,90 0 ,60
Expérience X. — Chien de 10^{k},500. 50 centim. cubes, 5 centim. cubes par kilogramme du poids. Densité, 1,136.	Matières solides. . . . . . . Matières organiques . . . . . Matières inorganiques	1 ,30 0 ,72 0 ,58
Expérience XI. — Chien de 5 kilogr. 25 centim. cubes, 5 centim. cubes par kilogramme du poids. Densité, 1,136.	Matières solides. . . . . . . Matières organiques . . . . . Matières inorganiques	1 ,33 0 ,73 0 ,60
Expérience XII. — Chien de 10^{k},250. 50 centim. cubes, 5 centim. cubes par kilogramme du poids. Densité, 1,136.	Matières solides. . . . . . . Matières organiques . . . . . Matières inorganiques	1 ,30 0 ,72 0 ,58
Expérience XIII. — Chien de 10 kil. 450 centim. cubes d'urine, ramenée de 1,100 de densité à 1,018.	Matières solides. . . . . . . Matières organiques . . . . . Matières inorganiques	1 ,71 1 ,04 0 ,67
Expérience XIV. — Chien de 6^{k},400. 302 centim. cubes d'urine, ramenée de 1,100 de densité à 1,018.	Matières solides. . . . . . . Matières organiques . . . . . Matières inorganiques	1 ,80 1 ,10 0 ,70
Expérience XV. — Chien de 7 kil. 49 centim. cubes, 7 centim. cubes par kilogramme. Densité, 1,100	Matières solides. . . . . . . Matières organiques . . . . . Matières inorganiques	1 ,33 0 ,81 0 ,52
Expérience XVI. — Chien de 8 kil. 68 centim. cubes, 8 centim. cubes par kilogramme du poids. Densité, 1,100.	Matières solides. . . . . . . Matières organiques . . . . . Matières inorganiques	1 ,62 0 ,98 0 ,64

Ce tableau, comparé à celui qui indique les doses toxiques de l'urine normale, met bien en évidence qu'en agissant avec des urines concentrées, les quantités de matières urinaires solides nécessaires pour produire les phénomènes d'intoxication et la mort, sont inférieures. Les différences portent bien plus sur les matières organiques; les proportions de matières inorganiques restent en effet, à peu de chose près, les mêmes dans les deux tableaux. Si l'on compare les chiffres d'intoxication avec les densités des liquides concentrés, l'on s'aperçoit immédiatement que la puissance nocive augmente, jusqu'à un certain point, avec le degré de concentration des liquides. Vient-on à diluer une urine préalablement concentrée en y ajoutant de l'eau distillée, l'on voit son pouvoir d'intoxication diminuer quelque peu; il est impossible, en ramenant les urines concentrées au degré de la densité normale des urines, de les doter des qualités qu'elles avaient avant la concentration, parce que les rapports des matières organiques et des matières inorganiques changent par les congélations successives, en ce sens que les premières subissent des déperditions bien plus marquées que les secondes.

L'étude minutieuse des phénomènes d'empoisonnement que nous observons à la suite d'injections intraveineuses d'urines fraîches normales, fortement concentrées par des congélations successives, est des plus intéressantes. Elle nous apprend d'abord que l'action générale de ces liquides est la même que celle qu'exercent sur l'organisme les injections d'urine normale fraîche à 1,018 de densité, en quantité équivalente au volume du produit de la sécrétion rénale dans l'espace de 40 à 72 heures. La seule différence qui soit à relever, c'est la survenance et la succession plus rapides des accidents qui amènent la mort des animaux, dans le cas d'introduction dans le sang d'urines concentrées.

Les premières manifestations pathologiques qui sont, du reste, les seules à se montrer pendant l'injection même, lorsque les doses sont insuffisantes pour tuer immédiatement les animaux, consistent en troubles respiratoires et cardiaques, en une tendance plus ou moins marquée mais constante de la température à s'abaisser et en spasmes stomacaux, qui peuvent parfois aboutir aux vomissements. Ces signes se produisent pour ainsi dire simultanément lorsqu'on opère avec les urines concentrées, d'une façon plus espacée et plus lente si l'on agit avec des urines normales à 1,018 de densité. Ils semblent relever d'une action première, pour ainsi dire élective, du toxique sur le bulbe et les pneumogastriques. Les irrégularités de la respiration, consistant en inspirations et en expirations d'abord plus fréquentes, modifiées dans leur durée, leur ampleur et leur rhythme, pour devenir ensuite plus rares et plus profondes, le ralentissement momentané du pouls suivi d'une grande fréquence à un moment donné, l'abaissement graduel de la température et les spasmes de l'estomac pouvant se terminer par des régurgitations et des vomissements effectifs, sont en tous points comparables aux phénomènes qui accompagnent les irritations galvaniques, chimiques et mécaniques des pneumogastriques.

Vient-on à interrompre l'introduction du toxique à l'instant où ces troubles commencent à se produire, l'on est quelquefois assez heureux pour voir l'ordre se rétablir dans l'économie à la suite d'évacuations stomacales, intestinales, salivaires et rénales qui éliminent les substances toxiques; d'autres fois se montrent, malgré ces efforts de dépuration organique rapide, quelques symptômes plus graves, dénotant que le poison a eu le temps d'influencer la moelle et le cerveau, tels sont les frémissements convulsifs partiels et généraux ressemblant à des frissons violents et l'hébétude cérébrale, qui peut persister assez longtemps.

Des faits de ce genre démontrent que l'on peut, par l'expérimentation, assez bien imiter les scènes cliniques qui précèdent souvent les grandes attaques urémiques et reproduire exactement les premières manifestations fonctionnelles que nous avons notées et décrites dans nos observations de ligature des vaisseaux rénaux. — Si l'on dépasse les limites de l'intoxication que nous venons de fixer en forçant les doses des liquides morbifiques, apparaissent des symptômes d'une gravité extrême, puisque la mort rapide en est la conséquence fatale : parfois l'animal venant de passer par les phases que nous venons de décrire, jette un ou plusieurs cris de douleur et se trouve brusquement surpris par une suspension totale de la respiration, le diaphragme et les côtes restent immobiles, les muqueuses se cyanosent, les sphincters se relâchent, les battements du cœur, petits et incomptables, s'arrêtent, les fonctions cérébrales se perdent, le chien périt dans une convulsion asphyxique à peine marquée, dont le retour d'une ou de deux inspirations profondes ne peut plus le tirer; pendant les quelques secondes que dure cette crise terminale, la température baisse de plus en plus. Ces accidents ne rappellent-ils pas en tous points les morts subites que l'on observe parfois à la suite d'excitations très-fortes des pneumogastriques (1) et ne semblent-ils pas indiquer que les substances toxiques introduites dans le sang épuisent leur action sur le bulbe ? Ils nous remémorent ainsi la forme dyspnéique de l'urémie sur laquelle M. Jaccoud (2) s'exprime de la manière suivante : « Déjà signalée par Bright et Wunderlich, elle est plus rare que toutes les autres; une dyspnée subite, que ne peut expliquer aucune lésion des organes thoraciques, la caractérise; cette gêne de la respiration peut amener en quelques heures un coma mortel par insuffisance de l'hématose; jugez du mécompte qui attend le médecin, s'il ignore cette forme larvée de l'urémie ! Rassuré par un minutieux examen sur l'état des poumons et du cœur, il ne voit dans cette dyspnée qu'un phénomène nerveux sans grande signification, et tandis qu'il tranquillise la famille, le malade meurt asphyxié. »

Lorsque les troubles cardiaques et respiratoires n'atteignent pas d'emblée ce summum d'intensité et ne jouent pas le rôle prédominant dans la symptomatologie de l'urémie expérimentale, comme cela arrive le plus souvent, ils sont plus ou moins primés par des convulsions générales dépendant manifestement de l'excitation anormale des centres médullaires par les substances toxiques introduites dans le sang; les convulsions sont presque toujours tétaniques; les animaux, gênés dans leur respiration, commencent à s'agiter beaucoup, puis ils poussent un cri, raidissent violemment leurs membres dans l'extension; le thorax et le diaphragme cessent de fonctionner, la tête se renverse en opisthotonos, les mâchoires se serrent, l'écume paraît à la bouche; au bout de quelques secondes, les muscles convulsés se relâchent

(1) Paul Bert, *Leçons sur la physiologie comparée de la respiration,* pages 454 et suivantes. Paris, 1879.

(2) Jaccoud, *Leçons de clinique médicale,* pages 740 et suivantes. Paris, 1867.

brusquement, la respiration se rétablit un instant par de profondes inspirations, mais les muqueuses restent bleues; les attouchements et les pincements ne réveillent plus de mouvements réflexes et ne paraissent pas être sentis; ils sont en tous cas incapables de faire sortir les chiens du profond coma qui les conduit rapidement à la mort. Parfois celle-ci est précédée de quelques petites convulsions cloniques ou d'une nouvelle attaque tétanique, mais plus courte et moins violente que la première; le thermomètre, que l'on maintient dans le rectum, baisse progressivement jusqu'à la mort.

Les phénomènes nerveux que nous venons de décrire se rapprochent singulièrement des grandes attaques tétaniques que les cliniciens rapportent avec raison à l'urémie, et font penser aux accès foudroyants que l'on obtient par des injections de strychnine.

Une autre forme convulsive, très-rarement observée dans nos expériences, consiste en la survenance brusque d'une espèce de syncope comateuse caractérisée par une respiration très-irrégulière, des battements du cœur très-faibles, à peine perceptibles et une insensibilité à peu près complète; les muscles du tronc et des membres sont agités de petites convulsions toniques qui continuent quelques instants et qui ne s'exagèrent pas par la sollicitation des réflexes. On dirait que l'influence du toxique s'exerce graduellement sur les centres nerveux de haut en bas, en abolissant d'abord les fonctions cérébrales et successivement les fonctions médullaires et bulbaires. N'étaient les petites convulsions, le tableau de l'attaque urémique comateuse serait complet.

L'absence de toute lésion organique visible à l'œil nu ou au microscope, constatée à chaque autopsie relatée dans ce chapitre, nous éloigne de plus en plus des auteurs qui, comme Osborn et Traube, voulaient expliquer les accidents urémiques, le premier par des arachnitis, le second par l'œdème et l'anémie du cerveau, et nous range parmi ceux qui ne voient dans les manifestations urémiques qu'un empoisonnement du sang par défaut ou insuffisance de l'uropoïèse.

L'exposé succinct des faits relevés à la suite des injections intraveineuses, à doses diverses, d'urine normale fortement concentrée, nous montre que l'expérimentation permet de reproduire fidèlement, d'une part, les premières phases de l'intoxication urémique, dont les symptômes les plus caractéristiques sont l'abaissement de la température et les accidents gastro-intestinaux; de réaliser, d'autre part, les diverses formes des crises nerveuses au milieu desquelles survient la mort.

Il n'est pas douteux pour nous que, n'était la rapidité de l'élimination des principes toxiques dont dépendent les diverses formes symptomatiques que nous venons de comparer aux manifestations de l'urémie observée au lit du malade, et de l'urémie créée dans nos laboratoires par la suppression de la sécrétion urinaire, nous serions arrivés à imiter la nature, non-seulement dans les allures qu'elle affecte dans l'*urémie suraiguë,* quand elle tue d'une façon foudroyante, et dans l'*urémie latente,* où elle fait face plus ou moins longtemps aux accidents graves, en suppléant de différentes manières à l'insuffisance rénale, mais encore dans sa manière de procéder dans l'*urémie aiguë,* où des phénomènes nerveux, uniformes ou variés, plus ou moins intenses, se répétant plus ou moins souvent, précèdent les crises terminales toujours semblables à l'une ou l'autre forme de nos accès foudroyants.

Les effets sur l'organisme des injections intraveineuses d'urines normales fortement concentrées, comparés aux résultats obtenus par l'introduction dans le sang d'urine fraîche à 1,018 de densité, établissent, avec plus de certitude encore, que les véritables agents d'intoxication sont les matières solides de la sécrétion urinaire. Les matières solides de l'urine se composent de matières organiques et de matières inorganiques; il nous reste maintenant à rechercher quel est, dans l'empoisonnement urémique, le rôle des premières et celui des secondes. Nous avons déjà indiqué dans ce chapitre quelques raisons expérimentales qui semblent indiquer que les matières inorganiques ont une action bien plus marquée que les matières organiques.

Les résultats auxquels nous sommes arrivés en injectant nos urines concentrées à des lapins, mettent encore davantage en relief la similitude d'action des matières solides urinaires, que celles-ci soient diluées comme elles le sont à l'état normal, ou qu'elles soient fortement concentrées. Toutes choses égales d'ailleurs, les urines concentrées agissent sur les lapins à des doses bien inférieures à celles qui impressionnent les chiens.

CONCLUSIONS.

I.

L'urine humaine fraîche, normale, diluée par addition d'eau distillée, de manière à n'avoir plus qu'une densité inférieure à 1,010, peut être injectée dans les veines sur des chiens, en quantité équivalente au volume des urines sécrétées pendant trois jours par ces animaux, sans provoquer d'accidents entraînant la mort.

II.

Les manifestations pathologiques observées à la suite de ces injections relèvent les uns de l'hydrémie artificielle, les autres de la présence dans le sang des principes solides de l'urine.

III.

Les urines fraîches normales, dont on augmente la densité par soustraction d'eau obtenue à l'aide de congélations successives, deviennent d'autant plus toxiques qu'on les concentre davantage. Le pouvoir toxique de ces liquides fortement concentrés diminue quelque peu lorsqu'on les étend en y ajoutant de fortes proportions d'eau distillée. Par suite de ces congélations successives, le rapport des matières organiques et des matières inorganiques des urines se modifie en ce sens que les premières perdent beaucoup plus que les secondes, qui ne diminuent que de bien peu. La toxicité des urines normales ne tient donc pas aux matières organiques et inorganiques qui se précipitent pendant les congélations.

IV.

Les doses d'intoxication des matières urinaires, calculées par rapport au kilogramme du poids des animaux empoisonnés, les uns, par des urines normales à 1,018 de densité, les autres, par des urines fortement concentrées, ne sont pas les mêmes dans les deux séries. Les chiffres des matières solides sont inférieurs dans le second cas; les différences portent bien plus sur les matières organiques, les proportions des matières inorganiques restant sensiblement les mêmes, ce qui semble indiquer que la puissance nocive appartient plutôt aux secondes qu'aux premières.

V.

En ramenant les urines concentrées à la densité de 1,018 par des additions d'eau distillée, on ne rétablit pas le rapport des matières organiques aux matières inorganiques des urines normales, à cause des déperditions plus fortes qu'ont subies les premières pendant les congélations. Ces liquides spéciaux à 1,018 de densité renferment donc des proportions plus élevées de matières inorganiques et moindres de matières organiques. Injectés dans le sang, ils tuent à des doses moindres que les urines normales à 1,018 de densité. Il est à remarquer, cependant, que les accidents graves et la mort arrivent sitôt que le chiffre d'intoxication des matières inorganiques se rapproche du chiffre d'intoxication de ces mêmes matières dans les urines normales, et alors que le chiffre d'intoxication des matières organiques est loin d'être atteint; d'où une nouvelle présomption que les matières inorganiques jouent un rôle plus important que les matières organiques dans les empoisonnements urémiques.

VI.

Les urines concentrées, introduites dans le sang à la dose de quelques centimètres cubes par kilogramme du poids des animaux, déterminent des troubles cardiaques et respiratoires, des perturbations gastro-intestinales et des crises nerveuses, dont les formes diverses rappellent les différents accès foudroyants de l'urémie clinique et de l'urémie expérimentale. Si l'on reste au-dessous de la dose toxique ou si l'on injecte celle-ci très-lentement, les matières toxiques s'éliminant très-rapidement, l'on ne reproduit que les troubles fonctionnels de la période initiale de l'urémie. La rapidité de l'élimination des principes toxiques nous explique pourquoi l'on ne peut pas réaliser expérimentalement la scène clinique complète de l'urémie aiguë, caractérisée par des accès convulsifs ou éclamptiques plus ou moins répétés. L'expérimentation procédant par injection intraveineuse du toxique, étant gênée par les forces éliminatrices de l'économie, dépasse presque toujours le point de saturation organique ou reste au-dessous de celui-ci; la nature, au contraire, procédant par imprégnation successive, l'atteint rarement du premier coup, et n'y arrive d'habitude que plus ou moins lentement.

VII.

Les urines concentrées, injectées dans le sang des lapins, produisent chez ces animaux des accidents convulsifs bien plus accentués que chez les chiens et à des doses relativement bien inférieures. Cette plus grande impressionnabilité des lapins pour les matières urinaires semble indiquer chez ces animaux une constitution du sang différente de celle des chiens sous certains rapports. Nous éluciderons cette question ultérieurement.

CHAPITRE V.

RÔLE, DANS LA PATHOGÉNIE DE L'URÉMIE EXPÉRIMENTALE, DES MATIÈRES URINAIRES ORGANIQUES DONT LA COMPOSITION CHIMIQUE EST CONNUE.

Nous venons de spécifier les conditions dans lesquelles les urines fraîches, naturelles ou concentrées par des congélations successives, exercent sur l'organisme des effets d'intoxication manifestes; il nous reste à établir maintenant le rôle que jouent dans l'empoisonnement urémique les matières organiques et les matières inorganiques qui constituent le résidu solide de la sécrétion urinaire. Nous nous sommes nettement exprimés sur l'action que peut avoir, dans la production de l'urémie, l'eau pure ou l'eau acidifiée, qui tient en dissolution les matières solides de l'urine. Nous n'aurons donc plus à revenir sur ce point.

Nous nous occuperons en premier lieu des matières organiques. Celles que nous rencontrons dans les résidus de l'urine normale fraîche sont, de l'avis de tous les physiologistes, des produits de désassimilation organique et constituent de véritables déchets résultant de l'usure des tissus, des organes et de certains principes immédiats du sang. Un phénomène exosmotique les fait sortir des éléments anatomiques pour les ramener dans le sang qui s'en débarrasse définitivement par les divers appareils d'excrétion dont il dispose. Le système rénal est sans contredit le plus essentiel de ces appareils. Nous n'insisterons pas davantage sur le mécanisme de production et d'expulsion définitive des principes de désassimilation organique, M. Ch. Robin (1) ayant étudié

(1) Ch. Robin, *Anatomie et physiologie cellulaires,* pages 477 et suivantes. Paris, 1873.

de main de maître cette importante question, nous ne pourrions donc que répéter ce que l'éminent physiologiste de Paris a si clairement exposé dans les remarquables chapitres qu'il consacre, dans son *Anatomie cellulaire,* à l'étude de la nutrition des tissus.

Les matières organiques azotées que l'on trouve dans les urines sont excessivement nombreuses; l'urée et l'acide urique sont connus depuis longtemps; successivement et par suite des progrès de la chimie, on a signalé la présence normale de l'acide hippurique, de la xanthine, de la guanine, de l'hypoxanthine, de la créatine et de la créatinine, et dans quelques conditions spéciales, de la leucine, de la taurine, de la tyrosine. On peut être certain que nous sommes loin de connaître tous les principes azotés que l'urine peut contenir. Ce fait ne doit pas nous étonner si l'on songe, d'une part, à la faible quantité de ces corps que l'on trouve dans les urines normales, et d'autre part, aux transformations que quelques-uns d'entre eux paraissent subir avec beaucoup de facilité. Dans certaines conditions pathologiques peu connues encore, mais entrevues, ces principes augmentent et nous pouvons en donner une preuve manifeste. On peut doser l'urée par divers procédés; au laboratoire des cliniques, on se sert depuis quelques années du procédé de l'hypobromite et de celui de Liebig; souvent on y ajoute le procédé de Millon. Or l'expérience a démontré que les résultats obtenus par ces diverses méthodes ne diffèrent, pour les urines normales, que de quantités excessivement faibles; la différence ne s'élève pas à 3 ou 4 p. 100 de la quantité totale d'urée des 24 heures. Dans certaines maladies, au contraire, l'écart est des plus considérables et il n'est pas rare d'observer des différences de 10 à 15 grammes suivant le procédé suivi. Citons une expérience décisive :

Urée de 24 heures dosée par hypobromite	10gr,21
— par procédé Liebig	26 ,42

L'explication de ce fait nous semble être la suivante : par l'hypobromite, l'urée seule est décomposée d'une manière totale, tandis que l'azotate de mercure dont on se sert dans le procédé Liebig, précipite non-seulement l'urée, mais encore un très-grand nombre d'autres principes azotés sur lesquels l'hypobromite n'a qu'une action nulle ou incomplète. Or, dans tous les cas que nous signalons, le procédé de Liebig donne des résultats plus forts que ceux de l'hypobromite. Il faut donc en conclure que si, dans les urines normales, la quantité de principes azotés autres que l'urée est faible, il n'en est plus de même dans les urines pathologiques.

Le fait suivant, du même ordre, vient à l'appui de notre manière de voir. On peut doser l'azote de l'ensemble des principes azotés contenus dans l'urée à l'aide de la calcination avec la chaux sodée. En tenant compte de l'azote contenu dans l'urée, l'acide urique, la créatinine et l'ammoniaque dosés séparément, on ne trouve que les $\frac{18}{20}$ environ de l'azote total; il n'y a donc que 2 p. 100 d'azote à l'état de principes azotés non connus.

Si nous refaisons les mêmes expériences avec certaines urines morbides, nous trouvons un écart de 20 à 40 p. 100 lorsque nous admettons le chiffre donné par l'hypobromite, tandis que le désaccord se restreint à 4 ou 5 p. 100 lorsque nous prenons le chiffre obtenu par le procédé Liebig.

C'est à ces matières azotées, non connues, qu'il faudrait réserver le nom de *matières extractives*. Nous avons vu (1) qu'il n'en était malheureusement pas ainsi dans la plupart des travaux modernes.

Le fait étant bien établi, il faut en rechercher les causes.

Que l'on admette ou non la théorie de l'albumine circulante (*circulirendes Eiweiss* des Allemands), toujours est-il que ces principes azotés dérivent des matières albuminoïdes. C'est l'albumine qui subit des transformations.

M. Dumas avait fait remarquer que l'économie animale se comportait comme un appareil d'oxydation; la formation de l'urée par oxydation des matières albuminoïdes à l'aide de l'hy-

(1) Ritter, *Revue médicale de l'Est*, 1874.

permanganate de potassium, découverte par M. Béchamp, justifiait les vues de M. Dumas. L'expérience n'est pas facile à réaliser et l'un de nous n'a même réussi qu'après de nombreux insuccès; un auteur allemand vient tout récemment de confirmer ce résultat. Mais dans les conditions les plus heureuses, la quantité d'urée formée est toujours très-faible. D'un autre côté, les nombreuses analyses faites au laboratoire des cliniques de la Faculté depuis sa création et les résultats obtenus sur les animaux, nous ont donné la conviction formelle qu'il n'y avait pas un rapport nécessaire entre la proportion d'urée contenue dans les urines et l'oxygénation du sang.

L'urée peut en effet prendre naissance, aux dépens de corps azotés, par d'autres procédés que l'oxydation, notamment par suite de dédoublements et d'hydratations.

Les travaux récents de M. Schützenberger, concernant l'action de la baryte sur les matières albuminoïdes sous l'influence d'une température élevée, ont fait voir qu'il se produisait toujours de l'ammoniaque, des acides (oxalique, acétique), des principes nommés imides qui, fixant de l'eau, se transforment en amides. Mais l'auteur a fait voir également que la proportion relative de ces divers principes variait avec les conditions de l'expérience; il convient encore de mentionner ce fait important, c'est qu'un certain nombre des produits que l'on obtient, appartiennent au groupe des composés de la série aromatique. On connaît avec certitude une dizaine de composés azotés ayant cette origine.

Les faits observés par M. Schützenberger nous expliqueraient facilement la diversité des principes azotés que l'on retrouve dans les urines; nous les nommerons plus loin; mais ils nous font encore concevoir l'existence d'un grand nombre d'autres composés non encore isolés dont la théorie prévoit la formule et jusqu'à un certain point les propriétés.

L'examen des urines a fait voir que l'on y rencontre un grand nombre des principes obtenus artificiellement par les transformations des matières albuminoïdes. Cette obtention n'est pas toujours aisée, ce qui tient en partie à ce que des corps très-voisins par leur composition et leurs propriétés ne se prêtent pas à une séparation nette. D'aûtre part, quelques-unes de ces substances n'existent dans les urines qu'en proportion très-faible, et il faut opérer sur des quantités considérables de liquides pour obtenir un résultat un peu net.

Nous avons séparé, dans notre étude, ces corps en deux groupes.

Le premier comprend les corps qui se trouvent contenus dans les urines en proportion notable et ceux dont l'obtention est relativement facile.

L'urée,	$CO Az^2 H^4$
L'acide urique,	$C^5 H^4 Az^4 O^3$
L'acide hippurique,	$C^9 H^9 Az O^3$
La créatine,	$C^4 H^9 Az^3 O^2 + Aq$
La créatinine,	$C^4 H^7 Az^3 O$
La leucine,	$C^6 H^{13} Az O^2$
La tyrosine,	$C^9 H^{11} Az O^3$
La guanine,	$C^5 H^5 Az^5 O^2$
La xanthine,	$C^5 H^4 Az^4 O^2$
L'hypoxanthine,	$C^5 H^4 Az^4 O$
La taurine,	$C^2 H^7 Az S O^3$

Le second groupe est formé par les corps également azotés probablement, mais dont la composition chimique n'est pas encore rigoureusement établie, et dont l'existence même dans l'urine n'est pas encore absolument démontrée.

C'est à ces dernières substances que l'on pourrait réserver jusqu'à nouvel ordre le nom de matières extractives, avec le sens que nous avons attribué à ce mot.

Nous étudierons successivement l'action sur l'organisme, des matières organiques du premier groupe.

Les doses que nous injectons dans les veines représentent le poids de ces substances que l'animal eût secrétées en trois fois vingt-quatre heures. Nous avons dépassé ces quantités toutes les fois que le degré de solubilité des matières organiques employées l'a permis, dans le but d'établir, dans les limites du possible, l'influence que pourrait avoir sur l'économie, l'accumulation excessive de la substance organique étudiée.

Le faible degré de solubilité de certaines de nos matières organiques nous a empêchés parfois de dépasser la dose de secrétion des trois jours; dans ces cas, nous nous contentions d'introduire dans les veines des animaux, une solution saturée en une quantité égale au volume des urines de trois fois vingt-quatre heures.

Il nous est impossible de déterminer directement les effets, sur l'économie animale, des matières organiques dont la composition chimique est indéterminée. On peut y arriver cependant d'une manière détournée, en employant une méthode opératoire spéciale, qui permettra en même temps de contrôler les conclusions des expériences de notre première série. Cette méthode consistera à concentrer rapidement, par des congélations successives, des urines normales fraîches, de manière à les ramener à une densité de 1,100 environ, à éliminer la majeure partie des matières inorganiques et à injecter ensuite dans le sang de l'urine ne renfermant presque plus que des matières organiques.

Cette manière de procéder nous fournira le moyen, comme nous le disions il y a un instant, de connaître exactement l'action de l'ensemble des matières organiques contenues dans l'urine concentrée. Les résultats que nous donnera cette nouvelle série d'expériences, comparés à ceux de la première, nous montreront la part qui revient aux matières organiques de notre deuxième groupe.

Nous aurons à nous occuper, dans un chapitre spécial, des modifications chimiques que les matières organiques passées en revue jusqu'ici et retenues dans l'économie par suite de la suppression de la fonction rénale, peuvent subir dans l'organisme même.

Il convient, en effet, de ne pas oublier qu'un grand nombre de ces composés, n'ayant qu'une stabilité relative très-faible, peuvent subir avec la plus grande facilité des dédoublements, dans les conditions du milieu où ils se trouvent dans le sang.

Nous ne rappelons que la transformation de l'urée en carbonate d'ammoniaque, de l'acide hippurique en acide benzoïque, de la créatine en créatinine et même en acide lactique. Des transformations analogues pourraient s'effectuer dans l'économie lorsque les voies d'élimination naturelle de ces principes viennent à être supprimées. L'ammoniaque ou un de ses sels est le résultat le plus fréquent de ces dédoublements, et notre attention a dû se porter d'une manière toute spéciale sur l'action des composés ammoniacaux; nous résumerons dans un paragraphe intitulé *Ammoniémie,* le résultat de nos expériences.

A. Étude de l'action de l'urée dans la pathogénie de l'urémie.

L'urée est le produit excrémentiel le plus abondant dans le résidu solide des urines normales. Elle en forme environ la moitié, car les matières solides desséchées de 1,000 centimètres cubes d'urine étant représentées par 36 grammes, l'urée y figure pour 18 grammes. Chaque centimètre cube d'urine fraîche normale à 1,018 de densité renferme donc en moyenne $0^{gr},018$ d'urée.

Étant donnée cette forte proportion d'urée dans la sécrétion urinaire, l'on comprend facilement que l'on ait songé en tout premier lieu à expliquer les accidents graves que détermine la suppression de la sécrétion rénale, par l'accumulation dans l'organisme de l'urée considérée, à juste titre, comme le déchet par excellence du travail organique.

Wilson (1), le premier, en 1833, formula la doctrine de l'urémie et rapporta tous les accidents de cette entité morbide à la rétention et à l'accumulation de l'urée dans le sang. La théorie de Wilson eut grande vogue, de nombreuses expériences furent entreprises pour l'infirmer ou la confirmer; aujourd'hui même

(1) Wilson, *London medical Gazet.* 1833.

la question ne semble pas résolue, puisque les injections d'urée dans le sang à doses massives ont donné à M. Picard, de Lyon, des résultats qui ont amené cet habile expérimentateur à considérer l'urée comme un poison. Quoi qu'il en soit, nous devions, avant de nous prononcer, examiner les faits de nos prédécesseurs.

Les premières expériences d'injection d'urée dans le sang datent de 1822. Elles appartiennent à Vauquelin et Ségalas (1) et établissent que cette substance a une influence diurétique sur l'organisme, mais qu'elle ne détermine jamais de réels phénomènes d'intoxication. Les partisans de la théorie de Wilson ne tinrent aucun compte de ces expériences, parce que les expérimentateurs n'avaient introduit dans le sang des animaux que de petites quantités d'urée et qu'ils n'avaient rien fait pour en empêcher la rapide élimination. Pour réussir à provoquer l'empoisonnement par l'urée, disaient-ils, il fallait surprendre l'organisme par des doses massives, à l'effet de contre-balancer la rapidité naturelle de l'élimination, ou bien agir avec des doses moindres d'urée en supprimant la principale voie d'évacuation, c'est-à-dire la fonction rénale. Gallois (1852), Treitz (1860), Richardson (1862) et Gigot-Suard (1870) réalisent la première condition expérimentale que nous venons d'indiquer; ils agissent sur différentes séries d'animaux avec des doses très-fortes d'urée.

Gallois (2) administre 20 grammes d'urée à cinq lapins qui succombent plus ou moins rapidement en présentant des accidents assez semblables à ceux de l'urémie, des tremblements des membres, des convulsions générales et du tétanos.

Treitz (3) injecte à des chiens dans le sang de l'urée à la dose de 10 et de 12 grammes sans provoquer le moindre accident urémique; il en fut encore de même lorsqu'il administra par voie stomacale à un chien, par heure, deux grammes d'urée pendant 48 heures. Malgré cette dose énorme, aucun trouble nerveux ne se manifesta.

(1) Vauquelin et Ségalas, *Académie des sciences*, 1822.
(2) Gallois, *Essai physiologique sur l'urée et les urates*, 1857.
(3) Treitz, *Prager Vierteljahrsschrift*, 1860.

Richardson (1), injectant dans le tissu cellulaire ou le péritoine de jeunes rats 4 et 5 grammes d'urée, vit ces animaux tomber en convulsions suivies très-rapidement d'un état comateux au milieu duquel ils périssaient pour la plupart.

Gigot-Suard (2), enfin, fait avaler à des lapins, dans l'espace de huit jours, jusqu'à 40 grammes d'urée sans assister aux phénomènes convulsifs et tétaniques signalés par Gallois.

Sans nous appesantir pour le moment sur les résultats contradictoires que nous venons de mentionner et que nous essaierons d'expliquer ultérieurement, voyons encore les conclusions auxquelles sont arrivés les savants qui n'ont injecté l'urée dans le sang qu'après avoir supprimé la fonction rénale. Nous avons démontré dans notre premier chapitre que la suppression de la fonction urinaire entraîne l'augmentation de l'urée dans le sang et qu'elle détermine des phénomènes d'empoisonnement très-caractéristiques; si ces accidents graves relèvent directement de l'accumulation d'urée dans le sang, l'on doit donc hâter la survenance des convulsions, du coma et de la mort en forçant encore la proportion d'urée du sang par des injections directes de ce produit dans la veine d'animaux déjà néphrotomisés.

Hammond (3), le premier, fit des expériences de ce genre; il en conclut que l'urée introduite artificiellement dans le sang dans ces conditions, provoquait immédiatement l'apparition des symptômes de l'urémie. Répétées un grand nombre de fois, les expériences de Hammond donnèrent des résultats tout opposés dans les laboratoires de Frerichs, d'Oppler, de Petroff. Nous-mêmes, nous fûmes forcés, par des faits observés directement, de conclure contre la manière de voir de Hammond.

La véracité des expérimentateurs que nous venons de citer ne pouvant être mise en doute, nous devions, pour donner à nos propres recherches un caractère de certitude aussi absolu que

(1) Richardson, *Clinical essays*, Asclepiad, 1862.
(2) Gigot-Suard, *l'Herpétisme, pathogénie, manifestations, traitement*, 1870.
(3) Hammond, *Nord American med. chirurg.* Rewigg, 1858.

possible, chercher la cause des résultats contradictoires de nos honorables et habiles prédécesseurs. Des essais nombreux, faits dans nos laboratoires et communiqués dans une note à l'Institut (1), nous permettent d'affirmer aujourd'hui que cette cause doit résider dans l'impureté des urées.

Manquant d'urée préparée par nous, nous avons fait venir d'Allemagne, en 1878, de l'urée garantie très-pure. Cette substance présentait les réactions chimiques et les caractères physiques de l'urée pure. Essayée sur des lapins et des chiens, elle ne produisit aucun résultat à petites doses; injectée dans les veines à la dose de 5 à 7 grammes pour les lapins, de 15 à 25 grammes pour des chiens de différents poids, elle provoqua des accidents convulsifs analogues à ceux que l'on détermine par l'introduction dans le sang de petites doses de sels ammoniacaux. Une analyse plus détaillée de l'urée employée et d'autres échantillons de provenance allemande nous démontra que ces urées contenaient de faibles quantités de sels ammoniacaux (chlorures et sulfates), dus à un défaut de préparation. Cette impureté de l'urée se constate par l'addition de potasse, qui donne à froid un dégagement d'ammoniaque, et surtout par le réactif de Nessler, qui prend une coloration jaune ou brune suivant le degré d'impureté.

Pénétrés de l'importance de la pureté de l'urée, nous n'avons jamais employé pour nos expériences que de l'urée naturelle ou artificielle préparée au laboratoire de chimie de notre Faculté et dont la pureté, au point de vue de l'absence des sels ammoniacaux, a toujours été contrôlée avec la plus grande rigueur. En prenant toutes ces précautions, nous sommes arrivés à des résultats qui ne nous laissent aucun doute dans l'esprit; nous espérons que notre conviction sera partagée par nos lecteurs.

(1) FELTZ et RITTER, *Expériences démontrant que l'urée pure ne détermine jamais d'accidents convulsifs* (*Comptes rendus de l'Institut*, 15 avril 1880).

Expérience I.

Injection intraveineuse d'urée pure à dose équivalente à la quantité d'urée que l'animal eût sécrétée en trois jours. Pas d'accidents sérieux.

Chien de 8 kilogr., bien portant, n'ayant jamais subi d'opération. La quantité d'urine sécrétée en trois jours par cet animal étant de 540 centimètres cubes, à raison de 22^{cc},5 par kilogramme de son poids en 24 heures, le poids de l'urée excrétée dans cette masse d'urine est de 9^{gr},5. Nous dissolvons donc 9^{gr},5 d'urée très-pure dans 200 centimètres cubes d'eau distillée, nous chauffons la solution à 35° et nous l'injectons à l'aide de la pompe de Moncoq dans la veine crurale gauche du chien.

L'opération est très-bien supportée ; la respiration seule se trouble un peu, car elle devient plus fréquente. Détaché de la planche d'opération, le chien ne vomit pas, ne présente pas le moindre trouble nerveux. Les urines sont recueillies avec soin pendant les 24 premières heures ; elles sont abondantes, car nous en recueillons 432 centimètres cubes au lieu de 180 qui représentent la quantité journalière. L'analyse chimique démontre qu'elles sont légèrement acides et qu'elles renferment 15^{gr},27 d'urée, très-peu de sels ammoniacaux.

Les urines redeviennent normales après 48 heures.

Quoique ce chien ait reçu par kilogramme de son poids 1^{gr},2 d'urée, il n'a présenté aucun symptôme de l'urémie, les accidents prémonitoires ont même manqué, car le chien n'a pas eu de trouble du côté des organes digestifs.

On peut donc sans inconvénient injecter à un chien, en une fois, la quantité d'urée qu'il eût sécrétée en trois jours. Si l'urée était réellement toxique, nous aurions dû, malgré la rapidité de l'élimination, provoquer au moins les premiers signes de l'empoisonnement.

Expérience II.

Injection intraveineuse de 25 grammes d'urée pure à un chien de 8^{k},300. Cette dose représente l'urée qu'il eût sécrétée en huit jours environ. Pas d'accidents.

Nous injectons à ce chien, dont le volume d'urine de trois jours est représenté par 560^{cc},25, une solution d'urée au titre de 25 grammes sur 100 d'eau distillée. L'injection est faite dans la veine crurale droite. En dehors de quelques troubles respiratoires et cardiaques très-passagers, nous ne remarquons aucun trouble fonctionnel pendant l'opération.

Détaché de la table d'opération, l'animal continue à ne présenter le moindre signe pathologique. Il n'urine pour la première fois qu'une demi-heure après l'opération. Il a donc conservé, au moins pendant ce laps de temps, la totalité de l'urée injectée. Ce chien eût sécrété en trois jours 9^{gr},8 d'urée, nous lui en injectons une quantité presque triple et cependant tout accident nerveux fait défaut. L'action de l'urée sur l'organisme n'est donc que très-peu sensible.

Les urines émises pendant les 24 premières heures sont de 335 centimètres cubes; elles sont acides, elles ne renferment pas d'albumine ni de matières colorantes de la bile; l'urée des 335 centimètres cubes d'urine est de 22 grammes. Traces de sels ammoniacaux. Dès le lendemain, le chien mange comme à l'état normal, la patte opérée est quelque peu tuméfiée.

Cette dose exagérée d'urée introduite en une fois dans le sang de cet animal n'a donc provoqué aucun des phénomènes gastro-intestinaux de l'empoisonnement urémique proprement dit. Ce résultat est encore plus concluant que le précédent, parce que l'on ne saurait ici invoquer l'élimination immédiate, car le chien est resté une demi-heure sans avoir de selles ou d'émission d'urine et qu'il a mis 24 heures à se débarrasser du produit injecté. Faisons aussi remarquer de suite qu'il n'y a pas eu transformation d'urée en sels ammoniacaux.

Expérience III.

Injection intraveineuse de 28 grammes d'urée pure à un chien de 6^{k},160. Cette dose équivaut à celle qu'il eût sécrétée en 12 jours. Pas d'accidents sérieux.

Cet animal urinant par jour 137^{cc},25 rend dans cette quantité d'urine 2^{gr},42 d'urée, ce qui ferait en trois jours 7^{gr},26 d'urée ; nous lui injectons par kilogramme de son poids 4^{gr},5 d'urée. Cette dose est donc réellement massive ; nous ne dissolvons les 28 grammes d'urée que dans 60 centimètres cubes d'eau distillée pour éviter autant que possible l'émission trop rapide d'urine.

L'opération est bien supportée, sauf les troubles respiratoires habituels. Détaché de la planche d'opération, le chien vomit deux fois; il rend des substances alimentaires et glaireuses, il n'a pas de selles et n'urine qu'au bout de trois quarts d'heure. Les vomissements effectués, l'animal retrouve toute son agilité; nous recueillons ses urines pendant les 24 premières heures; il en émet 295 centimètres cubes, elles sont acides, claires, nullement albumineuses; elles renferment 26 grammes d'urée, les matières vomies en contiennent 5 grammes. Dès le lendemain, le chien mange comme à l'ordinaire.

Cette expérience peut passer pour une véritable sursaturation du sang par de l'urée, l'organisme n'a cependant mis que 24 heures à se débarrasser de cet excès d'urée, l'élimination s'est faite presque entièrement par la voie rénale. Les deux vomissements prouvent qu'une réelle surcharge de l'organisme par de l'urée peut amener des accidents gastriques; les convulsions ayant fait défaut d'une manière absolue, nous pouvons en conclure que, même lorsque l'animal avait dans le sang la totalité de l'urée injectée, son système nerveux est à peu près resté indifférent à l'agent étranger, et que par conséquent l'urée est loin d'avoir les propriétés toxiques que certains observateurs ont voulu lui attribuer.

Nul doute n'est possible, après examen des trois observations que nous venons de citer et qui ont été choisies dans un grand nombre d'autres pareilles, sur l'innocuité à peu près absolue de l'urée. L'on peut saturer l'organisme de cette substance, sans exciter de troubles sérieux, pourvu que l'on n'introduise dans l'économie que de l'urée *très-pure*. Cette conclusion nous semble d'autant plus permise, que nous avons déjà démontré, dans notre premier chapitre et dans une note que nous avons eu l'honneur de présenter à l'Académie des sciences le 15 avril 1878, que les injections d'urée pure dans le sang à doses réellement massives ne hâtent pas, chez les animaux dont on a supprimé la fonction rénale par la ligature des vaisseaux, l'apparition des phénomènes nerveux caractéristiques de l'urémie, ni le moment de la mort.

Les recherches cliniques sont en parfaite harmonie avec les données expérimentales. M. Picot (1) ayant présenté un excellent résumé de nos connaissances à ce point de vue, nous le lui empruntons. « En recherchant l'urée dans le sang des urémiques, à l'aide du procédé de Liebig, les anciens observateurs arrivaient à démontrer cette substance à haute dose, jusqu'à 1gr,50 p. 1,000 de sang. Ce procédé, qui consiste à doser l'urée à l'aide du nitrate de mercure, est cependant défectueux, comme Wurtz l'a établi. Le réactif, en effet, ne précipite pas seulement l'urée, mais encore d'autres substances dérivées des matières albuminoïdes. Aussi les analyses faites par Wurtz et Berthelot sur le sang pris à des sujets atteints d'urémie n'ont-elles pas démontré la présence d'un excès d'urée dans ce liquide. De remarquables recherches de Chalvet vinrent du reste trancher complétement la question. Cet

(1) Picot, *les Grands Processus morbides*, page 275.

auteur, par des analyses très-précises, a fait voir que c'est pendant les accès urémiques que la quantité d'urée dans le sang est à son minimum. Déjà chez les albuminuriques la quantité de cette substance est au-dessous de la normale. Si, dans le sang physiologique, en effet, on trouve en moyenne $0^{gr},18$ p. 1,000 ; dans l'albuminurie, il n'en existe plus que $0^{gr},09$ à $0^{gr},12$ et cette dose, pendant les accès urémiques, tombe à $0^{gr},04$ à $0^{gr},07$. Il y a plus encore, on rencontre certaines affections dans lesquelles le sang se trouve surchargé d'urée et cependant l'urémie clinique ne se montre pas alors. Christison a rapporté déjà un cas où le sang renfermait une énorme proportion d'urée, sans que les accidents urémiques se fussent produits ; mais il est une affection, signalée par Chalvet, dans laquelle l'urée s'accroît considérablement dans le sang, sans déterminer les manifestations que nous connaissons ; c'est le choléra. Dans cette maladie, l'urée du sang s'élève jusqu'à la dose considérable de $3^{gr},60$ p. 1,000. Enfin, Gréhant et Chalvet ont rapporté un cas d'anurie hystérique dans lequel l'analyse du sang a démontré $0^{gr},36$ d'urée p. 1,000, c'est-à-dire le double de la quantité normale. Il ne s'est produit néanmoins aucun phénomène urémique. »

La théorie de Wilson ne peut donc être conservée ; l'urée n'est et ne peut être par elle-même la cause de l'empoisonnement. Nous examinerons ultérieurement si elle peut donner lieu, par des transformations intraorganiques, à des produits plus toxiques qu'elle-même. Rappelons cependant que, dans nos expériences, l'élimination de l'urée s'est toujours faite en nature, et que dans les 24 heures la totalité de l'urée injectée était toujours régulièrement rejetée hors de l'organisme par la sécrétion urinaire.

B. Étude de l'action des urates et des hippurates dans la pathogénie de l'urémie.

L'acide urique et ses sels sont bien moins solubles que l'urée, aussi n'est-il pas rare de voir dans certains cas des urines laisser déposer par le refroidissement des quantités assez grandes de ces principes.

L'acide hippurique et ses sels, quoique moins solubles que l'urée, sont cependant plus solubles que l'acide urique et les urates. Ces composés existent normalement dans les urines, mais en proportion très-variable. Leur présence a été signalée dans le sang normal. En 1849, Garrod a retrouvé des *urates* dans le sang et principalement dans le sang des goutteux; cet auteur a donc établi que c'était à tort que l'on regardait le rein comme producteur de ce composé. On sait de plus que ces sels peuvent se déposer avec facilité dans les tissus, et principalement dans les tissus lamineux, lorsqu'ils s'accumulent dans le sang, soit par suite d'une production exagérée, soit par suite d'un défaut d'élimination, sans provoquer d'accidents toxiques, à moins de leur attribuer les accidents nerveux si graves qui surviennent parfois dans le cours de la goutte et du rhumatisme. Mais les lésions inflammatoires déterminées mécaniquement par les dépôts dont nous venons de parler, ou encore des concrétions intravasculaires jouant le rôle d'embolies nous semblent rendre bien mieux compte de ces accidents. Les motifs suivants, tirés de nos expériences antérieures, nous empêchent d'attribuer à l'acide urique et aux urates des propriétés toxiques.

Les urines normales, concentrées par des congélations successives, laissent déposer peu à peu la majeure partie de leurs urates et de leur acide urique, et cependant leur toxicité va en augmentant avec leur concentration et n'est donc nullement en rapport avec leur richesse en ces composés.

L'acide hippurique et ses sels se trouvent dans les urines normales, mais leur quantité est surtout en rapport avec le genre d'alimentation. Les considérations tirées du peu de solubilité des dérivés uriques ne peuvent s'appliquer qu'en partie aux dérivés hippuriques ; aussi avons-nous cru utile d'établir directement leur action sur l'économie.

Expérience IV.

Injection intraveineuse d'une solution saturée d'acide urique et d'urate de soude à 35° de température, en quantité équivalente au volume d'urine sécrétée en trois jours. Pas d'accidents sérieux.

30 mars 1879. — Chien de 9^k,500, bien portant, n'ayant jamais subi d'opération. Le volume des urines de trois jours équivaut à environ 633 centimètres cubes ; nous saturons 633 centimètres cubes d'eau distillée, à 35° de température, d'acide urique et d'urate de soude ; la réaction de la solution ainsi obtenue est légèrement acide. L'injection de cette quantité de liquide dans la veine crurale du chien ne produit pas le moindre accident, si ce n'est de la polyurie pendant deux ou trois jours.

Expérience V.

Injection intraveineuse d'une solution saturée d'acide hippurique à l'état d'hippurate de soude, à la température de 35°, en quantité équivalente au volume d'urine sécrétée en trois jours. Pas d'accidents sérieux.

Chien de 11 kilogr., bien portant, parfaitement guéri de deux opérations antérieures. L'injection dans la veine axillaire de 733 centimètres cubes d'eau distillée saturée d'acide hippurique à l'état d'hippurate de soude, ne détermine pas d'accidents sérieux en dehors des troubles respiratoires et cardiaques que l'on eût obtenus avec de l'eau pure. Le chien reste polyurique pendant trois jours. L'état normal se rétablit à cet égard dès le quatrième jour.

Ces deux expériences suffisent pour établir l'innocuité des substances organiques, acide urique et acide hippurique, que nous venons d'introduire dans le sang de nos chiens. Leur peu de solubilité nous a forcés à modifier le procédé que nous avons employé pour l'urée, autrement nous eussions vu survenir des accidents emboliques. L'acide urique et l'acide hippurique avec leurs sels ne jouent donc pas de rôle effectif dans l'empoisonnement urémique. L'examen analytique des urines des animaux soumis à ce genre d'expérience ne nous permet pas d'admettre que les substances injectées subissent dans l'organisme des transformations analogues à celles qu'ont signalées Wœhler et Liebig (1) en présence de l'oxyde plombique et qu'ils admettent hypothétiquement comme possibles, lorsque les urates s'oxydent en traversant le système capillaire : à savoir la formation, aux dépens de l'acide urique, d'urée, d'allantoïne et d'acide oxalique.

(1) Robin, *Leçons sur les humeurs*, édition de 1874, page 775.

Des expériences analogues aux nôtres se trouvent consignées dans la thèse de notre élève M. le docteur Challan (1). Trois lapins furent soumis à ce genre d'expérimentation. Deux d'entre eux reçurent dans la veine jugulaire, l'un, 6 centimètres cubes d'une solution de 1 gramme d'hippurate de soude dans 50 centimètres cubes d'eau, par conséquent, 0gr,12 de la substance; le second reçut 10 centimètres cubes, soit 0gr,20 de la même matière. Ces deux animaux ne tardèrent pas à reprendre leur vivacité et ne furent pas malades. Le troisième lapin reçut sous le tissu cutané 24 centimètres cubes de liquide en question, soit 0gr,48 d'hippurate de soude. Il n'éprouva aucun malaise et a toujours joui d'une bonne santé.

Les résultats de M. Challan sont donc identiques aux nôtres; ces espèces animales peuvent donc être considérées comme indifférentes, au point de vue de l'action sur l'économie, des urates et des hippurates.

C. Action de la créatine, de la créatinine et des sels de créatinine dans la pathogénie de l'urémie.

La créatine et la créatinine sont après l'urée, comme dit Robin, les plus importants des principes cristallisables neutres ou alcaloïdes d'origine organique en dissolution dans l'urine ordinaire. Il y a de 1 gramme à 2gr,5 p. 1,000 de la première et 0gr,50 p. 1,000 seulement de la seconde. Tudichum dit avoir retiré 2,82 de créatine en moyenne de l'urine rendue en vingt-quatre heures par un homme en bonne santé.

La créatine est envisagée par tous les auteurs comme un produit de désassimilation des principes azotés, principalement du

(1) Challan, *Recherches sur l'urémie*. Thèse de Strasbourg, 1865, page 74.

tissu musculaire (Liebig) et peut-être même du cerveau (Lerch, W. Muller). La créatine et la créatinine subissent très-facilement des transformations réciproques; leur formule indique, en effet, qu'elles ne diffèrent que par deux molécules d'eau; ce n'est que dans ces derniers temps que l'emploi d'un nouveau réactif (nitroprussiate de Weill) a permis de reconnaître leur présence simultanée.

La manière d'évaporer et les conditions d'alcalinité et d'acidité du milieu exercent sur ces transformations une influence des plus grandes.

La créatine se transforme pendant l'évaporation en créatinine si le milieu n'est pas alcalin.

De même pendant la putréfaction, la créatine disparaît comme l'urée, mais elle se trouve sous forme de créatinine. Inversement et dans des circonstances encore peu connues, on voit la créatinine pendant l'évaporation de ses solutions aqueuses se transformer en créatine.

Voit et Halenke ont retiré d'une urine fraîche $0^{gr},125$ p. 100 de créatinine et $0^{gr},057$ p. 100 de créatine. Au bout de 28 jours, la même urine, devenue alcaline, ne contenait plus que $0^{gr},019$ p. 100 de créatine; au bout de 34 jours, il n'y avait plus de créatine, enfin au bout de 50 jours, on y trouvait encore $0^{gr},01$ p. 100 de créatinine (1). On peut donc admettre qu'il y a dans l'urine normale une quantité de créatine double de celle de la créatinine. Nous avons constaté à Strasbourg, lors d'une épidémie de variole et de fièvre typhoïde, l'augmentation considérable de la créatinine dans les urines. Voit et Méhu sont arrivés au même résultat dans toutes les circonstances où il y a autophagisme (2).

Dans ces diverses conditions, l'organisme consomme sa propre substance et les phénomènes du dédoublement désassimilateur amènent la formation des composés dont il est ici question. La

(1) Voyez Ch. Robin, *Traité des humeurs*, page 279.
(2) Voit. Voyez Robin, *loc. cit.*, page 793.

proportion de créatine et de créatinine diminue dans l'urine, mais ne disparaît jamais complétement, à mesure que l'on remplace les éléments albuminoïdes de la nourriture par des éléments ternaires, de la gélatine, ou que l'on met les animaux à la diète (Voit). Leur quantité augmente, comme on peut s'y attendre d'après les expériences précédentes, avec l'augmentation des éléments azotés contenus dans la nourriture (principalement de la viande). Les auteurs ne sont pas d'accord sur la relation qui existe entre le travail musculaire et la production de ces deux corps. Suivant Meisner, il n'y aurait aucune relation à établir.

Matteucci est d'un avis contraire; il a constaté que les muscles fatigués par l'électrisation en renferment plus que les muscles inactifs. Il en est de même dans les muscles d'animaux surmenés.

Voit a démontré expérimentalement que la créatine ne se transforme pas en urée et en sarcosine, que son injection n'amène pas une augmentation de la quantité d'urée dans l'urine, contrairement à ce qu'avait avancé Munk. La créatine et la créatinine avalées ou injectées dans le tissu cellulaire se retrouvent dans l'urine, la créatine parfois à l'état de créatinine.

La créatine et la créatinine augmentent dans le sang et les urines dans certains états pathologiques aigus ou chroniques, notamment dans les affections de Bright. Schnerr, Schotten, Hoppe, Oppler, ont signalé l'augmentation de ces substances dans le sang d'individus atteints d'albuminurie. Schlossberger a trouvé $0^{gr},333$ p. 100 de créatine dans les muscles de l'homme en état de santé. Chez un urémique, le même auteur dit en avoir constaté une fois plus qu'à l'état normal.

Oppler, d'après ses analyses, affirme que 100 grammes de la chair musculaire d'un animal en santé contenaient $0^{gr},35$ de créatine et que, 40 à 50 heures après l'opération de la néphrotomie, le même poids de chair musculaire provenant d'un animal de même espèce en contenait l'énorme proportion de $2^{gr},20$.

Valentiner affirme que la quantité de créatinine excrétée par les urines est considérablement augmentée dans toutes les fièvres essentielles accompagnées de phénomènes cérébraux intenses; la quantité en serait parfois si notable qu'elle cristalliserait dans l'urine sur le porte-objet du microscope. Nous avons pu vérifier ce fait pour des urines provenant d'une fille variolée; la proportion de créatine augmentait ou diminuait avec les phases ascendantes et descendantes de la maladie (1).

La créatine et la créatinine constituent la plus grande partie de ce que nos prédécesseurs appelaient matières extractives de l'urine. Ils les considéraient, à juste titre, comme produits excrémentiels.

Schottin le premier, dès 1853 (2), attribua, à l'exclusion de l'urée, les accidents de l'urémie à la rétention dans le sang de la créatine, de la créatinine et des autres matières extractives. La créatinémie trouva d'ardents défenseurs, parmi lesquels nous signalons spécialement Reuling (3), Hoppe (4), Oppler (5), Perls (6), Zalesky (7), Rommelaere (8) et Chalvet (9).

Tous ces auteurs démontrent, par des observations ou des expériences, que dans les maladies rénales avec diminution de la sécrétion urinaire la créatine, la créatinine et encore les autres matières extractives augmentent dans le sang. « L'excès des matières extractives, dit Chalvet, est un fait constant, non-seulement dans l'albuminurie, mais dans toutes les maladies qui retentissent sur l'organisme entier, tandis que l'accumulation de l'urée dans le sang chez les urémiques est tout au plus une exception fort rare, puisque dans une dizaine d'analyses, j'ai constamment trouvé l'urée diminuée dans le sang et dans les urines. »

(1) CHALLAN, *loc, cit.*, page 63. Strasbourg, 1865.

(2) SCHOTTIN, *Vierordt's Archives*, 1853, page 170.

(3) REULING, Thèse inaugurale. Giessen, 1854.

(4) HOPPE, *Dritter ærtzlicher Bericht.* Berlin, 1854.

(5) OPPLER, *loc. cit.*

(6) PERLS, *Kœnigsberg. med. Jahrb.*, 1859.

(7) ZALESKI, *Untersuchungen über den urämischen Process*, 1865.

(8) ROMMELAERE, *De la Pathogénie des symptômes urémiques.* Bruxelles, 1867.

(9) CHALVET, *Note sur le rôle des matières extractives dans les maladies.* (*Gazette des hôpitaux*, 1867-1868.)

Nous sommes loin de mettre en doute les faits d'augmentation de créatine et de créatinine dans le sang, dans les cas de suppression de la fonction rénale; nous les tenons pour certains, car nous avons nous-mêmes démontré dans notre premier chapitre, par des analyses comparatives, que les matières dites extractives augmentaient dans le sang d'une façon très-notable, lorsqu'on liait les vaisseaux rénaux; mais nous nous refusons de suivre Schottin lorsqu'il affirme que les accidents dits urémiques dépendent de l'accumulation de ces matières dans le liquide nourricier; car il se pourrait parfaitement qu'il arrivât ici ce que nous avons constaté pour l'urée : à savoir que l'action de ces matières extractives pourrait être aussi nulle que l'est celle de l'urée pure. Jusqu'à preuve du contraire, nous nous refusons, en effet, d'admettre comme les auteurs que nous venons de citer, que les accidents nerveux qui éclatent chez les animaux surmenés dépendent directement de la présence en excès dans le sang, de la créatine et de la créatinine ou de tel autre principe excrémentitiel. Si le fait de cet excès de créatine et de créatinine est démontré, il n'en est pas de même de sa corrélation avec les accidents nerveux qui précèdent la mort des animaux surmenés. Sous ce rapport, nous partageons la manière de voir de M. Picot :

« L'idée d'un empoisonnement par la créatine, la créatinine ou telle autre matière extractive me paraît certainement très-rationnelle, et je suis tout disposé à croire qu'un très-grand nombre de cas d'urémie peuvent reconnaître ce mode d'origine; cependant les expériences directes nécessaires pour l'établir définitivement ne me paraissent pas encore suffisamment péremptoires pour l'accepter totalement. »

Voyons maintenant les résultats des expériences tentées avant nous sur l'action de la créatine et de la créatinine.

Notre élève, M. le docteur Challan, fit en 1865 plusieurs séries d'expériences sur des lapins avec de la créatine et de la créatinine. Ces substances, absolument pures, avaient été préparées au laboratoire de chimie de la Faculté de médecine de Strasbourg.

Trois lapins bien portants reçurent dans la veine jugulaire, le premier, 9 centimètres cubes; le second, 6 centimètres cubes, et le troisième, 12 centimètres cubes d'une solution de 50 centimètres cubes d'eau distillée renfermant 1 gramme de créatine pure. Les trois lapins succombèrent le lendemain ou le surlendemain ; mais, au moment de l'opération et les premières heures après l'injection, aucun des animaux ne présenta de signes d'empoisonnement. C'est cependant avant l'élimination de la créatine que les phénomènes d'intoxication auraient dû se produire. Aussi, M. Challan reste-t-il hésitant pour tirer des conclusions de ses expériences ; il déplore de ne pas avoir disposé d'une plus grande quantité de créatine pour avoir pu continuer ses expérimentations.

Nous trouvons cependant dans les faits de M. Challan une donnée importante, que nous voulons retenir, à savoir que les urines des lapins créatinisés, en quantité de 120 centimètres cubes, furent analysées par M. Ritter. La créatine s'était transformée en créatinine. En suivant le procédé de Neubauer pour le dosage de cette dernière substance, on trouve 0gr,169 de chlorhydrate de créatine et de zinc, ce qui correspond à une quantité de créatine égale à 0gr,105. Le précipité, examiné au microscope, ne montre aucun cristal de créatinine. Notons que la même quantité d'urine, provenant de lapins bien portants, ne donne, par le même procédé, aucune trace de précipité de créatinine.

M. Testut (1), de Bordeaux, a repris les expériences de M. Challan en 1877. Il cite trois expériences : deux faites sur des cobayes et une sur un petit chien. Il emploie la solution suivante :

Créatine.	0gr,50
Eau distillée	50 ,00
Alcool	Quelques gouttes.

Il injecte au premier cobaye, à l'aide de la seringue de Pravaz, sous la peau de l'abdomen 1 centigramme de créatine d'abord

(1) Testut, *De quelques produits de la désassimilation dans leurs rapports avec l'éclampsie puerpérale.* Paris, G. Masson, éditeur. 1880.

et, deux heures après, un nouveau centigramme. L'animal ne présente pas de signes pathologiques.

Chez le second cobaye, six injections de 2 centigrammes de créatine furent faites en 6 jours; jamais l'animal n'eut d'accidents.

Le chien reçut dans la veine fémorale 10 centigrammes de créatine; quelques phénomènes d'ivresse furent notés et expliqués par l'alcool de la solution, mais nul phénomène d'urémie ne put être saisi.

M. le docteur Challan, expérimentant avec la créatinine pure, consigne dans sa thèse deux expériences d'un certain intérêt : Deux lapins, très-vigoureux, reçurent dans la veine jugulaire chacun 0gr, 17 de créatinine pure préparée par M. Ritter, dissous dans 10 grammes d'eau distillée. Aucun de ces lapins ne périt et n'eut de convulsions; ils revinrent tous les deux à l'état de santé au bout de très-peu de jours.

Viennent ensuite, dans le travail de M. Challan, 6 expériences faites avec du chlorure de créatinine. 1 gramme de créatine fut transformé en créatinine sous l'influence de l'acide chlorhydrique concentré et bouillant; la solution fut évaporée à siccité, le résidu fut redissous dans de l'eau, et pour chasser le dernier excès d'acide, on neutralisa cette nouvelle solution avec quelques gouttes de soude. On avait ainsi un mélange de chlorure de créatinine et de chlorure de sodium. La solution définitive s'élevait à 20 centimètres cubes; elle était parfaitement neutre.

Les six lapins, mis sous le coup de 0gr,25 à 0gr,30 de ce chlorure de créatinine injectés dans la veine jugulaire, périssent, les uns, avec des convulsions immédiates; les autres, après 18 et 24 heures, sans convulsions; un seul lapin se remit.

M. Challan conclut de ses expériences à tort, suivant nous, que le chlorure de créatinine est toxique; s'il en était réellement ainsi, les six lapins de M. Challan auraient dû présenter les mêmes accidents et ceux-ci auraient dû se présenter dans le même ordre.

M. Testut, répétant les expériences de Strasbourg, note dans son ouvrage que des injections sous-cutanées de 2 centigrammes de créatinine faites à différents cobayes, plusieurs fois dans la même journée, n'ont jamais déterminé d'accidents mortels. La solution employée par M. Testut se composait de 0gr,50 de créatinine pour 50 grammes d'eau légèrement alcoolisée.

Une expérience sur un chien de 10 kilogr., recevant dans la veine fémorale 10 centigrammes de créatinine, donne, entre les mains de M. Testut, un résultat absolument négatif. Aussi, cet expérimentateur conclut-il que ni la créatine ni la créatinine ne sont toxiques et que ces substances extractives des urines n'ont aucune influence dans la pathogénie de l'urémie.

L'action de la créatine et de la créatinine n'étant pas établie d'une manière certaine, nous avons cru devoir expérimenter nous-mêmes, en nous servant de produits très-purs et en prenant toutes précautions contre toute fausse interprétation des résultats. Comme expérience de contrôle pour cette série d'expériences, nous avons injecté un mélange de créatine et de sel de créatinine à un chien dont nous avions supprimé la sécrétion urinaire par la ligature des vaisseaux rénaux.

Expérience VI.

Injection intraveineuse de 0gr,535 de créatine pure par kilogramme du poids d'un chien de 7 kilogr. Pas d'accidents sérieux.

24 mai 1880. — Chien de 7 kilogr., bien portant, opéré une première fois il y a deux mois, aujourd'hui parfaitement guéri. Nos expériences antérieures nous ont appris que si nous voulions tuer un animal de ce poids avec des urines normales fraîches, il nous faudrait injecter dans la veine 472 centimètres cubes d'urine équivalant au volume de la sécrétion rénale pendant trois jours. Ces 472 centimètres cubes renfermeraient

$11^{gr},20$ de matières organiques. La créatine et la créatinine seraient représentées dans cette quantité de matières organiques pour le $\frac{1}{40}$ de $11^{gr},20$. Nous injectons au chien 300 centimètres cubes d'eau distillée tenant en dissolution, $3^{gr},75$ de créatine, donc le $\frac{1}{3}$ des $11^{gr},20$ des matières organiques qu'il eût fallu, au lieu du $\frac{1}{40}$.

Le chien supporte très-bien l'opération; il n'a pas d'autres troubles que ceux occasionnés par l'injection d'eau distillée, quelques irrégularités cardiaques et respiratoires, un peu de salivation et des émissions d'urine abondantes. Les urines renferment de la créatine et de la créatinine pendant plus de 36 heures.

Cet animal a donc reçu, dans les 300 centimètres cubes de liquide injecté, $3^{gr},75$ de créatine pure, ce qui fait par kilogramme de son poids $0^{gr},535$. Ce chiffre est à peu près le tiers de $1^{gr},60$, dose des matières organiques de l'urine nécessaire, par kilogramme de leur poids, pour déterminer la mort des chiens.

La créatine pure ne semble, d'après ce résultat, avoir qu'une puissance toxique bien faible; en tout cas, ce n'est pas à la présence de cet agent que les matières organiques de l'urine empruntent leur pouvoir nocif, si tant est que ce sont les matières organiques que l'on puisse accuser d'être les agents directs de l'empoisonnement urémique.

Expérience VII.

Injection intraveineuse de 0,625 de créatine pure par kilogramme du poids d'un chien de 10 kilogr. Pas d'accidents sérieux.

24 mai 1880. — Chien de 10 kilogr., guéri d'une première opération, très-bien portant aujourd'hui. Si nous avions voulu tuer ce chien avec de l'urine normale, nous eussions été forcés de lui injecter dans la veine, à raison de $1^{gr},60$ de matières organiques par kilogramme de son poids, 16 grammes d'urée et de matières extractives. Le $\frac{1}{40}$ de ce poids est de 0^{gr},40; il représente la proportion de créatine renfermée dans les 16 grammes de matières organiques. Si donc ces dernières devaient leur toxicité à la créatine, le chien qui fait l'objet de cette expérience devrait succomber par l'introduction dans le sang de 40 centigrammes de créatine; nous lui en injectons 6^{gr},25 dissous dans 500 centimètres cubes d'eau; l'opération n'amène pas d'accidents fâcheux, c'est à peine si la respiration et la circulation se troublent pendant quelques minutes. Détaché de la planche, le chien se promène dans le laboratoire comme si on ne lui avait rien fait. Il urine beaucoup, mais les urines sont claires et ne renferment ni albumine, ni matière biliaire. Les urines sont chargées de créatine et de créatinine pendant plus de 48 heures.

La quantité de créatine reçue par ce chien est 0^{gr},625 par kilogramme de son poids; elle est donc bien supérieure au $\frac{1}{40}$ de 1^{gr},60, dose maximum des matières organiques qu'on introduit par kilogramme de leur poids aux animaux que l'on tue par injection directe d'urine fraîche. L'on ne peut donc accuser la créatine d'être le facteur de la toxicité des matières organiques, si même l'on veut doter ces dernières de toutes les propriétés toxiques de l'urine *in toto*.

Expérience VIII.

Injection intraveineuse d'une quantité de créatinine pure équivalente à celle que le chien eût sécrétée en six jours. Pas d'accidents.

3 juillet 1880. — Chienne de 14^{k},500, n'ayant jamais subi d'expérience, adulte et bien portante. Pour tuer cette chienne en lui injectant dans la veine de l'urine fraîche à 1,018 de densité, il nous faudrait employer 1,000 centimètres cubes d'urine, représentant la quantité de la sécrétion de trois jours. Dans ce litre d'urine normale, il y aurait pour les 36 grammes de matières solides, 24 de matières organiques et 12 de matières inorganiques. La créatinine serait représentée au maximum, par le $\frac{1}{40}$ du poids des matières solides, donc dans le cas spécial par 1 gramme au plus. Nous injectons à l'animal 300 centimètres cubes d'eau distillée, tenant en dissolution 2 grammes de créatinine pure, par conséquent le $\frac{1}{20}$ du poids des matières solides.

Malgré cette forte dose de créatinine, l'animal supporte parfaitement l'expérience. Il ne présente, pendant l'opération, qu'une légère irrégularité de la respiration et du cœur et quelque peu de tremblement musculaire. Il ne vomit pas et n'a pas de selles liquides. Deux heures après l'introduction de la créatinine dans le sang, la chienne semble complétement remise. Elle urine cependant beaucoup, les urines sont claires, acides et *très-légèrement albumineuses*. Dès le soir, l'animal mange presque comme à l'ordinaire. On reconnaît par l'analyse la créatinine dans les urines.

4 juillet 1880. — État normal, sauf une certaine tuméfaction de la patte opérée. L'appétit est bon. La présence de la créatine dans les urines n'est pas douteuse.

La puissance toxique de la créatinine, admise par nombre d'auteurs, ne se révèle donc pas chez le chien lorsqu'on injecte dans le sang de ces animaux cette substance pure en quantité du $\frac{1}{20}$ du poids des matières solides des urines sécrétées en trois fois 24 heures.

Nous ferons remarquer, à propos de cette expérience, que la respiration s'est modifiée dans le sens indiqué par M. Cuffer à l'occasion de ses injections de fortes doses de créatine (1). Nous avons en effet observé des phénomènes comparables à ceux de la respiration de Cheyne-Stokes.

(1) Cuffer, *Recherches cliniques et expérimentales sur les altérations du sang dans l'urémie.* Paris, 1878.

Expérience IX.

Injection intraveineuse d'une quantité de créatinine pure équivalente à celle que le chien eût sécrétée en douze ou treize jours. Accidents graves. Mort.

3 juillet 1880. — Chien de $7^{k},700$, bien portant, adulte, urinant en trois jours 520 centimètres cubes d'urine, à raison de $22^{cc},5$ par kilogramme de son poids en 24 heures. Dans cette quantité d'urine fraîche, normale, nécessaire pour tuer l'animal par suite d'injection dans les veines, il y aurait au maximum $0^{gr},50$ de créatinine. Nous prenons de nouveau 2 grammes de créatinine pure, que nous dissolvons dans 200 centimètres cubes d'eau distillée. Nous introduisons dans la veine 100 centimètres cubes de notre liquide, c'est-à-dire, toutes choses égales d'ailleurs, la même dose que celle reçue par la chienne précédente. Nous ne remarquons pas le moindre trouble fonctionnel chez le sujet de l'expérience. Il est donc bien démontré que les chiens supportent très-facilement la créatinine en dose double de la quantité qu'ils sécrètent en trois jours.

Pour apprécier à sa juste valeur la puissance toxique de la créatinine pure, nous continuons l'injection des 100 centimètres cubes restant de notre solution. Nous avons pu introduire dans le sang encore $0^{gr},50$ de créatinine sans provoquer d'accidents sérieux; pendant la poussée des 50 derniers centimètres cubes, la scène change, le chien, en effet, se met à pousser un grand cri, à s'agiter convulsivement sur la planche d'opération; il se tétanise partiellement, la respiration devient irrégulière, suspirieuse, le pouls ne se peut plus compter, la température baisse très-rapidement. Le chien succombe au milieu de ces accidents.

L'autopsie faite immédiatement ne révèle pas de lésions organiques. L'examen du sang ne montre pas d'altérations globulaires, le système nerveux est absolument normal.

Ce résultat expérimental démontre que la créatinine pure peut être toxique et amener des accidents convulsifs, comme le disent certains auteurs, mais cela n'arrive que lorsque l'on injecte dans le sang, très-rapidement, des quantités relativement énormes de créatinine, équivalentes à celles sécrétées à l'état normal en 12 ou 13 jours. L'on ne saurait donc attribuer à la créatinine la cause des accidents de l'urémie expérimentale qui tuent les chiens en moins de 3 jours. D'ailleurs, la créatinine n'existe dans l'organisme qu'à l'état de sels.

Expérience X.

Injection intraveineuse de chlorure de créatinine en quantité équivalente à celle que l'animal eût sécrétée en six jours. Pas d'accidents graves.

6 juillet 1880. — Il convient de ne pas oublier que la créatinine n'existe, dans l'économie et dans les urines, qu'à l'état de sels, principalement de chlorure, dont la réaction est neutre au papier de tournesol. La créatinine, au contraire, a une réaction franchement alcaline, et l'on doit se demander s'il n'y aurait pas entre l'action de la créatinine et d'un chlorure la même différence que l'on observe, quand on injecte dans le sang de la soude et la quantité correspondante de chlorure de sodium. Dans nos expériences sur les matières colorantes de la bile, nous avons appris à connaître l'action nuisible de quantités très-minimes d'un liquide alcalinisé par la soude et nous avons vu les urines devenir albumineuses comme le sont devenues celles du chien de l'observation VIII.

Nous avons donc transformé une partie de notre créatinine en chlorhydrate.

Nous injectons à la chienne du 3 juillet, pesant 14k,500, ayant reçu, à cette date, dans le sang 2 grammes de créatinine, la même quantité de chlorure de créatinine. Cette nouvelle solution est absolument neutre, la première était basique. Les 2 grammes de chlorure de créatinine sont dissous dans 300 centimètres cubes d'eau distillée et représentent une dose au moins double de celle que la chienne aurait éliminée dans les urines de trois jours.

L'animal supporte très-bien l'opération, qui se termine sans le moindre trouble nerveux, sans vomissement, sans salivation et sans émission d'urine exagérée. Détachée de la planche, la chienne ne présente pas de signes pathologiques autres qu'une diarrhée qui dure quelques heures et qu'une soif exagérée qui ne cesse que le lendemain. Les urines recueillies le lendemain matin sont acides, légèrement albumineuses; elles renferment de la créatinine; la chienne a toutes les apparences de la santé, elle mange de la viande.

Expérience XI.

Injection intraveineuse de chlorure de créatinine en quantité équivalente à celle que le chien eût sécrétée en dix jours. Pas d'accidents.

Nous recommençons la même expérience sur un petit chien de 8k,500; quoique cet animal ne pèse que la moitié du précédent, nous lui injectons la même quantité de chlorure de créatinine, 2 grammes dissous dans 300 centimètres cubes d'eau distillée. Ces 2 grammes de chlorure de créatinine représentent une quantité de ce sel équivalente à celle que le chien eût rendue par les urines en 9 jours. Malgré cette dose considérable, l'injection ne produit pas le moindre trouble dans l'économie. C'est à peine si, le lendemain, nous notons de la polyurie.

EXPÉRIENCE XII.

Injection intraveineuse, à un chien ayant les uretères liés, d'une dose de créatine pure et de chlorure de créatinine équivalente à celle que le chien eût sécrétée en six jours. La mort n'a pas été hâtée par cette seconde opération.

Chien de 10 kilogr., bien portant, urinant en trois jours 675 centimètres cubes. Ce volume d'urine contient 24 grammes de matières solides, dont le $\frac{1}{40}$ (0gr,60) représente la créatinine et la créatine sécrétées en trois jours. Nous lions les uretères à ce chien à 8 heures du matin ; la réduction des organes abdominaux est facile, l'animal ne présente pas d'accidents immédiats.

Nous le trouvons à 2 heures du soir se promenant dans le laboratoire, nous lui injectons à ce moment dans la veine crurale 200 centimètres cubes de liquide tenant en dissolution 1 gramme de créatine pure et 2 grammes de chlorure de créatinine. Cette seconde opération est très-bien supportée. L'animal n'a ni convulsions, ni autres accidents graves. Il ne vomit pas et n'a pas de selles.

Les phénomènes d'empoisonnement ne se présentent que dans la nuit, car nous trouvons le chien le lendemain matin vomissant et ayant des selles diarrhéiques très-fétides. L'animal marche encore, mais titube. Il boit beaucoup. Pas d'autres accidents nerveux. Les phénomènes gastro-intestinaux durent toute la journée; nous trouvons le chien vivant le surlendemain matin. Il respire encore, mais il est dans un profond coma dont rien ne peut le tirer. L'insensibilité est complète, on peut toucher les pupilles sans provoquer de réflexes. Il meurt à 10 heures du matin.

Ce chien, malgré l'injection d'une dose de créatine et de créatinine qu'il n'eût pu sécréter en six jours, a vécu plus de 50 heures. Sous ce rapport, il est donc à comparer aux chiens néphrotomisés auxquels nous avons injecté des doses massives d'urée.

Les résultats des expériences personnelles que nous venons de mettre sous les yeux du lecteur ne sauraient permettre de doute. Il est évident que la créatine pure et les sels de créatinine n'ont pas d'action fâcheuse sur l'économie du chien, car l'on peut injecter dans le sang de véritables doses massives de ces substances sans déterminer d'accidents sérieux. Une preuve péremptoire de l'opinion que nous défendons, c'est que les accidents nerveux graves et la mort ne surviennent pas plus vite lorsqu'on introduit les substances organiques dont s'agit, dans le sang d'animaux dont on a préalablement supprimé la sécrétion urinaire par la ligature des vaisseaux rénaux ou des uretères.

La créatinine pure étant une base très-puissante peut être toxique, à l'instar de la potasse et de la soude, lorsqu'on dépasse, dans les injections intraveineuses, la dose de $0^{gr},3$ par kilogramme du poids de l'animal. La créatinine à l'état de base n'existe cependant jamais dans le sang, ni dans les urines; elle y est toujours combinée à des acides ou au chlore. Ajoutons maintenant que, pour que les résultats expérimentaux soient ce que nous venons de dire, il est indispensable d'expérimenter avec des produits absolument purs au point de vue de l'analyse chimique, car notre propre expérience nous a démontré que les produits livrés par le commerce n'ont presque jamais la pureté nécessaire pour servir à des injections intraveineuses.

D. Action de la leucine dans la pathogénie de l'urémie.

D'après certains auteurs, la leucine serait très-répandue dans l'organisme; d'après d'autres, au contraire, elle ne se rencontrerait qu'en proportion très-faible et les quantités que l'on trouve, d'après quelques analystes, devraient être attribuées aux modifications qu'auraient subies les matières albuminoïdes, lorsque dans les procédés d'extraction on n'aurait pas obtenu une coagulation complète et rapide. Un fait certain, c'est que la quantité de leucine que l'on peut retirer de certains organes est plus forte lorsqu'on les abandonne au contact de l'air au lieu de les coaguler immédiatement. Quoi qu'il en soit, on en a signalé des traces dans le suc pancréatique, dans les glandes salivaires et la salive, la thyroïde et le thymus, les capsules surrénales, les ganglions lymphatiques, le foie, le poumon, le rein et même la substance cérébrale grise.

D'après M. Robin (1), elle se rencontre constamment dans l'urine comme partie constituante des matières dites extractives. Mais on ne l'a retirée des urines en quantité notable que dans quelques circonstances morbides. Frerichs, Stædler, Thudicum, Beale, l'ont trouvée dans les urines en cas d'ictère grave, de fièvre typhoïde, de variole.

Les physiologistes sont d'accord pour faire dériver la leucine des matières albuminoïdes; mais elle se produit également aux dépens de la gélatine et des tissus chondrogènes. Braconnot l'avait isolée le premier des produits de la fermentation des matières albuminoïdes (caséine); de nos jours, Schultze et Nencki ont signalé la présence constante de ce corps dans les produits de la digestion pancréatique des matières albuminoïdes. Cette leucine, dans les circonstances normales, paraît être résorbée et trans-

(1) Ch. Robin, *Traité des humeurs*, page 794.

formée en urée, car les auteurs cités ont signalé chez les animaux une augmentation d'urée correspondante à la quantité de leucine ingérée. Nous avions déjà constaté le même fait dans la thèse de M. Challan, mais d'un autre côté cette transformation n'a jamais été totale, et une partie très-notable de ce principe a traversé l'économie sans subir de modification.

La leucine est assez soluble dans l'eau ; elle se dépose parfois dans les urines; sa forme cristallographique permet de la reconnaître facilement au microscope. Les acides et les alcalis modifient sa solubilité ; la leucine du commerce est presque toujours souillée d'impuretés, et il est très-difficile d'obtenir un produit pur (Schützenberger).

Expérience XIII.

Injection intraveineuse de 0gr,60 de leucine par kilogramme du poids de l'animal. Accidents assez sérieux non suivis de mort, malgré l'énormité de la dose.

25 mai 1880. — La leucine, comme nous venons de le voir, est à peine représentée dans les principes organiques qui constituent les matières dites extractives; nous devions néanmoins essayer l'action de cette substance et raisonner à son endroit comme nous l'avons fait pour la créatine. A cet effet, nous avons dissous 5 grammes de leucine pure dans 350 centimètres cubes d'eau distillée et nous les avons injectés à un chien de 8k,500. Cet animal a donc reçu, par kilogramme de son poids, près de 0gr,60 de leucine, c'est-à-dire plus du tiers de la dose de matières organiques que nous lui eussions introduite dans le sang si nous avions voulu le tuer avec des urines normales et fraîches de 1,018 de densité.

Vers la fin de l'opération, le chien commence à vomir et à montrer une très-grande agitation cérébrale; détaché du chevalet, il court dans le laboratoire et a de véritables hallucinations de la vue et de l'ouïe. Les réflexes sont notablement augmentés. La leucine a pu être reconnue dans les urines. Cette excitation dure une demi-heure environ, puis le calme revient et l'animal est aussi doux qu'avant l'opération. Il a plusieurs selles liquides, salive énormément. Dès le lendemain, l'état normal est tout à fait rétabli.

La leucine à forte dose semble donc avoir une certaine action sur le système nerveux; disons cependant que le chien qui fut le sujet de cette expérience était très-jeune et, par suite, très-excitable; d'un autre côté, nous ferons remarquer que la dose de leucine que nous venons de spécifier n'a jamais été rencontrée dans les urines, soit à l'état normal, soit à l'état pathologique.

Expérience XIV.

Injection intraveineuse de $0^{gr},50$ de leucine pure par kilogramme du poids de l'animal. Accidents légers.

25 mai 1880. — Chien de 11 kilogr., bien portant, adulte, n'a jamais subi d'opération. Température, 39°1. Pouls, 98. Respiration, 18. Nous injectons dans la veine crurale, 350 centimètres cubes de liquide tenant en dissolution 5 grammes de leucine, donc près de $0^{gr},50$ de cette substance par kilogramme du poids de l'animal. Le chien supporte très-bien cette opération et ne présente pas les signes nerveux que nous avons notés chez le chien qui fait l'objet de la précédente observation. Remis en liberté, il vomit beaucoup et a de fortes selles liquides. Dès le soir, l'état normal se rétablit, car l'animal mange sa pâtée comme à l'ordinaire. La présence de la leucine a été constatée dans les urines.

Ces deux observations démontrent que la leucine injectée dans le sang n'a qu'une influence très-faible, et ce n'est qu'à fortes doses qu'elle détermine quelques accidents cérébraux passagers. En tout cas, nous ne saurions lui attribuer les accidents urémiques, si même nous admettions qu'elle pût, dans certaines circonstances, s'accumuler dans l'économie en quantités égales à nos doses expérimentales.

L'analyse du sang d'animaux ayant subi la ligature des vaisseaux rénaux démontre, du reste, péremptoirement que cette substance ne s'est pas accumulée dans le sang en proportion comparable, même de loin, à celle que nous avons injectée dans nos expériences.

Les analyses des urines de nos deux chiens semblent indiquer que, contrairement à l'opinion de Schultze et de Nencki, la leucine ne se transformerait pas totalement en urée en traversant l'organisme. Nous avons également pu nous assurer qu'il n'y avait pas dans les urines excès de produits ammoniacaux.

E. Action de la tyrosine dans la pathogénie de l'urémie.

La tyrosine a été rencontrée dans les organes où l'on a signalé la leucine. Ce fait est à rapprocher de ce qui se passe dans la préparation chimique de ces corps qui prennent toujours naissance simultanément, mais en proportions variables, paraissant dépendre du temps de chauffe et des réactifs que l'on emploie pour le dédoublement des corps générateurs (albumine, gélatine, etc.). La tyrosine est peu soluble dans l'eau ; sa solubilité dans les solutions alcalines aussi bien que dans celles qui sont légèrement acides, porte à penser, comme dit M. Ch. Robin, qu'elle se dissout dans les solides et les liquides de l'organisme en combinaison avec la substance organisée.

Les physiologistes admettent qu'elle est un produit de la décomposition lente des principes albuminoïdes ; on l'a signalée dans le sang et les urines dans certains cas d'ictère grave, de typhus et d'autres maladies infectieuses. Elle cristallise facilement dans les urines en aiguilles groupées ou isolées, ou en octaèdres minces et allongés, très-fragiles, dérivant du prisme droit à base cassée. Elle peut y former des sédiments directement reconnaissables à l'aide du microscope (1).

Au point de vue physiologique, tout ce qui a été dit de la leucine peut s'appliquer à la tyrosine. La tyrosine appartient aux corps rangés par la chimie moderne dans la série aromatique ; la leucine, au contraire, appartient à la série grasse. Ce fait explique pourquoi les produits de décomposition de ces deux corps ne sont pas les mêmes ; tous deux peuvent fournir de l'ammoniaque ou des dérivés azotés. Aussi a-t-on pu dire que la tyrosine concourait à la formation de l'urée; mais une partie de ce corps est éliminée sous forme de dérivés de la série aromatique. Brieger a constaté tout récemment que chez l'homme, après ingestion de tyrosine, il y avait augmentation de phénol et de phénolsulfates dans l'urine, tandis que la tyrosine ne se retrouvait pas dans l'urine ni dans les excréments. Nous avons constaté nous-mêmes que la tyrosine injectée dans le sang de chiens passait en partie dans l'urine, inaltérée; il y a une augmentation sensible de l'acidité (probablement due à de l'acide hippurique). L'augmentation de l'urée (dosée par le procédé de l'hypobromite) nous a semblé douteuse, mais l'augmentation des phénolsulfates signalée par Brieger chez l'homme était certaine. Inutile de dire que, dans toutes ces expériences, le régime était le même pour éviter les causes d'erreur dues à la variation des phénolsulfates sous l'influence de l'alimentation. Testut (2) incline à penser que la tyrosine se décompose dans le foie et que cette décomposition donnerait naissance à l'acide glycocholique. Cette opinion est absolument hypothétique jusqu'à présent.

(1) Ch. Robin, *Traité des humeurs*, p. 795.

(2) Testut, *loc. cit.*, p. 20.

La tyrosine, d'après Challan (1), a été signalée dans le sang des urémiques, surtout de ceux atteints de dégénérescence amyloïde des reins.

EXPÉRIENCE XV.

Injection intraveineuse d'eau acidulée saturée de tyrosine en quantité équivalente au volume d'urine de trois jours. Pas d'accidents graves.

27 mai 1880. — La tyrosine étant très-peu soluble et n'existant, en tout cas, dans les urines qu'en proportions très-minimes, nous avons étudié l'action de cette substance en injectant dans le sang d'animaux bien portants, des quantités d'eau distillée équivalentes au volume des urines de trois jours que nous saturions de tyrosine.

Nous injectons à un premier chien de 12^{k},400, très-bien portant et urinant en trois jours 837 centimètres cubes, cette quantité d'eau distillée saturée de tyrosine très-pure. Ces 837 centimètres cubes de liquide dissolvent 46 centigrammes de tyrosine. Cette injection, faite à l'aide de la pompe de Moncoq, ne provoque pas plus d'accidents que l'eau distillée elle-même.

(1) CHALLAN, *loc. cit*, p. 71.

Expérience XVI.

Injection intraveineuse d'eau acidulée saturée de tyrosine en quantité équivalente au volume d'urine sécrétée en trois jours. Pas d'accidents sérieux.

27 mai 1880. — Il en est de même chez un second chien de $10^k,400$, qui reçoit dans la veine crurale 702 centimètres cubes d'eau distillée acidulée, saturée de tyrosine par $0^{gr},38$ de cette substance. L'animal sujet de cette expérience ne présente pas d'autres troubles que ceux que nous avons signalés chez les chiens auxquels nous injections le $\frac{1}{15}$ de leur poids d'eau distillée pure ou acidifiée au degré des urines normales. L'urine recueillie pendant deux jours était peu colorée ; son acidité était très-forte et, d'après un essai, paraissait être due à de l'acide hippurique ; la proportion de phénolsulfates avait presque triplé ; l'urée ne paraissait pas augmentée. Il se forma dans les urines un dépôt qui présentait les formes microscopiques de la tyrosine et donnait la réaction de Piria.

Ces expériences ne permettent pas d'attribuer à la tyrosine, que l'on pourrait rencontrer à l'état de traces dans les urines, une influence toxique, et l'on ne saurait admettre que les substances organiques des urines lui doivent leur pouvoir intoxicant. Les quantités de tyrosine que nous avons injectées, quoique faibles, sont en tous cas bien supérieures à celles que l'on rencontre dans les urines même les plus chargées de matières extractives.

F. Action de la taurine dans la pathogénie de l'urémie.

La taurine existe en petite quantité dans le contenu de l'intestin et dans les excréments; on l'a trouvée encore dans les muscles et les poumons de quelques mammifères, dans l'urine du bœuf, dans le foie et la rate de quelques mammifères. Dans l'intestin, elle provient évidemment de la décomposition de l'acide taurocholique; quant à l'origine de la taurine qui existe à l'état de combinaison dans l'acide taurocholique, on n'en sait à peu près rien. On peut seulement supposer qu'elle est un produit de désassimilation des substances albuminoïdes.

La taurine que l'on a retirée des poumons, du sang et des urines provient, d'après Ch. Robin, du pneumate de soude, car l'acide pneumique est un acide copulé comme l'acide taurocholique; il est, en effet, constitué par de l'acide lactique uni à de la taurine. Celle-ci se séparant de son acide donnerait lieu à la formation de la taurine cristallisée (1).

Les produits de décomposition de la taurine sont variables, suivant les réactifs que l'on emploie. Sous l'influence de la potasse en fusion, elle donne de l'ammoniaque, du sulfate et de l'acétate de potassium. D'après Buchner, le mucus de la vésicule biliaire ferait subir la même transformation à la taurine en présence d'un liquide alcalin. Cette transformation paraît s'accomplir dans l'organisme, au moins chez les herbivores et les oiseaux; en effet, Salkowski, chez le lapin, et C. O. Cœch, chez le poulet, ont constaté une augmentation des sulfates de l'urine et des excréments. Chez l'homme et le chien, il n'en est pas de même; d'après les expériences de Salkowski, une partie de la taurine passe inaltérée

(1) Ch. Robin, *Traité des humeurs*, note de la page 658.

dans l'urine, mais la majeure partie s'unit à l'acide carbamique qui se retrouve dans l'urine. Il ne serait pas impossible, du reste, que cet acide taurocarbamique existât dans l'urine à l'état normal.

Dans nos injections de taurine, nous avons constaté que le dosage des sulfates fait sur trois quantités égales d'urines, dont la première fut acidulée par de l'acide acétique, la seconde par de l'acide chlorhydrique et la troisième par un mélange d'acide chlorhydrique et de chlorate, donnait des résultats complétement différents de ceux obtenus de la même manière, chez le même animal, pendant la période d'essai. La proportion d'éléments sulfurés, en général, avait augmenté; cette augmentation était sensible pour les phénolsulfates; la différence entre les deux derniers dosages était très-forte, ce qui ne peut s'expliquer que par l'élimination d'un principe sulfuré qui n'est pas précipité en solution chlorhydrique par le chlorure de baryum et qui ne l'est que lorsqu'il est décomposé par le chlorate; la taurine se comporte ainsi; il en serait de même de l'acide taurocarbamique, dont Salkowski admet l'existence dans les urines après les injections de taurine.

Expérience XVII.

Injection intraveineuse de 0gr,50 de taurine pure par kilogramme du poids de l'animal. Pas d'accidents.

26 mai 1880. — Chien pesant 12 kilogr., bien portant, quoiqu'ayant déjà servi à deux expériences. Température, 39°2. Pouls, 100. Respiration, 16. Nous injectons dans la veine crurale de cet animal 250 centimètres cubes d'eau distillée légèrement acidulée, tenant en dissolution 6 grammes de taurine; le chien reçoit donc par kilogramme de son poids 0gr,50 de taurine. Il supporte très-bien cette opération et ne manifeste aucun trouble fonctionnel. C'est à peine si la quantité des urines augmente pendant les 24 premières heures. Le soir même du jour de l'opération, l'animal dévore sa pâtée comme à l'ordinaire.

Expérience XVIII.

Injection intraveineuse de 0gr,50 de taurine par kilogramme du poids de l'animal. Pas d'accidents.

26 mai 1880. — Nous refaisons une seconde expérience dans les mêmes conditions que celles de la précédente, sur un chien de 7k,250. Nous lui introduisons dans le sang veineux 4 grammes de taurine dissoute dans 250 grammes d'eau distillée. Malgré cette dose de plus de 50 centigrammes de taurine par kilogramme de son poids, l'animal ne présente aucun signe de maladie. Il n'a même pas d'envies de vomir. Le cœur et la respiration ne se modifient pas ; le soir de l'opération, il mange bien. Les urines du lendemain sont claires, acides, et ne renferment ni albumine, ni matières biliaires. Les sédiments de l'urine de ces deux chiens renfermaient des cristaux, en petite quantité, qui ressemblaient d'une manière bien manifeste à ceux de la taurine.

Ces deux expériences sont concluantes, elles ne permettent pas d'attribuer à la taurine le pouvoir toxique que certains auteurs se plaisent à reconnaître aux matières organiques de l'urine, car cette substance, qui entre pour une si petite part dans les produits dits extractifs de l'urine, n'a déterminé aucun effet appréciable, quoique nous ayons introduit dans le sang de nos deux chiens des doses de taurine équivalentes à plus du tiers de la quantité des matières organiques contenues dans la masse d'urine fraîche et normale nécessaire pour amener la mort de ces deux animaux.

G. Action de la xanthine, de l'hypoxanthine et de la guanine dans la pathogénie de l'urémie.

La xanthine, l'hypoxanthine et la guanine sont des matières extractives de l'urine qui rappellent, par leur composition, l'acide urique. « Tous ces principes, dit M. Robin, représentent des produits du dédoublement désassimilateur des substances organiques azotées ; ils sont formés simultanément ou successivement ; ils ont une constitution analogue, en raison de l'analogie de composition des composés générateurs dont ils proviennent. » Xanthine, hypoxanthine, guanine, se rencontrent dans le sang, dans lequel elles sont déversées par le travail désassimilateur du foie, de la rate, du thymus, du pancréas, des muscles, du cerveau même. L'urine ne dissout que très-peu de ces substances, qui sont bien plus solubles dans les liquides alcalins ou acides.

La xanthine, l'hypoxanthine et la guanine sont considérées généralement comme des produits intermédiaires entre les matériaux azotés et l'acide urique; ce ne serait, d'après la plupart des chimistes, que de l'acide urique non encore suffisamment oxydé. Morat, qui a découvert ces substances dans des calculs vésicaux, les appelait pour cette raison acide ureux et oxyde xanthique. Ces produits de désassimilation organique ne se rencontrent dans l'urine normale qu'en très-petite quantité, si l'on en juge par la quantité d'urine normale qu'il faut pour en retirer 1 gramme de xanthine. 300 litres d'urine sont, en effet, nécessaires pour en retirer cette quantité de xanthine. L'on trouve des proportions plus fortes de ces matières dans les urines des leucocythémiques et dans celles d'individus atteints de certaines formes d'ictère grave.

L'on ne sait rien encore de précis sur la décomposition de ces matières extractives. L'injection de ces substances semble avoir donné lieu, d'après certaines observations de Kerner, à une augmentation assez sensible de la quantité d'urée dans l'urine.

Expérience XIX.

Injection intraveineuse d'eau distillée acidulée, saturée de xanthine, en quantité du volume des urines sécrétées en trois jours. Pas d'accidents sérieux.

9 juillet 1880. — Nous injectons à un chien mouton de 7 kilogr. le quinzième de son poids d'eau distillée, acidulée et saturée de xanthine très-pure, préparée au laboratoire de chimie. L'opération est très-bien supportée, l'animal ne montre pas le moindre trouble en dehors des accidents habituels aux injections d'eau distillée pure.

Expérience XX.

Injection intraveineuse d'eau distillée acidulée, saturée à la température de 35° d'hypoxanthine et de guanine, en quantité équivalente au volume des urines sécrétées en trois jours. Pas d'accidents.

10 juillet 1880. — Chien de 8^k,290, petit dogue, ayant déjà servi à des expériences, aujourd'hui très-bien portant. Il reçoit dans la veine le quinzième de son poids d'eau distillée acidulée dans laquelle nous faisons dissoudre, jusqu'à saturation, de l'hypoxanthine et de la guanine. Nous ne constatons pas le moindre accident nerveux ni pendant ni après l'opération. Dès le lendemain, l'animal mange et boit comme à l'ordinaire.

Ces résultats ne permettent pas le moindre doute : il est évident que la xanthine, l'hypoxanthine et la guanine ne sont pas nuisibles à l'organisme; on peut sans inconvénient injecter dans le sang des proportions de ces substances bien supérieures à celles qui existent normalement dans le sang; il n'est donc pas admissible qu'elles jouent un rôle quelconque dans la pathogénie des accidents dits urémiques.

Les vingt expériences qui précèdent, faites avec toutes les précautions possibles et avec des produits chimiques absolument purs, jugent en grande partie la théorie de Schottin sur la pathogénie de l'urémie. Il est, en effet, évident que l'on ne saurait admettre, d'après les résultats que nous venons de mentionner, que les matières organiques que nous avons étudiées et qui forment une grande partie des matières extractives de l'urine soient par elles-mêmes des substances toxiques. Nous venons de démontrer, au contraire, que ces substances peuvent circuler dans le sang en proportion très-exagérée, sans jeter des troubles bien graves dans l'organisme. La théorie de *Schottin* ne semble donc pas avoir de base plus solide que celle de *Wilson*. Avant de la condamner définitivement, nous devons toutefois nous demander si les matières organiques azotées que l'on n'a pas encore pu isoler, mais dont on a retrouvé l'existence dans ce qu'on nomme les matières extractives et dont la théorie fait prévoir la possibilité, sont également inoffensives. La chimie n'a pas encore pu, comme nous l'avons dit à diverses reprises, les isoler; nous avons donc choisi une voie détournée.

Des urines normales et filtrées ont été rapidement concentrées par des congélations successives. Le résidu solide, composé des matières organiques et des matières inorganiques, fut ensuite traité de diverses manières de façon à être dépouillé, dans les limites du possible, des matières inorganiques. Cette manière de procéder nous a permis d'isoler l'ensemble des matières organiques, tant celles que nous connaissons déjà que celles encore inconnues, dont nous voulions étudier l'action sur l'économie. Les expériences faites avec ce résidu, qui comprend l'ensemble des principes organiques connus sous le nom de matières extractives en masse, feront l'objet du chapitre suivant. Elles nous permettront, non-seulement de contrôler les expériences que nous venons d'exposer, mais nous autoriseront encore, dans le cas où elles nous donneraient des résultats non concordants avec ceux obtenus en agissant avec les matières extractives connues, à attribuer les phénomènes nouveaux que nous pourrions enregistrer, aux matières extractives que la chimie n'est pas encore parvenue à étudier isolément.

CONCLUSIONS.

I.

Les substances comprises sous le nom de matières extractives urinaires, dont la composition chimique est nettement déterminée, telles que l'urée, l'acide urique, les urates, l'acide hippurique, les hippurates, la créatine, les sels de créatinine, la leucine, la tyrosine, la guanine, la xanthine et l'hypoxanthine, la taurine, peuvent être injectées dans le sang à des doses infiniment supérieures à celles qui se trouveraient dans le volume des urines sécrétées pendant trois fois vingt-quatre heures, sans déterminer dans l'organisme de troubles sérieux, soit du côté du tube digestif, soit du côté des centres nerveux.

II.

L'injection dans le sang de ces mêmes substances, pratiquée sur des animaux dont on a préalablement supprimé la fonction urinaire par la ligature des vaisseaux rénaux ou des uretères, ne modifie en rien la marche habituelle des accidents urémiques ; ni les phénomènes gastro-intestinaux, ni les manifestations nerveuses, ni l'époque de la mort ne se trouvent sensiblement changés.

III.

Ces deux ordres d'expériences établissent nettement que l'on ne saurait imputer à la rétention des matières extractives ci-dessus spécifiées, le rôle prépondérant qu'ont voulu leur faire jouer dans la pathogénie de l'urémie les théories de Wilson et de Schottin.

IV.

La créatinine pure étant une base puissante a des propriétés toxiques analogues à celles de la potasse ou de la soude; mais il faut remarquer que cette substance n'existe jamais dans l'organisme qu'à l'état de combinaison, et que les sels de créatinine sont tout aussi inoffensifs que la créatine, l'urée, la leucine ou la tyrosine.

V.

Les analyses des urines faites après l'introduction dans le sang des matières extractives susnommées, ne semblent pas indiquer que ces substances organiques subissent en totalité dans l'organisme de profondes modifications. Une partie de ces principes est toujours éliminée par la sécrétion rénale d'une manière assez rapide.

CHAPITRE VI.

ÉTUDE DE L'ENSEMBLE DES MATIÈRES ORGANIQUES URINAIRES AU POINT DE VUE DE LA PATHOGÉNIE DE L'URÉMIE.

Il est très-difficile d'isoler les substances dissoutes dans les urines, et surtout de séparer d'une manière complète les substances organiques des matières inorganiques.

Nous avons essayé divers procédés que nous relaterons avant chaque série d'expériences. Nous comptions obtenir des résultats très-nets en mettant à profit la séparation par la dialyse. Mais cette opération, à elle seule, ne nous a pas donné de résultats suffisants, et nous avons dû la combiner avec une autre méthode qui nous a permis d'éliminer d'une manière absolue les composés à base potassique et d'obtenir des liquides ne renfermant, à côté des matières organiques, que de très-faibles quantités de sels à base de sodium. Or, on sait que ces composés n'ont pas l'action nocive des composés potassiques correspondants.

En suivant cette méthode, nous avons éliminé, en même temps que la majeure partie des matières inorganiques, une certaine portion de principes organiques, mais cela n'avait pas d'importance pour le résultat que nous voulions atteindre, car les substances organiques ainsi éliminées sont précisément celles dont l'action a été étudiée dans le chapitre précédent. Cette séparation n'est du reste pas complète, car le liquide auquel nous avons abouti en renfermait toujours une notable quantité, mais contenait en outre la totalité des principes organiques que la chimie n'a pas pu isoler jusqu'à ce jour à l'état de pureté.

A. Parallèle entre l'action des principes séparés par la dialyse.

Nous réunissons, le 23 décembre 1879, les urines de tous les élèves qui ont fréquenté les cours et les conférences de la Faculté dans la journée; nous recueillons ainsi de 77 à 80 litres d'urines normales d'une densité de 1,018; elles sont immédiatement soumises à la congélation. De congélation en congélation, ces urines finissent par être réduites à un volume de 2,090 centimètres cubes, d'une densité de 1,114 à 1,115 à + 6° de température. L'expérience du 1er décembre 1879 nous a appris que des urines ayant la densité de 1,114 tuent les chiens à la dose de 7 à 8 centimètres cubes par kilogramme du poids de l'animal.

L'analyse chimique des 2,090 centimètres cubes d'urine de 1,115 de densité donne la composition suivante p. 1,000 :

234gr,40 de matières solides,
dont : 144 ,45 de matières organiques,
90 ,05 de matières inorganiques.

Les chlorures contenus dans cette urine renferment 47 grammes de chlore. Le dosage de l'urée selon la méthode d'Yvon donne 81,90 d'urée p. 1,000, 126,48 selon la méthode de Liebig.

Cette analyse faite, l'urine condensée a été traitée par trois litres d'alcool; il s'est formé un précipité qui lavé à l'alcool pesait 60 grammes. Ce précipité a été traité par 300 centilitres d'eau bouillante. La partie dissoute fut ensuite évaporée au bain-marie, et évaporée à cristallisation. Il resta un liquide sirupeux refusant de cristalliser, qui fut soumis pendant 48 heures à la dialyse.

Il est resté sur le dialyseur 57 centimètres cubes de liquide; le volume du liquide dialysé s'élevait à 85 centimètres cubes. Une partie de ces deux liquides a été soumise à l'analyse et a fourni les résultats suivants :

Liquide resté sur le dialyseur.

Résidu p. 100	92gr,05 ;	par centim. cube,	0gr,92
Sels minéraux	13 ,50	—	0 ,135
Matières organiques	78 ,55	—	0 ,7855
Matières extractives. . . .	7 ,45		
Urée (procédé Liebig) . .	71 ,10		
Urée (proc. hypobromite).	31 ,32		

Liquide dialysé.

Résidu p. 100	57gr,24 ;	par centim. cube,	0gr,5724
Sels minéraux	34 ,80	—	0 ,348
Matières organiques	22 ,44	—	0 ,2244
Matières extractives. . . .	8 ,13		
Urée (procédé Liebig) . .	14 ,31		
Urée (proc. hypobromite).	2 ,75		

Il ressort de cette analyse que les deux liquides ont une constitution chimique bien différente ; les matières organiques sont relativement plus abondantes dans le liquide dialyseur, les substances inorganiques dans le liquide dialysé. Chacun d'eux a servi à deux expériences.

Expérience I.

Injection, dans la veine crurale d'un chien, de 18cc,88 du liquide resté sur le dialyseur étendu par de l'eau distillée à 28 centimètres cubes. Accidents sérieux mais non mortels.

3 janvier 1880. — Chien de 16 kilogr., bien portant, n'ayant jamais servi à des expériences. Sa température est de 40°5. La veine crurale mise à nu, nous injectons 18cc,88 du liquide dialyseur susdécrit, que nous étendons avec de l'eau distillée à

28 centimètres cubes ; l'animal reçoit donc 2 centimètres cubes de liquide par kilogramme de son poids. Il supporte très-bien l'opération, pendant laquelle on n'observe que des troubles respiratoires et circulatoires ; de 16, la respiration monte à 28, le cœur bat 140 fois à la minute. Le pouls est petit, irrégulier. La température baisse de $\frac{5}{10}$ de degré.

Détaché de la planche, l'animal vomit plusieurs fois ; il a trois selles, dont la première est solide, les deux autres liquides. Les urines sont très-abondantes, nulle trace de convulsions ; la marche est régulière, nullement titubante ; c'est à peine si, pendant une demi-heure, l'animal montre quelques signes de prostration et peut-être un peu de diminution de la sensibilité.

Dès le lendemain, le chien va très-bien ; il mange avec appétit, n'a plus de diarrhée ; les urines sont toujours abondantes, ne renferment ni sang ni albumine ; elles sont légèrement acides.

Suivant la constitution chimique du liquide dialyseur, ce chien a donc reçu dans les 18^{cc},88 qui lui ont été injectés :

17^{gr},27 de matières solides,
dont : 14 ,72 de matières organiques,
2 ,54 de matières inorganiques ;

ce qui fait par kilogramme de son poids :

1^{gr},21 de matières solides,
dont : 1 ,05 de matières organiques,
0 ,16 de matières inorganiques.

Expérience II.

Injection intraveineuse du liquide resté sur le dialyseur en quantité de 38^{cc},22. Accidents très-sérieux mais non mortels.

3 janvier 1880. — Nous injectons à un chien de 10^{k},800, bien portant, par la veine jugulaire 38^{cc},22 du liquide dialyseur, étendu avec de l'eau distillée à 57 centimètres cubes; le chien reçoit donc environ 5 centimètres cubes de liquide par kilogramme de son poids. Il présente pendant l'injection des troubles respiratoires très-marqués qui nous font craindre un instant pour la vie de l'animal; la température baisse de près d'un demi-degré. Immédiatement détaché du chevalet, l'animal se remet sur ses jambes avec peine, commence aussitôt à vomir, à avoir des selles liquides, à uriner beaucoup et à saliver. Au bout d'une demi-heure, le calme se rétablit et le chien se promène dans le laboratoire; il ne titube pas, mais est très-abattu. Pas de convulsions.

4 janvier. — Le chien a beaucoup vomi dans la nuit; il ne mange pas, la température est à 40°8; peu d'urine, mais forte diarrhée franchement sanguinolente.

5 janvier. — Mieux sensible: le chien commence à manger, ne vomit plus, la température est à 40°5, les selles sont encore sanglantes.

6 janvier. — La diarrhée persiste, mais les selles ne renferment plus de sang, l'appétit est bon, les urines sont normales, sauf quelques traces d'albumine et de matières colorantes de la bile.

Les 38cc,22 du liquide dialyseur injectés à ce chien renfermaient :

34gr,96 de matières solides,
dont : 29 ,81 de matières organiques,
5 ,15 de matières inorganiques;

ce qui fait par kilogramme du poids de l'animal :

3gr,22 de matières solides,
dont : 2 ,75 de matières organiques,
0 ,47 de matières inorganiques.

Si l'on compare ces deux résultats à ceux qui sont consignés dans le tableau résumant les expériences d'injections d'urine fraîche de densité supérieure à la densité normale et ayant entraîné la mort ou des accidents graves, il nous est facile de voir que l'on peut injecter dans le sang des quantités de matières organiques urinaires bien supérieures à celles indiquées dans ce tableau, sans provoquer de convulsions ni la mort, pourvu que le chiffre des matières inorganiques reste inférieur à 0gr,60 par kilogramme du poids de l'animal. Ajoutons néanmoins que nos deux chiens, ayant présenté des phénomènes morbides sérieux, nous ne nous croyons pas encore en droit d'innocenter complétement les matières organiques. Il nous faudrait pour cela connaître d'une façon précise l'influence des matières inorganiques qui restaient dans notre liquide d'injection, ou n'opérer qu'avec des matières organiques absolument dépouillées des matières inorganiques. Les effets des liquides dialysés, que nous allons exposer, nous permettront d'être plus affirmatifs, car, comme nous le savons déjà, le rapport des matières organiques aux matières inorganiques y est précisément renversé.

Expérience III.

Injection intraveineuse de 50 centimètres cubes du liquide dialysé susdécrit. Accidents graves, mort.

3 janvier 1880. — Chien de 24 kilogr., n'ayant jamais subi d'opération. Température, 40°. Nous introduisons dans la veine crurale 50 centimètres cubes du liquide dialysé dont nous avons donné l'analyse plus haut, environ 2 centimètres cubes par kilogramme du poids de l'animal. L'injection n'est pas terminée que le chien présente déjà de grands troubles de la respiration et de la circulation ; il fait des efforts de vomissement considérables qui n'aboutissent pas. Viennent ensuite des tremblements de tout le corps et une raideur convulsive de quelques secondes. Détaché de la planche, le chien essaie à différentes reprises de se relever, il continue à faire des efforts de vomissement pendant quelques instants et tombe dans un état syncopal dont aucune excitation ne peut le tirer. La mort survient après le retour de quelques profondes inspirations et d'une crise tétanique très-courte.

L'autopsie, faite immédiatement après la mort, ne révèle pas de lésions organiques. Le cœur gauche est vide de sang, le cœur droit distendu. Les poumons sont congestionnés; il en est de même du foie et des reins. Rien du côté du système nerveux. Le sang n'est pas sensiblement altéré dans ses globules.

Les 50 centimètres cubes du liquide dialysé injectés dans le sang de cet animal contenaient, d'après l'analyse détaillée ci-dessus mentionnée :

28gr,5 de matières solides,
dont : 17 ,5 de matières inorganiques,
11 ,0 de matières organiques;

le chien a donc reçu par kilogramme de son poids :

1gr,18 de matières solides,
dont : 0 ,72 de matières inorganiques,
0 ,46 de matières organiques.

Expérience IV.

Injection intraveineuse de 35 centimètres cubes du liquide dialysé susdécrit. Accidents graves, mort rapide.

3 janvier 1880. — Chien de 17 kilogr. Température, 40°. Nous injectons dans la veine crurale une solution obtenue en ajoutant à 35 centimètres cubes du liquide dialysé 100 centimètres cubes d'eau; l'animal avait donc reçu, par kilogramme de son poids, 2 centimètres cubes environ du liquide dialysé primitif.

L'injection dans le sang amène des troubles respiratoires immédiats très-sérieux et des irrégularités cardiaques manifestes.

La respiration se précipite et est irrégulière, le pouls est très-fréquent, la température baisse de $\frac{2}{10}$ de degré. Aussitôt après l'opération, le chien vomit, a des selles fréquentes et liquides, et rend des urines abondantes. Au milieu de cette crise que nous croyons salutaire surviennent des convulsions toniques et cloniques qui se terminent par un véritable accès de tétanos et la mort.

L'autopsie ne révèle pas de lésions organiques pouvant expliquer la mort, le système nerveux est congestionné, mais ni les tubes, ni les cellules ne présentent d'altération. Les globules du sang ont leurs caractères habituels.

Les 35 centimètres cubes du liquide injecté contenaient :

19gr,95 de matières solides,
dont : 12 ,25 de matières inorganiques,
7 ,70 de matières organiques;

le chien a donc reçu par kilogramme de son poids :

1gr,17 de matières solides,
dont : 0 ,72 de matières inorganiques,
0 ,45 de matières organiques.

Ces deux expériences établissent péremptoirement que le *liquide dialysé* injecté dans le sang est bien plus toxique que le *liquide* resté sur le *dialyseur*. Les matières organiques urinaires y sont cependant en bien moindres proportions que dans le second; par contre, les matières inorganiques y sont représentées par des chiffres bien plus élevés. Les chiens qui font l'objet de ces deux expériences sont morts en n'ayant reçu dans le sang que des quantités relativement minimes de matières organiques, de beaucoup inférieures à celles que nous avions injectées aux animaux tués par injections d'urines concentrées. Les matières inorganiques, au contraire, introduites dans les veines dans le cours de nos expériences se rapprochent des chiffres notés comme toxiques dans le tableau de nos expériences faites avec des urines fraîches et très-concentrées. (Voir le tableau du chapitre IV.)

Les accidents nerveux et la mort paraissent, d'après les deux séries d'expériences que nous venons d'analyser, dépendre bien plus des matières inorganiques que des matières organiques du liquide urinaire. Il nous semble, par suite, logique d'en déduire que les phénomènes toxiques observés chez les deux premiers chiens dépendent bien plus des petites quantités de matières inorganiques injectées qu'à la grande proportion des matières organiques.

La conclusion qui s'impose en tout cas, jusqu'à présent, c'est que la puissance toxique des urines fraîches normales, diluées ou concentrées relève bien plus de leur richesse en matières inorganiques qu'en matières organiques. Le rapport des unes et des autres dans le résidu solide de toute urine peut toujours donner une assez juste appréciation du pouvoir d'intoxication de celle-ci.

B. Étude des matières extractives obtenues par éliminations successives des principes cristallisés.

La séparation des matières organiques et des matières inorganiques dissoutes dans nos urines concentrées, opérée par la dialyse, était imparfaite. Nous pensions obtenir de meilleurs résultats en employant le procédé suivant.

1,000 centimètres cubes d'urine concentrée à la densité de 1,100 sont traités par trois fois leur volume d'alcool. Le précipité ainsi obtenu, composé principalement de sels, est séparé du liquide par filtration. On distille l'alcool et l'on concentre lentement le liquide aqueux qui reste en séparant les cristaux qui se sont formés pendant la nuit. On obtient ainsi un liquide sirupeux qui, même exposé au froid pendant plusieurs journées, n'abandonne plus de cristaux.

Sa composition par centimètre cube est la suivante :

0gr,8780 de résidu,
dont : 0 ,7505 de matières organiques,
0 ,1275 de matières inorganiques.

Ces dernières contiennent principalement du chlorure de sodium et relativement peu de chlorure de potassium.

Les matières organiques renferment peu d'urée et sont formées essentiellement par les substances que nous avons nommées *extractives*.

Par sa composition chimique, ce liquide se rapproche sensiblement de celui du liquide dialyseur qui a servi à notre première série d'expériences; nous la reproduisons ici pour montrer qu'il n'y a de différence sensible qu'au point de vue des matières inorganiques, dont la quantité est plus faible dans le liquide actuel.

0gr,92 de matières solides,
dont : 0 ,77 de matières organiques,
0 ,15 de matières inorganiques.

Expérience V.

Injection intraveineuse de 19 centimètres cubes d'un liquide très-riche en matières organiques, obtenu par évaporations successives. Accidents sérieux.

22 mars 1880. — Nous injectons dans la veine d'un jeune chien pesant 9 kilogr. 19 centimètres cubes du liquide dont nous venons de donner la composition, ce qui fait un peu plus de 2 centimètres cubes par kilogramme du poids de l'animal.

Aussitôt après l'opération, nous notons les accidents suivants : respiration irrégulière, grande agitation cardiaque, salivation considérable, abaissement de la température de $\frac{2}{10}$ de degré. Détaché de la planche, le chien vomit plusieurs fois, rend des selles d'abord solides, puis très-liquides. Après 10 minutes, l'animal se relève, se met à boire et à uriner. Les urines rendues sont acides. Les symptômes nerveux font défaut en dehors de la prostration relative qu'ont amenée les symptômes que nous venons de mentionner. Ce n'est qu'au bout d'une heure que le chien ne semble plus sous l'influence des substances toxiques injectées. Dès le lendemain, l'animal va très-bien : il commence à manger, il n'a plus de diarrhée; il boit toujours beaucoup. Les urines sont acides.

24 mars. — État satisfaisant, appétit bon, urines normales.

Ce chien a reçu dans les 19 centimètres cubes de liquide injecté :

16gr,66 de matières solides,
dont : 14 ,26 de matières organiques,
2 ,40 de matières inorganiques;

ce qui fait par kilogramme de son poids :

1gr,84 de matières solides,
dont : 1 ,58 de matières organiques,
0 ,26 de matières inorganiques.

Expérience VI.

Injection intraveineuse de 15 centimètres cubes d'un liquide très-riche en matières organiques urinaires, obtenu par évaporations successives. Accidents sérieux.

22 mars 1880. — Un chien de 7 kilogr., bien portant, n'ayant jamais subi d'opération, reçoit en injection, à l'aide de la pompe de Moncoq, 15 centimètres cubes du liquide qui a servi à l'expérience précédente. L'animal, plus âgé que le précédent, a cependant des accidents immédiats analogues, quoique moins violents.

La respiration et la circulation se troublent profondément, la température baisse de près d'un demi-degré ; les vomissements, d'abord alimentaires, deviennent bientôt bilieux et glaireux. Les selles sont liquides, séreuses. La marche est régulière. Cette crise gastro-intestinale dure près de 20 minutes ; aussitôt terminée, l'animal boit beaucoup, urine copieusement et se couche tranquillement. Nulle crise convulsive n'a été notée.

Le lendemain de l'expérience, le chien est aussi bien que possible. Il ne vomit plus, n'a plus de selles liquides, commence à manger. Les urines, acides, ne sont pas albumineuses, mais très-chargées de matières biliaires. La température est normale.

Ce chien a reçu dans les 15 centimètres cubes de liquide injecté :

13gr,16 de matières solides,
dont : 11 ,25 de matières organiques,
1 ,25 de matières inorganiques ;

ce qui fait par kilogramme de son poids :

1gr,87 de matières solides,
dont : 1 ,60 de matières organiques,
0 ,27 de matières inorganiques.

Expérience VII.

Injection intraveineuse de 36 centimètres cubes d'un liquide très-riche en matières organiques urinaires, obtenu par évaporations successives. Accidents légers.

22 mars 1880. — Chien de 17 kilogr., vieux, très-bien portant et bien guéri d'une précédente opération. Pouls 110, respiration 16, température 39°2. Il reçoit dans la veine crurale 36 centimètres cubes du liquide qui a servi aux deux expériences précédentes. La dose par kilogramme de son poids est la même que celle qu'avaient reçue les deux autres animaux.

Les accidents immédiats sont semblables à ceux que nous avons notés chez les deux chiens précédents, mais moins forts. Les vomissements sont en effet moins abondants ; le nombre des selles est moindre, mais la quantité d'urine émise est plus forte. La température baisse de $\frac{1}{2}$ degré environ. La marche est facile dès les premiers moments qui suivent l'opération. Pas d'accidents nerveux autres que les troubles respiratoires et circulatoires ; ceux-ci sont aussi moins accentués que chez les deux animaux précédents.

Dès le 22 mars, l'état normal s'est rétabli, le chien mange bien, boit beaucoup, la température est à 39°3. Les urines sont claires, acides, légèrement albumineuses et biliaires.

Ce chien a donc reçu dans les 36 centimètres cubes de liquide injecté dans la veine :

31gr,60 de matières solides,
dont : 27 ,01 de matières organiques,
4 ,59 de matières inorganiques ;

ce qui fait par kilogramme de son poids :

1gr,85 de matières solides,
dont : 1 ,58 de matières organiques,
0 ,27 de matières inorganiques.

Les résultats obtenus dans les trois expériences pouvaient être prévus d'après la constitution chimique du liquide injecté. Ils sont en effet conformes à ceux qu'a fournis l'injection du liquide resté sur le dialyseur de la précédente série, avec cette seule différence que les phénomènes pathologiques observés cette fois ont été moins graves que ceux notés avec le liquide dialyseur. Nous ne saurions attribuer cette diminution du pouvoir toxique du liquide actuel qu'à la diminution de la proportion relative des matières inorganiques, car la quantité des matières organiques injectées est, à bien peu de chose près, la même dans les deux liquides. Cependant, nous devons faire observer de suite que la proportion des matières inorganiques injectée dans le sang est très-faible. D'autre part, rien ne nous dit que les matières organiques ne subissent pas elles-mêmes dans l'économie des transformations.

Nous avons donc choisi une nouvelle méthode qui nous permît d'obtenir un liquide ne renfermant plus que des matières organiques avec des matières inorganiques dont l'innocuité nous était démontrée.

C. Étude des matières extractives obtenues par le procédé des évaporations successives, de la dialyse et de l'élimination des composés potassiques.

Trente litres d'urine fraîche, de 1,018 de densité, sont réduits par des congélations successives à un litre. La densité du liquide est 1,100 ; sa composition chimique est la suivante :

190gr,88 de résidu solide,
dont : 74 ,44 de matières inorganiques,
116 ,44 de matières organiques.

L'expérience démontre, comme nous l'avons établi dans un chapitre précédent, que 7 à 8 centimètres cubes d'un liquide semblable injecté par kilogramme du poids d'un chien tuent l'animal en provoquant les accidents que nous avons mentionnés.

Le liquide précédent a été mélangé avec 4 litres d'alcool à 95° ; il se forme un précipité formé presque exclusivement par des sels. La solution alcoolique évaporée à siccité dans le vide abandonne une nouvelle cristallisation dans laquelle on reconnaît les cristaux formés par la combinaison d'urée et de chlorure de sodium. Une nouvelle concentration fournit un second dépôt ayant une composition analogue.

Le liquide sirupeux refusant de cristalliser même après l'exposition au froid est redissous dans de l'eau distillée et traité par un mélange de chlorure de baryum et de baryte. Le liquide filtré est saturé par un courant d'acide carbonique ; il est porté à l'ébullition et filtré.

Le liquide, concentré à nouveau à une basse température, est précipité par de l'acide tartrique qui élimine à la fois les composés barytiques et potassiques. On le filtre après l'avoir abandonné pendant 48 heures au froid et on le mélange avec de l'eau. On ajoute ensuite une solution concentrée et chaude de baryte pour éliminer l'excès d'acide tartrique ; on évite d'ajouter un trop grand excès de baryte. On se débarrasse de cet excès par un courant d'acide carbonique, on fait bouillir pour décomposer le bicarbonate de baryte qui aurait pu se former et on ajoute quelques gouttes d'acide sulfurique pour éliminer une petite quantité de sels de baryum non précipités par l'acide carbonique.

Le liquide filtré à nouveau, exempt de sels de baryum et neutralisé exactement par une solution titrée de soude, est ensuite abandonné pendant trois jours à la dialyse.

Le résidu resté sur le dialyseur est évaporé d'abord au bain-marie puis dans le vide. On obtient ainsi un résidu jaune pesant 16gr,90, dont la composition est la suivante :

Urée (procédé Yvon). . . .	7gr,2
Matières extractives. . . .	7 ,1
Chlorure de sodium. . . .	2 ,55
Autres sels	0 ,05
	16gr,90

Le rapport des matières inorganiques, qui dans l'urine primitive était de 38,7 p. 100, est tombé à 15,4 ; et le résidu ne contient plus que des traces de sels potassiques.

Les 16gr,90 de matières organiques sont dissous dans 250 centimètres cubes d'eau distillée pour reproduire la quantité de liquide primitive. Cette solution a une réaction faiblement acidule. Elle nous sert pour les expériences suivantes.

Expérience VIII.

Injection intraveineuse de 7gr,60 de matières organiques urinaires dépouillées presque complétement des matières inorganiques. Pas d'accidents.

24 mars 1880. — Chien de 20 kilogr., n'ayant jamais servi à des expériences. Température, 39°1; pouls, 120; resp., 18.

Nous isolons la veine crurale et nous injectons, à l'aide de la pompe de Moncoq, 110 centimètres cubes du liquide analysé ci-dessus. Les premiers 50 centimètres ne produisent pas d'effets appréciables. Vers l'introduction du 100e centimètre cube seulement, nous notons un commencement de salivation qui s'accentue de plus en plus, et une légère modification de la respiration qui se précipite. Le cœur bat plus fréquemment mais très-régulièrement. Au 110e centimètre cube, la situation reste la même. L'animal ne fait pas le moindre effort de vomissement et n'a pas de selles. Détaché de la planche, nous l'observons pendant trois heures et ne remarquons chez lui nul autre signe morbide que la salivation. Les urines sont recueillies, mais ne présentent rien de particulier. Le soir même de l'opération, l'animal mange comme à l'ordinaire; il n'est pas plus malade les jours suivants.

Ce chien a reçu, dans les 110 centimètres cubes de liquide qui lui ont été injectés, 7gr,60 de matières organiques de l'urine, ce qui fait par kilogramme de son poids 0gr,38.

Cette dose est évidemment trop faible pour que nous puissions tirer de cette expérience des conclusions précises, la quantité des matières organiques est en effet bien au-dessous des chiffres que nous avons relevés dans notre tableau du quatrième chapitre.

Expérience IX.

Injection intraveineuse de 120 centimètres cubes d'un liquide tenant en dissolution 8gr,45 de matières organiques de l'urine dépouillées, dans les limites du possible, des principes inorganiques.

26 mars 1880. — Petit chien de 5 kilogr., n'ayant jamais subi d'opération. Température, 90°2; pouls, 118 ; respiration, 18. 120 centimètres cubes de liquide tenant en dissolution 8gr,45 de matières extractives pures de l'urine sont introduits dans la veine de cet animal à l'aide de la pompe de Moncoq, en moins de 10 minutes. Les seuls troubles que nous observions pendant cette opération consistent en une légère accélération des battements du cœur et de la respiration, en une salivation très-abondante qui dure plus d'une heure et en une hypersécrétion rénale se traduisant par 200 centimètres cubes d'urine dans les 24 heures qui suivent l'injection. Ces urines sont claires, très-légèrement albumineuses. Dès le lendemain, le chien a son appétit ordinaire et, n'était l'inflammation de la patte, l'animal serait absolument normal.

Ce chien a reçu par kilogramme de son poids 1gr,69 de matières organiques. Cette dose de matières organiques est très-considérable; elle dépasse de beaucoup le chiffre des matières organiques que nous avons noté dans nos expériences sur les urines concentrées (voir chapitre IV); elle est même un peu supérieure à la quantité des matières organiques relevée chez les chiens morts à la suite d'injection d'urine fraîche normale (voir chapitre III).

Expérience X.

Injection intraveineuse de 300 centimètres cubes d'un liquide tenant en dissolution 22gr,09 de matières organiques urinaires dépouillées, dans les limites du possible, des principes inorganiques.

30 mars 1880. — Nous réduisons de nouveau une trentaine de litres d'urines fraîches, normales, de 1,018 de densité, à un litre de liquide mesurant au densimètre 1,100. Six congélations successives ont été nécessaires pour atteindre ce but. L'urine concentrée a pour composition la suivante:

	191gr,33	de matières solides,
dont :	115 ,81	de matières organiques,
	75 ,52	de matières inorganiques.

Nous soumettons cette urine, dont 7 à 8 centimètres cubes par kilogramme tuent les chiens, au même traitement que celui que nous venons de détailler. Nous obtenons ainsi un ensemble de substances principalement organiques de 22gr,09 qui à l'analyse chimique donne:

Urée (procédé Yvon) . . .	9gr,10
Matières extractives. . . .	10 ,95
Chlorure de sodium. . . .	1 ,96
Autres sels	0 ,08
	22gr,09

Nous dissolvons ces matières organiques dans 300 centimètres cubes d'eau distillée et nous injectons la solution chauffée à 33°

dans la veine crurale d'un chien de 12 kilogr. L'opération est faite, comme toujours, à l'aide de la pompe de Moncoq; elle ne nous donne que des résultats négatifs. Le chien, en effet, ne présente ni troubles gastro-intestinaux, ni accidents nerveux. Il salive et urine beaucoup. L'animal a cependant reçu par kilogramme de son poids 1gr,76 de matières organiques de l'urine, quantité encore supérieure à celle injectée au chien précédent.

Nous nous sommes efforcés, dans toutes les expériences consignées dans ce chapitre, d'introduire toujours dans le sang des quantités de matières organiques urinaires au moins égales, sinon bien supérieures, à celles que les animaux sur lesquels nous expérimentions eussent éliminées par les urines en trois jours, durée maxima de la vie des sujets néphrotomisés. Nous ne saurions donc conserver le moindre doute sur l'innocuité des matières extractives proprement dites.

Ces expériences, mises en parallèle avec celles du chapitre précédent, sont des plus instructives. Elles démontrent rigoureusement que les matières organiques urinaires dont la formule chimique n'est pas connue, ne sont pas plus dangereuses que celles dont la composition élémentaire est nettement déterminée. Elles prouvent encore que l'ensemble de ces matières dites extractives n'a pas plus d'influence que l'une ou l'autre série des corps qui le composent. La théorie de *Schottin*, rattachant les accidents urémiques à la rétention dans le sang de ces mêmes matières, nous semble donc définitivement condamnée.

Les analyses d'urines faites à la suite des expériences que nous venons de relater paraissent établir aussi que les matières organiques urinaires injectées dans le sang ne se transforment pas dans l'organisme aussi facilement qu'on pourrait le croire de prime abord, car nous avons presque toujours pu nous convaincre que les substances injectées étaient rendues par les urines en un temps plus ou moins long, sans avoir subi de modifications chimiques. Il est vrai que nous n'avons jamais pu retrouver les quantités totales injectées. Cela tient très-certainement plutôt à ce que les substances introduites artificiellement dans le sang sont éliminées par toutes les voies d'excrétion qu'à des transformations intraorganiques proprement dites.

Nous reviendrons du reste sur les transformations intraorganiques possibles des matières extractives urinaires dans le chapitre suivant.

CONCLUSIONS.

I.

Nous avons pu retirer des urines un liquide ne renfermant que des matières organiques et du chlorure de sodium. Ce liquide, injecté dans le sang en quantités équivalentes aux matières extractives éliminées par les urines en trois jours, ne donne lieu à aucun trouble fonctionnel grave.

II.

Les matières organiques urinaires que l'on comprend sous le nom de *matières extractives* sont donc aussi inoffensives que les matières organiques dont la constitution chimique est nettement déterminée.

III.

On doit attribuer les accidents qui peuvent survenir à la suite d'injection des matières extractives à des impuretés ou à la présence des matières inorganiques des urines que l'on n'a pas séparées complétement.

IV.

L'analyse des urines, faite après l'injection des matières dites *extractives,* démontre que les transformations intraorganiques de ces matières sont moins faciles qu'on ne le croyait jusqu'à ce jour.

V.

La théorie de l'urémie ayant pour base l'empoisonnement par les matières organiques de l'urine retenues dans le sang n'est donc pas admissible.

CHAPITRE VII.

ÉTUDE DES TRANSFORMATIONS DES MATIÈRES ORGANIQUES URINAIRES AU POINT DE VUE DE LA PATHOGÉNIE DE L'URÉMIE.

Les matières organiques des urines que nous venons d'étudier avec le plus grand soin, n'ayant que bien peu d'effets sur l'organisme et ne pouvant rendre compte, de par leur simple rétention dans le sang, des phénomènes urémiques, on s'est demandé, avec raison, si ces substances ne pourraient pas, dans certaines circonstances au moins, subir des mutations intraorganiques donnant naissance à des principes réellement toxiques.

Frerichs, le premier, en 1865, eut cette idée qu'il basa principalement sur la facilité avec laquelle l'urée et les uréides se transforment en carbonate d'ammoniaque. La transformation des matières organiques en sels ammoniacaux est, en effet, des plus faciles; elle s'opère par dédoublement sous l'influence de causes diverses, mais principalement de ferments. Qui ne se rappelle, à cet égard, les belles recherches de M. Pasteur? D'un autre côté, les actes de fermentations intraorganiques sont aujourd'hui parfaitement établis. La température du sang, son alcalinité, sa constitution chimique, permettent d'affirmer qu'il constitue un milieu propice aux phénomènes fermentatifs, les expériences de Cl. Bernard, de Coze et Feltz le démontrent jusqu'à l'évidence. La présence de sels ammoniacaux dans les urines normales ne laisse pas de doute, du reste, sur certaines transformations plus directes des matières albuminoïdes en produits ammoniacaux. La théorie de Frerichs pouvant se résumer dans l'empoisonnement du sang par le carbonate d'ammoniaque d'origine uréique, devait donc nécessairement séduire beaucoup d'esprits. Aussi compta-t-elle immédiatement de nombreux partisans et de zélés défenseurs.

Que fallait-il cependant pour étayer définitivement la manière de voir de Frerichs ? 1° Prouver que l'urée se transforme réellement dans le sang en carbonate d'ammoniaque ; 2° reproduire les phénomènes urémiques en faisant circuler du carbonate d'ammonium dans les vaisseaux ; 3° mettre hors de doute la présence de quantités déterminées de carbonate d'ammoniaque dans le sang des malades urémiques. Toutes ces questions furent diversement résolues, soit au point de vue expérimental, soit au point de vue clinique. La lecture attentive des travaux sur cet important sujet, depuis les recherches de Frerichs (1) lui-même, en passant par les mémoires de Stockvis, de Hammond, de Gallois, de Schottin, de Munk, de Richardson, jusqu'à celles de Rosenstein (2), laisse planer dans l'esprit un grand doute; nous n'en voulons pour preuve que les deux citations suivantes, empruntées à deux auteurs dont les ouvrages, des plus recommandables, sont aujourd'hui entre toutes les mains.

« Cette théorie est vraie pour un grand nombre de cas, dit Jaccoud (3); elle est démontrée par la présence de l'ammoniaque « dans l'urine, dans les matières vomies, dans les matières fécales, « dans le sang, dans l'air expiré, fait qui a été maintes fois constaté par Frerichs, par Pétroff et par Vogel ; à l'appui de cette « manière de voir, on peut encore invoquer l'existence de l'ammoniaque dans le sang d'animaux néphrotomisés et les accidents « spéciaux produits par les injections expérimentales de carbonate « d'ammoniaque. Ce dernier argument, toutefois, n'a pas une solidité absolue, car, tandis que Frerichs et Pétroff déclarent ces « accidents semblables à ceux de l'urémie, Hoppe et Oppler concluent de leurs expériences que ce rapprochement n'est point « légitime. L'existence de l'ammoniaque, en quantité notable, dans

(1) Frerichs, *Untersuchungen über den urämischen Process.* 1865.

(2) Rosenstein, *Revue des sciences médicales.* 1873.

(3) Jaccoud, *Leçons de clinique médicale,* 1867, p. 771.

« les liquides organiques des malades est la meilleure démons-
« tration de ce mode d'empoisonnement, et comme cette démons-
« tration a été fournie un grand nombre de fois, la vérité de la
« théorie est certaine; elle est applicable à un grand nombre,
« pour ne pas dire au plus grand nombre des cas. »

M. Picot (1), après avoir analysé tous les mémoires que nous venons de citer, s'exprime en ces termes : « Il résulte donc de
« tous ces faits que la doctrine de Frerichs est impossible à dé-
« fendre et que l'empoisonnement par le carbonate d'ammo-
« niaque, produit du dédoublement de l'urée, n'est pas la cause
« des accidents de l'urémie. Ici, du reste, je partage l'avis d'au-
« teurs extrêmement recommandables. Rosenstein, Bennett, Robin,
« Chalvet, repoussent complétement la théorie que nous venons
« d'examiner. Il est de toute évidence qu'ici je n'entends parler
« que de l'urémie telle que je l'ai définie, et que je ne range pas
« dans cette affection l'empoisonnement par la résorption de
« l'urine décomposée déjà dans la vessie, maladie toute différente,
« ainsi que M. Girard l'a encore établi dernièrement. »

Si le problème de l'ammoniémie n'est pas encore élucidé, cela tient, croyons-nous, à ce que cette question si complexe n'a pas été complétement traitée par les auteurs qui s'en sont occupés; elle comporte en effet des données multiples qui se rattachent les unes aux autres, depuis l'alcalinité des urines jusqu'à la quantité d'ammoniaque ou de produits ammoniacaux constatés dans le sang à la suite de la suppression de la sécrétion urinaire. Nos études (2) antérieures sur l'ammoniémie et l'alcalinité des urines, les résultats que nous avons déjà exposés et de nouvelles recherches dont il nous reste à dire quelques mots, nous permettront-ils de combler les lacunes que nous venons de signaler ? Nous l'espérons, car nous avons pris toute précaution contre l'erreur, et les faits que nous avons observés dans nos labora-

(1) Picot, *Grands processus morbides. — Pathogénie de l'urémie,* p. 282.

(2) Feltz et Ritter, Académie des sciences, 23 mars 1873. — *Journal de Ch. Robin,* 1874.

toires nous ont conduits, nous et nos élèves, à une conviction bien profonde.

Jusqu'à présent, on expliquait la formation de l'ammoniaque par une décomposition d'une partie de l'urée. Nos expériences nous ont fait voir que cette décomposition, aisée à réaliser dans les laboratoires, ne paraît pas s'effectuer facilement dans l'économie. Quelques auteurs ont cru tourner la difficulté de la manière suivante. Claude Bernard a, le premier, nettement démontré que, dans de certaines conditions, l'urée pouvait être éliminée par les intestins; nous avons nous-mêmes vérifié ce fait dans un grand nombre de circonstances diverses. Dans l'intestin se trouvent réunies les conditions les plus favorables pour la transformation rapide de l'urée en carbonate d'ammonium; ce sel serait éliminé en partie avec les fèces, mais une autre quantité serait résorbée, arriverait dans le sang et pourrait être éliminée par la sueur, les urines, la respiration. Cette théorie, que l'on pourrait justifier, exige, toutefois, qu'il y ait dans le sang de l'urée toute formée.

Récemment Knierim (1) et Salkowski (2) ont établi, d'après une grande série d'expériences, que l'injection de l'ammoniaque ou des sels ammoniacaux à des lapins ou même à des chiens dans des conditions spéciales, augmentait la proportion d'urée. Ce fait, d'abord nié, a été attribué à une usure plus grande des tissus azotés. Les expérimentateurs ayant constaté que cette usure n'existait pas en réalité, il ne reste plus à admettre que l'explication suivante : l'économie peut faire une synthèse de l'urée, analogue à celle qui se produit quand l'acide cyanique rencontre de l'ammoniaque. D'après cela, l'urée serait produite dans le sang (au moins en partie) par la réaction réciproque de l'ammoniaque sur un corps azoté, et l'on voit de suite que l'on pourrait expliquer l'accumulation de l'ammoniaque en admettant que cette dernière ne rencontre pas en quantité considérable le ou les corps azotés qui, dans les circonstances normales, la transformerait en urée.

(1) Knierim, 2 f., *Biol.*, t. XIII.
(2) Salkowski, 2 f., *Ph. et Ch.*, t. I.

Bien des hypothèses ont été émises pour chercher à isoler ce facteur azoté; nous ne les rapporterons pas ici. Il reste à expliquer en outre l'origine de l'ammoniaque. Nous avons exposé les travaux de M. Schützenberger sur la décomposition de l'albumine sous l'influence de la baryte et nous avons fait remarquer qu'il se formait des corps azotés appartenant au type des acides amidés; or, ces derniers donnent de l'ammoniaque dans de nombreuses circonstances. D'après Lœw (1), une partie de cette ammoniaque reconstituerait de l'albumine en s'unissant avec des groupements aldéhydiques; en supposant que ces derniers fassent défaut, l'ammoniaque sera éliminée en nature.

E. Drechsel (2) émet une nouvelle hypothèse sur la formation de l'urée, qui est très-ingénieuse et paraît très-vraisemblable. Il a remarqué qu'en faisant passer un courant dans une solution de carbonate d'ammonium, en renversant le courant par un commutateur, il se formait de l'urée. Cette urée se forme donc par une suite de *réactions*, comme l'indiquent les formules suivantes :

$$AzH^2.CO.OAzH^4 + O = AzH^2CO.OAzH^2 + H^2O$$
$$AzH^2.CO.OAzH^2 + O = AzH^2CO.AzH^2 + H^2O$$

Partant de ce fait expérimental, Drechsel admet que l'urée se forme aux dépens de l'albumine de la manière suivante :

1) Formation d'acides amidés;

2) Ces derniers se décomposent et donnent de l'ammoniaque;

3) L'ammoniaque rencontrant CO^2 forme du carbonate d'ammonium (composé dont l'existence dans l'économie est démontrée);

4) Ce dernier sel subirait alors dans l'économie les réactions indiquées plus haut, c'est-à-dire d'abord par *oxydation*, puis par *réduction*. On pourrait admettre que la réduction précède l'oxydation.

On voit, d'après ce que nous venons de dire, que l'origine de

(1) Lœw, *Eine Hypothese über die Bildung des Albumins in Chemisches Centralblatt*, 29 sept. 1880.

(2) Drechsel, *Chemisches Centralb.*, 1881, p. 164.

l'ammoniaque peut être multiple et qu'on ne saurait, en aucun cas, la rapporter exclusivement à la fermentation de l'urée. Ce fait est important pour nous, car beaucoup d'auteurs ont cru pouvoir éliminer l'action de l'ammoniaque et de ses sels du moment qu'ils pouvaient exclure l'action de fermentation de l'urée. Il ne saurait plus en être de même aujourd'hui et il faut rechercher la présence de ce corps dans tous les cas, et l'on comprend que l'étude de l'action des composés ammoniacaux sur l'économie n'est pas un hors-d'œuvre.

Convaincus par des observations cliniques nombreuses et des expériences chimiques multipliées que les causes de l'alcalinité des urines, en dehors des affections de l'appareil génito-urinaire, étaient très-difficiles à établir, nous avons voulu étudier d'une manière toute spéciale les modifications que le liquide urinaire subit dans l'organisme sain :

D'abord, lorsqu'on l'empêche mécaniquement de s'écouler au dehors, soit par ligature directe du canal de l'urèthre avec production de plaie, soit par simple compression, c'est-à-dire sans lésions ;

Ensuite lorsqu'on le retire de la vessie à l'aide de sondes imprégnées de ferment, ou qu'on l'y retient plus ou moins longtemps en y mélangeant des solutions de ferment préalablement préparées ;

Et enfin, lorsqu'on introduit dans l'organisme, par la voie des veines, des solutions de ferment urinaire pur, d'urée et de ferment, de différents sels ammoniacaux, ou de l'urine en état de fermentation alcaline.

Nous avons simultanément noté avec soin les altérations anatomiques, fonctionnelles et chimiques, qu'imprime à l'économie l'introduction dans le sang des différentes substances dont il vient d'être question, et établi le rôle que ces mêmes substances peuvent jouer dans la production des accidents jusqu'à présent appelés urémiques.

A. De la fermentation ammoniacale des urines.

La première question qui doit nous occuper est la suivante : les urines sont-elles ammoniacales avant tout cathétérisme et dans des cas où l'on ne saurait invoquer l'existence d'une affection rénale ou vésicale ? En faisant cette dernière distinction, nous ne voulons pas dire que les urines soient toujours ammoniacales lorsqu'il y a lésion de l'appareil génito-urinaire ; on trouve, au contraire, très-souvent des urines acides, malgré le sang, l'albumine, le pus ou le mucus qu'elles contiennent ; nous tenons seulement à éliminer les cas où l'observation et l'interprétation deviennent trop difficiles.

Nous avons, pour résoudre cette première question, devant nos yeux plus de cinq cents analyses faites au laboratoire des cliniques de la Faculté de médecine de Nancy, et comprenant les affections les plus diverses : quatre cent cinquante fois les urines sont notées comme acides ; l'acidité exprimée (en acide oxalique) et déterminée avec une solution titrée de soude très-étendue varie, pour la sécrétion des vingt-quatre heures, de $3^{gr},10$ à $0^{gr},90$.

On a noté des urines à *réaction alcaline* (alcalinité due à l'ammoniaque ou au carbonate d'ammonium) dans :

52	analyses d'urines	de fièvre typhoïde.
5	—	de scarlatine.
10	—	de polyurie.
2	—	de rhumatisants.
1	—	d'ictère.
1	—	goître exophthalmique.
2	—	pneumonie.
4	—	pneumophymie.
1	—	rétrécissement de l'orifice mitral.

La cause de cette alcalescence de l'urine a été recherchée avec soin dans chacun de ces cas.

Pour vingt-deux analyses de fièvre typhoïde faites en été, on put accuser la malpropreté des vases ; les urines devinrent acides du moment où les vases furent lavés préalablement avec les précautions les plus minutieuses. Le même fait s'est reproduit dans un service, il y a deux mois. Les mesures de propreté suffirent pour faire disparaître la réaction alcaline.

Dans les analyses concernant la polyurie, l'alcalescence provenait du mélange des urines avec des produits albuminoïdes en décomposition : la malade avait des flueurs blanches abondantes, et l'alcalinité augmentait avec la hauteur du dépôt muqueux qui se faisait dans les vases. L'influence du mélange de ces composés sur la décomposition de l'urine fut rendue évidente par l'observation suivante. Une malade récemment accouchée dans le service de M. le doyen Stoltz, émettait des urines acides lorsqu'on les recueillait par la sonde ; l'urine, au contraire, était ammoniacale quand elle était émise par les voies naturelles.

Cette influence des matières albuminoïdes est encore bien mise en relief par l'observation suivante. Une malade prend journellement à l'intérieur 0gr,03 de chlorure mercurique, les urines sont analysées tous les jours ; elles sont acides les huit premiers jours ; le neuvième, l'acidité, qui la veille était représentée par 1gr,70 d'acide oxalique, tombe à 0gr,32 ; le dixième, l'urine est neutre, et le onzième, elle présente une réaction faiblement alcaline, mais très-franche. Ce changement dans la réaction de l'urine coïncidait avec l'apparition de traces d'albumine, dont la proportion cependant ne s'éleva pas à 1 gramme, mais qui suffit pour communiquer à l'urine une teinte louche. Le douzième jour, on constata que l'urine de la journée seule était alcaline, et que celle de la nuit était acide. Les urines furent alors recueillies séparément, et voici ce que l'on constata :

Urine du matin.	Urine après le déjeuner.	Urine de la nuit.	Urines réunies.
Claire et acide.	Louche et neutre.	Claire et acide.	Légèrement louche, acide.
—	Louche et ammoniacale.	Claire et neutre.	— neutre.
—	Louche et neutre.	Claire et neutre.	— neutre

L'observation microscopique fit voir que les liquides louches contenaient toujours des lambeaux d'épithélium et des leucocytes.

Il ne nous fut pas possible de remonter à la cause de l'alcalinité des autres urines ammoniacales ; mais on voit que, dans la moitié des cas au moins, on a pu accuser la malpropreté ou le mélange pendant l'émission avec des matières albuminoïdes en décomposition. Dans la scarlatine et la variole seules, les urines parurent franchement alcalines au moment même de leur émission. Ces faits ne doivent pas être généralisés, car dans d'autres circonstances les urines étaient franchement acides. Ne sait-on pas du reste que très-souvent, dans ces maladies, il y a desquamation épithéliale des voies urinaires ?

On peut conclure de ces expériences, qui sont assez nombreuses, que les urines à réaction alcaline, ne le sont devenues que lorsqu'elles ont été recueillies avec négligence ou qu'elles ont été mélangées avec des produits de décomposition provenant des muqueuses de l'appareil génito-urinaire.

B. Du ferment des urines.

La fermentation ammoniacale de l'urine est due à un ferment spécial que l'on peut isoler facilement par le filtre. Nous l'avons préparé en abandonnant à elle-même une urine rendue par une personne bien portante dont l'acidité fut $1^{gr},75$. Ce n'est qu'après sept jours que cette urine, abandonnée sur un fourneau, commença à devenir ammoniacale; on la filtra le dixième jour; le papier imprégné de ferment fut lavé et desséché sur l'acide sulfurique. Voulant éliminer autant que possible les principes étrangers, nous avons cultivé ce ferment dans une solution d'urée au $\frac{2}{1000}$

additionnée de quelques gouttes de phosphate d'ammonium; le ferment fut recueilli lorsque le mélange fut devenu très-ammoniacal. Pour nos essais, on plaça le papier en contact avec de l'eau et, celui-ci bien effiloché, on exprima le tout dans un nouet de linge, ce qui fournit un liquide louche ayant toutes les qualités du ferment, ce dont on s'assura chaque fois par une expérience faite sur une solution très-étendue d'urée.

Ayant à notre portée un moyen commode de faire naître à volonté la fermentation ammoniacale, nous avons pu aborder la question de savoir si toute urine mise au contact du ferment avait la propriété de devenir ammoniacale.

L'urine normale (surtout quand elle est débarrassée par la filtration du mucus) subit la fermentation acide, qui s'accompagne de la production de byssus et d'un dépôt d'urates acides, d'acide urique, d'oxalate de calcium.

La fermentation acide peut durer des mois et l'on peut obtenir par la concentration un sirop visqueux et acide; d'autres fois, elle ne s'établit que pendant cinq à six jours, atteint son maximum vers cette époque, puis la réaction acide va en diminuant et l'urine devient ammoniacale au bout de dix jours environ.

Dans les états pathologiques, l'urine se comporte, au point de vue de la fermentation, de manières bien diverses : elle peut être ammoniacale vingt-quatre heures après son émission; elle peut au contraire subir la fermentation acide pendant des semaines entières; les urines des rhumatismes, des fièvres typhoïdes au début, etc., sont dans ce cas. Depuis la publication de la note de MM. Gosselin et A. Robin (1), on a tenté les expériences suivantes; les urines analysées au laboratoire des cliniques furent soumises aux deux épreuves que voici :

100 centimètres cubes furent abandonnés après avoir été filtrés; 100 autres furent abandonnés après avoir été mis en contact avec une languette de papier imprégné de ferment ammo-

(1) Gosselin et A. Robin, *Comptes rendus des séances de l'Académie des sciences*. Janvier 1874.

niacal. Or, voici ce que l'on observa (nous indiquons le jour où l'urine devient neutre ou légèrement ammoniacale) :

Affection.		Urine normale.	Urine avec ferment.
		—	—
Fièvre typhoïde.	6e jour de la maladie. . . .	23 jours.	20 jours.
	7e —	24 —	17 —
	10e —	12 —	10 —
	15e —	10 —	5 —
	17e —	3 —	6 heures.
	20e —	2 —	6 —
Rhumatisme		35 —	32 jours.
—		32 —	27 —
Albuminurie		3 —	3 heures.
Urine normale		15 —	2 jours.
		13 —	2 —
		10 —	2 — 1/2.
		4 —	1 heure.

L'analyse de chacune de ces urines fut faite avec le plus grand soin : le poids des matières organiques et inorganiques, celui de l'urée, de l'acide urique, de la créatinine, des chlorures, des phosphates, des sels ammoniacaux furent déterminés chaque fois. On chercha même à obtenir une indication sur la proportion des sels à acides organiques en titrant l'alcalinité du résidu laissé par la calcination d'un volume déterminé d'urine.

Quoique les observations ainsi faites soient assez nombreuses, on ne peut encore songer à établir une loi ; la densité de l'urine, la forte proportion d'urée et d'urates, l'augmentation des phosphates, paraissent favoriser la fermentation acide ; une diminution de densité favorise la fermentation ammoniacale ; c'est ainsi que l'urine n° 1, qui est devenue neutre après vingt-trois jours, l'était déjà le sixième, lorsqu'on lui avait ajouté son volume d'eau.

Les observations précédentes font voir clairement que l'influence du ferment ammoniacal exige pour manifester son action *une certaine composition du liquide urinaire* que l'on ne peut encore déterminer d'une manière précise.

L'acidité du liquide urinaire, que l'on pourrait invoquer comme enrayant la fermentation ammoniacale, n'en est pas la seule cause, comme on va le voir : en agitant de l'urine avec du carbonate de calcium précipité par double décomposition et bien lavé (l'emploi de la craie était à redouter, d'après les expériences de Béchamp) et filtrant, on obtint un liquide neutre qui devint ammoniacal au bout de dix jours; l'urine normale le devint après deux jours, la différence est insignifiante.

Nous devons encore faire remarquer que le ferment préparé comme nous l'avons indiqué est moins actif que l'urine dont il provient; on peut dire que 1 centimètre cube d'urine putréfiée agit aussi rapidement et plus énergiquement que le ferment retiré de 60 centimètres cubes d'urine; nous ne pouvons pas en ce moment indiquer pourquoi cette différence; nous nous contentons de la signaler. La rapidité de la fermentation dépend également de la quantité de ferment mis en contact; nous avons toujours employé, dans les expériences précédentes, la même quantité pour avoir des résultats comparables.

La *fermentation ammoniacale* de l'urine, c'est là notre conclusion, *ne s'établit pas avec la même facilité dans toutes les urines; il n'est pas possible de prévoir par l'analyse seule de cette humeur ce qui arrivera.*

Il nous restait à étudier ces diverses questions sur l'organisme vivant.

La première expérience doit avoir pour but de s'assurer si l'urine, par la simple stagnation dans la vessie, pouvait devenir ammoniacale, et cela dans les cas où il n'y aurait pas possibilité d'introduction de ferment.

La deuxième devait décider si l'introduction du ferment, combinée avec le séjour dans la vessie, déterminerait l'alcalescence de l'urine.

C. Expériences sur la rétention mécanique des urines.

Expérience I.

Ligature du canal de l'urèthre. Accidents graves. Mort.

Petit chien noir, bien portant, ayant une température de 40°4. Nous lui lions, avec un ruban, le canal de l'urèthre en arrière de l'os du pénis. Jusqu'au troisième jour, l'animal ne souffre pas trop, il ne mange ni ne boit; le soir du troisième jour, il est pris de vomissements qui continuent jusqu'au matin du quatrième. En même temps que les vomissements, se montre une diarrhée sanguinolente. L'haleine n'est pas ammoniacale. A cinq heures du soir, nous remarquons l'écoulement d'un peu d'urine par l'extrémité du méat. Ce liquide est alcalin. Le chien s'affaiblissant de plus en plus, nous nous décidons à le saigner, dans le double but d'avoir le sang tout frais, et les urines aussi pures que possible. L'animal mort, nous trouvons la vessie énormément distendue par un liquide rosé, *à réaction neutre,* mélangé de quelques globules rouges déformés, de *bactéries* ou de *bactéridies.*

L'analyse rapportée à 100 fournit les chiffres suivants :

Couleur rouge-brun.	
Densité.	1,012
Résidu solide	18,240
Sels	5,180
Substances organiques.	13,600
Urée.	8,360
Ammoniaque à l'état de sels ammoniacaux.	0,200

Le sang est consacré immédiatement à la recherche de l'ammoniaque. On fait traverser 570 grammes de sang à 40° par un courant d'hydrogène pur; le gaz passe ensuite par un tube à boule contenant le réactif de Nesler; ce dernier prend une teinte brune très-faible; on peut, par comparaison avec les colorations obtenues dans des liquides contenant une proportion d'ammoniaque connue, fixer la proportion à $0^{gr},03$ d'ammoniaque pour les 570 grammes de sang, ou pour 1,000, à $0^{gr},052$. Le sang, débarrassé de son ammoniaque, est traité par de l'alcool bouillant; du liquide filtré, on isole l'urée par les procédés connus (1) et l'on trouve (p. 1,000) $0^{gr},019$ d'urée.

En résumé : séjour de l'urine pendant cinq jours dans la vessie; urine neutre, quoique mélangée de sang, proportion très-faible de sels ammoniacaux, le sang contient à peine des traces d'ammoniaque et environ 0,02 d'urée p. 1,000.

Expérience II.

Ligature temporaire du canal de l'urèthre.

Nous plaçons à un chien très-bien portant un carcan sur le canal de l'urèthre de façon à comprimer le canal au point d'empêcher l'émission des urines plus ou moins complétement sans produire sur l'animal de solution de continuité. — Les urines sont franchement acides avant l'expérience, pas de trace de fermentation dans la vessie.

Les vingt-quatre premières heures, le chien ne perd pas d'urine; le second jour et après des efforts considérables, il rend par le canal quelques gouttes de liquide urinaire qui est à peu près neutre, comme on le constate avec les papiers de tournesol

(1) Précipitation par l'azotate mercurique; le précipité mercuriel lavé est décomposé par l'hydrogène sulfuré, et transformé en azotate d'urée; ce dernier sel, décomposé par du carbonate de baryum, fournit de l'urée qui fut redissoute dans l'alcool; le résidu fut dosé par l'hypochlorite et fournit $0^{gr},01107$, ou p. 1,000, $0^{gr},019$.

les plus sensibles. Nous serrons le carcan davantage et vingt-quatre nouvelles heures s'écoulent sans émission d'urine. Nouvelle émission de quelques gouttes de liquide urinaire un peu alcalin. Le troisième jour, nous levons le carcan et nous attendons que le chien émette des urines, ce qui ne tarde pas à arriver. Ce liquide est plutôt acidulé que neutre.

Les urines qu'on retire une heure après avec la sonde présentent toujours les caractères de l'acidité ; il en est encore de même le lendemain matin et le lendemain soir.

Les gouttes d'urine qui s'écoulaient pendant l'application du carcan étaient plus ou moins alcalines, parce qu'elles étaient mêlées à du pus ou à d'autres substances albuminoïdes stagnant dans le canal (le microscope le démontra). L'urine émise après la section du carcan, soit directement, soit par le sondage, est plus ou moins neutre ; elle s'élève à 480 grammes ; sa densité est de 1gr,011, elle est limpide, jaune et contient p. 1,000 :

Urée.	16,67
Ammoniaque. . . .	0,22 à l'état de sels.

L'urine du premier jour abandonnée à elle-même était encore neutre le lendemain ; elle devint ammoniacale après 30 minutes de contact avec une languette de papier-ferment.

Résumé. — Rétention de l'urine pendant deux jours.

Urine neutre, subit facilement la fermentation ammoniacale quand elle est mise en contact avec un ferment.

L'urine qui séjourne dans le canal de l'urèthre devient très-facilement ammoniacale.

L'urine n'est donc pas devenue ammoniacale par son séjour prolongé dans la vessie.

D. Expériences pour établir l'action du ferment introduit dans la vessie.

Ces expériences ont pour but de rechercher l'influence de l'introduction d'un ferment dans la vessie.

Expérience I.

Cathétérisme de la vessie avec des sondes imprégnées de ferment.

Nous sondons de trois en trois heures un chien vigoureux et bien portant, à urine acide, à l'aide d'une sonde trempée préalablement et chaque fois dans une urine ammoniacale et en pleine fermentation.

Cette opération fut continuée pendant quarante-huit heures. Les urines, recueillies avec soin, sont le premier jour légèrement acides, mais passent, au contact de l'air et à la température du laboratoire, à l'état alcalin au bout de quelques heures.

Le second jour, les urines recueillies sont toujours légèrement acides, mais moins que la veille ; deux heures après l'émission, le papier bleu ne rougit plus.

Le troisième jour, les urines deviennent légèrement alcalines. Ce caractère se maintient environ vingt-quatre heures.

Il a fallu un temps très-long pour obtenir des urines ammoniacales, même en multipliant les sondages ; les urines ne restent alcalines qu'un temps très-court. Le ferment est cependant actif, car toutes ces urines deviennent très-rapidement ammoniacales une fois qu'elles sont émises.

Expérience II.

Injection de ferment dans la vessie.

A un petit chien bien portant, nous introduisons par une sonde, dans la vessie, environ 4 centimètres cubes de ferment ; cela fait, on pratique une ligature sur le canal de l'urèthre.

Vingt-quatre heures après, on enlève la ligature et on sonde le chien. L'urine est acide. On vide complétement la vessie et l'on y introduit une proportion plus forte de ferment que la veille, puis on remet la ligature sur le canal et l'on attend trente heures pour la lever.

Les deux premières émissions d'urine, qui se font à une demi-heure d'intervalle, nous donnent un liquide d'une odeur forte, moins transparent que les urines normales et ayant une teinte rosée. L'urine est franchement alcaline. Deux heures après, elle devient rouge, on y constate des globules de sang plus ou moins altérés et une quantité notable de bactéries et de bactéridies.

Pour cette expérience encore, il est à signaler qu'aussi longtemps que l'urine a été acide, elle a fermenté difficilement, même avec l'adjonction de ferment. La densité est de 1,030 ; elle donne avec l'acide azotique un précipité cristallin d'azotate d'urée ; elle ne contient que 0^{gr},18 p. 1,000 d'ammoniaque à l'état de sels ammoniacaux.

L'urine n'est devenue ammoniacale qu'avec difficulté ; encore n'a-t-on constaté l'alcalinité qu'au moment où elle fut mêlée de sang.

Les expériences précédentes nous amènent aux conclusions suivantes :

Les urines ne deviennent ammoniacales que lorsqu'elles sont émises dans des vases contenant des ferments ou qu'elles sont mélangées, dans ou hors de la vessie, avec des matières albuminoïdes en décomposition.

L'introduction d'une sonde imprégnée de ferment ne suffit pas toujours pour déterminer les fermentations ammoniacales, lorsque l'urine ne possède pas une certaine composition ; on ne peut prévoir ce qui arrive qu'en soumettant cette urine à l'examen du papier-ferment.

E. Action de l'urée, du carbonate d'ammonium, du ferment urinaire isolé ou mélangé à une solution d'urée ou à de l'urine.

Les accidents urémiques ont été rapportés par divers auteurs au carbonate d'ammonium provenant de la décomposition de l'urée contenue dans le sang ou aux sels ammoniacaux qui s'y accumulent quand la sécrétion urinaire est supprimée. Cette décomposition peut-elle se faire spontanément, ou exige-t-elle l'existence d'un ferment ?

Nous avons cherché à résoudre cette question expérimentalement, en injectant à des chiens de l'urée, du carbonate d'ammoniaque, de l'urée mélangée de ferment, du ferment pur et enfin une urine ammoniacale.

Expérience I.

Injection d'urée dans le sang en quantité de 6 grammes.

Chien noir et blanc, bien portant et bien alimenté, du poids de 8 kilogr. On introduit en deux fois par injection dans la veine crurale 11 centimètres cubes d'une solution contenant $0^{gr},66$ d'urée. La température avant l'expérience est de 39°4. Le chien, détaché de la planche, ne paraît nullement incommodé.

Les urines analysées après l'expérience sont acides. Leur densité est de 1,018. Elles contiennent (p. 1,000) 14gr,98 d'urée et 0gr,27 d'ammoniaque à l'état de sels.

Deux jours après, on injecte de nouveau en deux fois 5 grammes d'urée dissous dans 22 centimètres cubes d'eau. Ni la température, ni le pouls ne se modifient. L'animal ne présente aucun symptôme nerveux.

On recueille jusqu'au lendemain 320 centimètres cubes d'urine acide, claire, de densité 1,010, qui contiennent (p. 1,000) 13gr,26 d'urée et 0gr,23 d'ammoniaque à l'état de sels.

Expérience II.

Injection de carbonate d'ammonium en quantité équivalente à 6 grammes d'urée.

L'expérience précédente n'a été instituée que pour servir de comparaison à celle-ci ; elle démontre l'innocuité des injections d'urée et la non-transformation de ce principe en carbonate d'ammonium. Nous nous sommes demandé quels seraient sur l'économie les effets d'une dose de carbonate d'ammonium égale à celle qui serait produite par la métamorphose totale de 6 grammes d'urée.

Avec une solution de carbonate d'ammoniaque neutre contenant par centimètre cube 0gr,19 de sel, il aurait fallu injecter 9gr,06 de carbonate d'ammonium ; on ne put arriver à cette limite, car le chien auquel on pratiqua l'injection présenta des accidents tels, après avoir reçu 2gr,85 de carbonate d'ammoniaque, qu'il fut impossible d'aller plus loin. Au début de l'opération, le chien ne fit que quelques mouvements de se lécher, puis il eut des secousses et des tremblements. Au 12ᵉ centimètre cube, le pouls tomba brusquement de 90 à 60 ; à ce même moment, le chien jeta un cri et les convulsions commencèrent au 22ᵉ centimètre cube, l'injection dut donc être arrêtée. La roideur tétanique du tronc alternait avec des soubresauts en masse. La respiration s'arrêtait par moments pour reprendre par de profondes inspirations. Lorsque le chien fut tombé en résolution et eut perdu toute sensibilité tactile et réflexe, nous dûmes le sacrifier pour avoir le sang liquide devant servir à l'analyse. Absence totale d'urine dans la vessie. Le sang, analysé au point de vue des gaz, donne les résultats suivants :

Volume du gaz p. 1,000 = 420 centim. cubes.

Acide carbonique	252
Oxygène.	132
Azote.	36

La proportion d'oxygène est très-faible, ce qui semble tenir à une altération du globule, car le même sang agité jusqu'à refus dans une atmosphère d'oxygène devient bien encore rutilant, mais on n'en retire que 152 d'oxygène, ce qui est une quantité bien inférieure à celle que fixerait le sang d'un animal bien portant dans ces conditions.

La proportion de carbonate d'ammoniaque de 2ᵍʳ,85 dans 22 centimètres cubes d'eau étant trop forte, nous avons répété l'expérience en nous plaçant dans d'autres conditions pour pouvoir étudier la composition des urines.

Expérience III.

Injection de 22 centimètres cubes d'une solution contenant seulement 1ᵍʳ,70 de carbonate d'ammoniaque.

L'animal supporte bien l'opération, bave beaucoup, présente quelques tremblements, un abaissement de température de 1 degré, mais n'a pas d'autres accidents. Les urines, examinées avec soin matin et soir, d'abord légèrement acides, devinrent neutres au bout de huit heures, se maintinrent en cet état vingt-quatre heures environ, puis reprirent leur acidité normale. L'air exhalé par cet animal peu de temps après l'injection du liquide toxique, à l'aide du réactif si sensible de Nessler, ne renfermait que des traces impondérables d'ammoniaque. Le carbonate d'ammoniaque paraît donc être transformé rapidement dans l'économie en autres sels ammoniacaux, qui sont éléminés par les urines et par la bave qui s'écoule en assez grande quantité de la bouche des chiens peu de temps après l'opération. Ce fait fut démontré par l'analyse, nous pouvons à cet égard confirmer les données de Rosenstein.

Renseignés sur les effets produits par l'urée et le carbonate d'ammoniaque, nous avons procédé à l'expérience capitale, consistant à mettre en présence dans le sang et l'urée et le ferment.

Le ferment ammoniacal dont nous nous sommes servis a été préparé comme nous l'avons indiqué ci-dessus.

Expérience IV.

Injection d'urée et de ferment urinaire.

Nous injectons à un chien mouton 6 grammes d'urée en solution avec quelques centimètres cubes de notre ferment. Le mélange, essayé avant son introduction dans la veine, est parfaitement neutre. L'animal supporte bien l'opération ; ni le pouls, ni la température, ni la respiration ne se modifient. Dix minutes après l'opération, il vomit deux fois sans d'autres phénomènes morbides.

Voici la composition des urines pour les divers jours suivants :

1er jour.		2e jour (matin).	2e jour (soir).	3e jour.	4e jour.
—		—	—	—	—
200 centim. cubes.		120 c. c.	150 c. c.	320 c. c.	250 c. c.
Claire.		Louche.	Sanguinolente.	Claire.	Claire.
Neutre.		Neutre.	Alcaline.	Acide.	Acide.
Densité : 1,005.		1,005	1,006	1,013	......
Urée par litre.	4,05	4,12	4,02	12,96	7,21
Ammoniaque .	0,36	0,10	.....	0,37	0,34

L'haleine de l'animal, examinée à plusieurs reprises, n'a pas été ammoniacale.

Le fait le plus saillant de cette expérience c'est que les urines sont devenues neutres et même alcalines quand elles furent mélangées de sang. Avant de conclure, il s'agissait de s'assurer de l'action du ferment seul.

Expérience V.

Injection intraveineuse de ferment pur.

Nous injectons à un chien bien portant une solution renfermant dix fois plus de ferment que la précédente et sans mélange d'urée. Le chien ne présente d'abord aucune espèce d'accident, mais le lendemain il devient très-malade, il refuse tout aliment. La température est très-élevée, 42°3. Diarrhée très-abondante. Respiration difficile. L'animal succombe le soir même dans une convulsion tétanique. Tous les accidents signalés et l'altération du sang dont les globules sont très-déformés et dans le sérum duquel nous constatons sans peine la présence du ferment injecté nous font penser que l'animal a succombé à une véritable septicémie. Aussi avons-nous cru devoir répéter les deux expériences que nous venons de rapporter.

Expérience VI.

Injection intraveineuse d'urée et de ferment.

Six grammes d'urée mélangés de 4 centimètres cubes de ferment urinaire, sont injectés à un chien très-vigoureux qui supporte bien l'opération. Les urines, examinées pendant trois jours, restèrent constamment légèrement acides. Une seule fois elles furent jugées neutres ; au bout de trois jours, l'animal, qui avait eu quelque peu de fièvre indiquée par l'augmentation thermométrique, reprit son appétit ordinaire et se remit complétement.

Expérience VII.

Injection intraveineuse de ferment pur.

Quatre centimètres cubes de la solution de ferment pur sont introduits dans le sang d'un jeune chien de chasse sans le moindre inconvénient et sans aucun accident fébrile immédiat. Le lendemain, l'animal a de la fièvre et de la diarrhée, les yeux s'injectent, et nous pensons voir revenir les signes d'infection. Il n'en est rien cependant, car dès le troisième jour l'état normal se rétablit. Les urines, examinées avec soin jusqu'au retour à la santé, restent constamment acides.

Les résultats de ces deux expériences, au point de vue des urines, sont donc à peu près les mêmes que ceux signalés ci-dessus, et ne modifient pas la conclusion concernant l'acidité des urines.

Nous avons cru devoir tenter une dernière expérience consistant dans l'introduction, dans le sang, d'une urine altérée ammoniacale sans filtration préalable, car rien ne démontre que l'action toxique des infections urineuses soit due au ferment que nous avons isolé.

Expérience VIII.

Injection intraveineuse d'urine alcaline.

A un chien bien portant, nous injectons 22 centimètres cubes d'urine alcaline ; le chien n'offre rien de particulier après l'opération, les urines émises au moment de l'injection sont acides, mais elles deviennent alcalines déjà une heure après l'injection, restent alcalines pendant trente-six heures, puis redeviennent franchement acides.

Les résultats obtenus ne diffèrent guère de ceux constatés chez le chien auquel nous avons injecté une notable quantité de ferment pur.

En résumé, rien ne démontre que l'urée injectée en même temps que le ferment urinaire se décompose en carbonate d'ammoniaque. Les accidents observés peuvent très-bien s'expliquer en admettant qu'il y a septicémie. On possède, en effet, un grand nombre d'observations où l'on a noté des accidents urémiques pendant la vie, et où l'analyse chimique du sang a révélé beaucoup d'urée et presque pas de carbonate d'ammonium. Nous pourrions nous-mêmes citer à l'appui de cette thèse deux observations où les analyses du sang furent faites pendant la vie, à une époque où la sécrétion urinaire était réduite à son minimum.

F. Expériences établissant les effets de différents sels ammoniacaux.

Le carbonate d'ammonium, injecté en solution concentrée, produit des accidents qui simulent au premier abord les accidents urémiques ; mais si l'on réfléchit à la forte proportion de sel qu'il faut pour provoquer ces phénomènes, on ne tarde pas à être convaincu que le sang ne peut pas contenir assez d'urée pour fournir une solution de carbonate d'ammoniaque assez concentrée pour produire des effets toxiques. L'expérience nous ayant, du reste, démontré que la décomposition de l'urée ne se fait pas facilement dans le sang, même quand on injecte du ferment, nous nous sommes demandé si d'autres sels ammoniacaux ne pourraient pas produire les mêmes effets que le carbonate d'ammonium. L'urine, en effet, renferme toujours, même à l'état normal, une certaine proportion de ces sels. On est donc en droit de rechercher si les accidents ne peuvent résulter de leur augmentation de quantité dans le sang, ou de leur accumulation quand l'excrétion urinaire est entravée.

Nous avons, à cet effet, avec les sels ammoniacaux suivants : chlorure, sulfate, phosphate, tartrate, benzoate et hippurate, institué les expériences suivantes.

Expérience I.

Injection intraveineuse de chlorure d'ammonium.

Nous introduisons dans la jugulaire d'un chien 22 centimètres cubes d'une solution contenant 2gr,20 de chlorure ammonique.

L'opération est à peine terminée que l'animal pousse des cris lamentables; surviennent ensuite des convulsions franches, pendant environ vingt minutes le cœur bat irrégulièrement, la respiration est saccadée. La sensibilité réflexe est évidemment augmentée. Cette tourmente convulsive se termine par un état tétanique qui ne dure que quelques secondes et qui fait place à un état syncopal qui se prolonge près de trois quarts d'heure. Pendant tout ce temps, la bave ne cesse de s'écouler de la bouche de l'animal. L'animal se relève spontanément au bout d'une heure et demie, paraît fatigué, mais nullement malade, aussi est-il complétement remis le lendemain. Les urines, examinées immédiatement après l'opération, sont claires et acides. Celles du lendemain présentent le même caractère. Il en est de même encore les trois jours suivants :

Ammoniaque à l'état de sels . .	0,31	p. 1,000
Urée.	13,32	—

EXPÉRIENCE II.

Injection intraveineuse de sulfate d'ammoniaque.

22 centimètres cubes d'une solution de sulfate d'ammoniaque au titre de $\frac{132}{1132}$ sont injectés dans la veine crurale d'un chien bien portant mesurant 36°,6 de température. L'opération est à peine terminée que l'animal se met à baver et à respirer d'une manière haletante. Le pouls devient irrégulier et la température baisse de 1 degré. Surviennent ensuite, pendant cinq minutes, des convulsions générales qui sont remplacées par un état de prostration complète. Les sphincters se relâchent, au bout d'un quart d'heure l'animal semble reprendre ses sens, mais se trouve dans l'impossibilité de faire un mouvement. Il est complétement

paralysé. Ce n'est qu'au bout de deux heures qu'il reprend quelque activité.

Urine après l'opération.		2e jour.	3e jour.
—		—	—
60 centim. cubes.		60 c. c.	130 c. c.
Acide et claire.		Acide et claire.	Acide et claire.
Urée p. 1,000.	10,90	9,27	12,13
Ammoniaque. .	0,48	0,32	0,31

Expérience III.

Injection intraveineuse de benzoate d'ammoniaque.

Chien bien portant, température 39°. Il reçoit 3gr,97 de benzoate d'ammonium en solution dans la veine crurale. Immédiatement après l'opération surviennent des symptômes tétaniques qui durent à peine cinq minutes et qui amènent la mort de l'animal sans période de résolution. Les quelques minutes que vit l'animal nous montrent sa respiration fortement irrégulière, entravée, spasmodique. Le cœur perd de son rhythme et la température baisse de 3 degrés.

Les urines rendues immédiatement après l'expérience et celles que nous retirons de la vessie après la mort sont franchement alcalines. Notre attention se porte exclusivement sur la constatation de l'acide hippurique, qui doit se former dans l'économie par transformation de l'acide benzoïque.

En suivant le procédé classique, nous n'avons pu isoler que l'acide benzoïque, la transformation ne s'était donc pas opérée, car l'analyse a été faite immédiatement, de sorte que l'on ne peut invoquer la décomposition ultérieure de l'acide hippurique formé.

Expérience IV.

Injection intraveineuse de benzoate d'ammoniaque.

L'introduction de 22 centimètres cubes d'une solution contenant seulement 2 grammes de benzoate d'ammoniaque à un chien de double poids du précédent, ne produit cette fois qu'une crise convulsive très-courte.

Les urines cette fois sont légèrement acides, sinon neutres, l'acide benzoïque recherché s'est transformé en acide hippurique facilement isolable en cristaux aiguillés très-nets et faciles à déterminer. De nouvelles injections de plus en plus diluées de benzoate d'ammoniaque ne provoquent plus d'accidents nerveux, les urines restent neutres ou légèrement acides et contiennent toujours une forte proportion de sels ammoniacaux.

Expérience V.

Injection intraveineuse de tartrate d'ammoniaque.

Un chien bien portant est soumis à l'injection d'une solution de tartrate d'ammoniaque dans les proportions de 1gr,50 sur 22. Avant la fin de l'injection, l'animal présente déjà des phénomènes convulsifs. Le cœur et la respiration se modifient, la température tombe et les phénomènes paralytiques s'accentuent plus vite du côté droit que du côté gauche. Une attaque de tétanos termine la scène convulsive. Survient ensuite la période syncopale qui dure près d'une heure, après laquelle l'animal se remet.

On pouvait s'attendre à une transformation du tartrate en carbonate d'ammoniaque. Il n'en fut rien, car l'urine resta constamment acide pendant quarante-huit heures, et il s'y produisit un dépôt de sels cristallisés qui, lavés à l'alcool, présentèrent à l'analyse les caractères des tartrates.

Expérience VI.

Injection intraveineuse de phosphate d'ammoniaque.

Nous injectons à un jeune chien de chasse 22 centimètres cubes d'une solution concentrée de phosphate d'ammoniaque. Immédiatement après l'opération, période convulsive tenant à l'exagération des centres excito-moteurs, puis tétanie pendant quelques secondes, et enfin prostration complète pendant environ une heure. Après ce temps, on ne remarque plus que des signes d'ataxie qui vont en diminuant, si bien que, quatre heures après l'expérience, l'animal semble remis.

Les urines sont acides; elles renferment une notable quantité de sels ammoniacaux qui vont en diminuant à mesure qu'on s'éloigne du jour de l'opération.

La bave contient également de notables quantités de sels ammoniacaux.

Expérience VII.

Injection intraveineuse d'hippurate d'ammoniaque.

L'hippurate d'ammoniaque à la dose de $2^{gr},50$, en solution, ne détermine chez le chien auquel nous l'injectons que des accidents nerveux très-légers, ils ne durent que quelques minutes. Les urines, tout en contenant une notable proportion de sels ammoniacaux, restent constamment acides.

Les expériences que nous venons de rapporter datent, comme celles de Rosenstein, de 1873; elles ont été toutes faites avec des doses de sels ammoniacaux infiniment supérieurs à la quantité de ces mêmes sels qui se seraient accumulés dans le sang en trois fois vingt-quatre heures, limite extrême de la vie des animaux dont on supprime la fonction rénale. Les résultats obtenus sont analogues à ceux de Rosenstein. Nous avons cru devoir administrer ces doses relativement énormes, parce que nous raisonnions dans l'hypothèse d'une transformation complète de toute l'urée du sang en produits ammoniacaux pendant trois jours. Nous savons donc maintenant que, même dans les cas les plus favorables à la théorie de Frerichs, la mort serait rarement la suite de l'empoisonnement ammoniacal.

L'hypothèse de Frerichs ne saurait d'ailleurs se soutenir de par nos expériences. N'avons-nous pas démontré, dans notre premier chapitre, que le sang de nos chiens morts à la suite de ligature des vaisseaux rénaux était bien loin de renfermer les quantités d'ammoniaque que nous venons de signaler, et ne venons-nous pas d'établir que des injections dans le sang d'urée et de ferment urinaire n'avaient jamais abouti à provoquer dans l'organisme la transformation de l'urée en carbonate d'ammoniaque? Tout au plus, pourrait-on encore soutenir que les phénomènes urémiques dépendent directement de la rétention dans le sang des sels ammoniacaux qui se trouvent normalement dans les urines. Voyons donc ce que disent les expériences instituées à l'effet de cette démonstration.

Expérience VIII.

Injection intraveineuse de 0gr,6 d'ammoniaque pure en quantité équivalente à celle que le chien eût sécrétée à l'état de sels en trois jours.

2 novembre 1879. — Chien de 21k,500, adulte, très-bien portant, n'ayant jamais subi d'expériences. Cet animal urinant en trois jours 1,452 centimètres cubes, aurait éliminé dans ce volume d'urine au maximum 0gr,6 d'ammoniaque à l'état de combinaisons diverses. Nous prenons donc 0gr,6 d'ammoniaque pure que nous étendons à 150 centimètres cubes avec de l'eau distillée, nous injectons cette solution dans une veine musculaire de la cuisse gauche. Le chien supporte très-bien cette opération. Il ne présente pas le moindre trouble nerveux. Les urines ne deviennent même pas alcalines.

Expérience IX.

Injection intraveineuse de 1gr,75 de carbonate d'ammoniaque correspondant aux 0gr,6 d'ammoniaque pure de la précédente expérience.

20 novembre 1879. — Le chien du 2 novembre étant parfaitement guéri, nous nous proposons d'injecter les 0gr,6 d'ammoniaque à l'état de carbonate d'ammonium. La quantité de ce sel nécessaire pour réaliser cette condition est de 1gr,75. Nous dissolvons donc 1gr,75 de carbonate d'ammonium dans 150 centimètres cubes d'eau distillée et nous introduisons la solution dans la veine crurale du côté droit. L'opération ne détermine pas de phénomènes nerveux sensibles. Le chien bave beaucoup pendant deux heures, urine copieusement, mais les urines restent constamment légèrement acides. Le lendemain de l'expérience, tout est rentré dans l'ordre.

Expérience X.

Injection intraveineuse de 1gr,75 de carbonate d'ammoniaque chez le chien précédent, préalablement opéré de la ligature des uretères.

28 novembre 1879. — Cette fois, nous commençons l'expérience par la ligature des uretères; 18 heures après cette première opération, nous injectons dans la veine crurale gauche la solution de carbonate d'ammonium au titre indiqué dans la précédente expérience. Cette seconde opération n'amène pas les résultats que nous attendions, car le chien ne semble pas se trouver plus incommodé qu'avant l'expérience. Pas de troubles nerveux ni même de vomissements ne furent notés les six premières heures après l'introduction du sel ammoniacal.

Les accidents graves, convulsions et coma, ne se présentèrent que le lendemain matin, le chien ne succomba que le soir du second jour. Ces trois expériences nous paraissent des plus concluantes pour démontrer que la rétention dans le sang, des produits ammoniacaux qui s'éliminent naturellement par les urines, n'amène pas de symptômes d'empoisonnement tant que la dose de rétention des sels ammoniacaux ne dépasse pas la quantité de sécrétion de trois jours. Il devient dès lors impossible d'attribuer aux seules matières ammoniacales accumulées dans le sang, les accidents urémiques proprement dits.

G. Modifications organiques, physiques et chimiques des globules du sang sous l'influence des sels ammoniacaux.

Au point de vue des sécrétions, les expériences établissent que les sels ammoniacaux sont éliminés rapidement en nature par les urines et la bave. Cette élimination est assez rapide pour que quelques-uns, tels que le tartrate et le benzoate, ne subissent pas dans l'économie leurs transformations habituelles.

Au point de vue clinique, on peut dire que les sels ammoniacaux dont il s'agit, introduits dans le sang à hautes doses, déterminent des accidents nerveux convulsifs d'abord, tétaniques ensuite, et finalement paralytiques ; que ces accidents ne durent qu'autant que les sels restent dans le sang.

On peut donc se demander si cette action remarquable des sels ammoniacaux sur l'économie ne tient pas à des modifications qu'ils feraient subir au sang et notamment aux globules.

Un sang défibriné et rutilant, mis en contact avec une solution concentrée de carbonate ou de benzoate d'ammonium, ne tarde pas à se foncer en couleur ; les globules se dissolvent et le sérum surnageant est coloré en rouge ; le chlorure d'ammonium et nos autres sels ammoniacaux se comportent d'une manière identique, mais ne produisent cette action qu'après un temps plus ou moins long.

Nous avons mis en contact du sang de bœuf défibriné avec des solutions des divers sels ammoniacaux, en ayant soin que la densité du liquide fût toujours de 1,026. On employa pour 100 de sang, 10 de solution ammoniacale. Puis on introduisit le sang dans une atmosphère d'oxygène, et l'on procéda à l'analyse des gaz en se servant de la pompe d'Alvergnat. Les résultats furent comparés à ceux que l'on obtenait en abandonnant 100 centimètres cubes de sang avec 10 centimètres cubes d'une solution sucrée de 1,026 de densité, qui n'altère pas le globule, comme nous nous en sommes souvent assurés.

Nous transcrivons ici les données de quelques expériences :

Expériences.	Volume total p. 1,000.	CO^2	O	Az
Sang normal avec 10 d'eau. .	556,8	234,1	201	11,7
Sang avec benzoate.	742	531,6	168,2	42,2
Sang avec sulfate.	585	435,4	165	45
Sang avec phosphate	539	364	156	39
Sang avec chlorure.	386,7	177,9	171	48
Sang avec carbonate	490	315	155	20

Il résulte de ces expériences que des solutions de même densité agissent à peu près de la même manière, c'est-à-dire que le globule ne peut plus fixer la même quantité d'oxygène, même quand on le met en contact avec un excès de ce gaz. Nous ferons remarquer également que le volume d'azote que nous avons obtenu dans ces expériences est assez notable ; nous signalons le fait aujourd'hui sans chercher à l'expliquer.

La solution de chlorure d'ammonium contenait 0gr,287 d'ammoniaque, et avait pour densité 1,026 ; une solution du même sel ayant pour densité 1,030 eut une influence bien plus grande sur la proportion de gaz, on obtint :

Volume total	386,9
Acide carbonique	177,9
Oxygène.	161,0
Azote	48,0

Un fait qui est encore à noter, c'est que dans toutes ces expériences, le sang devient d'une rutilance très-vive quand on l'agite avec l'oxygène, rutilance qui n'est nullement en rapport avec la proportion de ce gaz que l'on peut en retirer ; M. Bert vient de démontrer qu'il en était de même chez les jeunes animaux et en a conclu que la capacité d'absorption pour l'oxygène était diminuée chez ces derniers.

C'est là également la conclusion que nous tirons de nos expériences : *la capacité d'absorption du globule sanguin pour l'oxygène diminue sous l'influence des sels ammoniacaux. Elle est d'autant plus amoindrie pour le même sel que la solution est plus concentrée.*

Cette conclusion de notre mémoire de 1873 a été vérifiée récemment par M. Cuffer (1). Disons aussi qu'elle s'applique aux sels potassiques.

Le microscope déjà donne des résultats qui font présager la diminution d'absorption des globules pour l'oxygène. Si l'on étudie l'action des sels ammoniacaux sur le sang soit dans l'économie, soit en dehors d'elle, on remarque que le sang des chiens morts à la suite d'injections de carbonate et de benzoate d'ammoniaque est profondément altéré ; il y a une tendance très-marquée à la dissolution globulaire avec précipitation, sous forme granuleuse ou cristalline, de la matière colorante. A l'œil nu déjà, on distingue une particularité frappante, car les sangs contaminés deviennent transparents, aqueux et prennent une couleur acajou (2).

Le phosphate d'ammoniaque, le tartrate, le chlorure et le sulfure n'agissent comme dissolvants du globule sanguin qu'autant qu'on les emploie à des solutions concentrées et franchement toxiques. Leur action est tout autre si les solutions qu'on fait agir sur le sang sont peu concentrées et n'amènent chez les animaux que des accidents convulsifs non mortels. En effet, on remarque, en ce cas, que les globules deviennent plus petits et plus denses et plus ou moins longtemps inattaquables à l'action de fluidification qu'exercent sur eux l'eau et l'acide acétique.

(1) Cuffer, *Altérations du sang dans l'urémie.* Paris, 1878.

(2) Pour l'action des sels sur la capacité d'absorption des globules du sang à l'égard de l'oxygène, voyez : Ch. Robin, *Leçons sur les humeurs,* 2e édition, 1874, p. 112, et surtout pour l'influence des sels ammoniacaux en particulier, voyez : Dumas, *Recherches sur le sang* (*Comptes rendus des séances de l'Académie des sciences.* Paris, 1846, t. XXII, p. 900), et Bonnet, *Sur les globules du sang* (*Ibid.,* t. XXIII, p. 363).

Les phénomènes cadavériques qui surviennent dans les globules normaux une dizaine d'heures après la mort ne se montrent dans les sangs traités par les substances ci-dessus qu'après quarante-huit et soixante heures.

Un caractère physique qu'impriment les sels ammoniacaux au sang est une rutilance exagérée que l'on dirait relever d'une sursaturation d'oxygène.

La diminution de volume des globules, l'espèce d'état de contraction que l'on remarque dans la substance organique qui les compose, font penser à une espèce de tétanie globulaire qui rendrait les hématies impropres aux échanges organiques et surtout à l'échange des gaz tant qu'elles ne se seraient pas dépouillées de la substance intoxicante.

L'hippurate d'ammoniaque et le benzoate en solution étendue ne modifient pas les globules et ne les mettent pas à l'abri de l'action de l'eau et de l'acide acétique; aussi sont-ils pour ainsi dire inoffensifs.

De ces deux ordres d'expérimentations on peut donc hardiment déduire, que les accidents nerveux qui caractérisent dans les organismes vivants l'action des sels ammoniacaux que nous avons étudiés dépendent principalement des lésions du globule sanguin ; c'est ce que démontre péremptoirement tout aussi bien l'analyse des gaz du sang que les modifications morphologiques révélées par le microscope.

Le système nerveux n'est pas primitivement atteint ; ses modifications fonctionnelles répondent à des troubles de nutrition dépendant de l'inaptitude des globules sanguins aux échanges moléculaires incessants qui caractérisent la vie de tout élément anatomique.

CONCLUSIONS.

I.

Les urines, en dehors des affections de l'appareil génito-urinaire, ne sont ammoniacales que très-rarement. On peut accuser, dans l'immense majorité des cas d'alcalescence, le défaut de propreté des vases ou le mélange des urines avec des substances albuminoïdes plus ou moins altérées.

II.

Les urines mises en contact avec du ferment ammoniacal, dont l'activité est démontrée par son action sur une solution d'urée pure, ne subissent pas la fermentation ammoniacale avec une égale rapidité, ce qui paraît tenir à des différences de composition.

III.

Les urines d'animaux bien portants et exempts de toute lésion vésicale ou rénale ne sont pas devenues ammoniacales par leur séjour prolongé dans la vessie, obtenu à l'aide de différentes conditions mécaniques.

IV.

Des sondes imprégnées de ferment n'ont pas suffi pour rendre ammoniacales les urines d'animaux bien portants.

V.

Les urines ne sont devenues ammoniacales d'une manière tout à fait temporaire que quand on laissait à demeure la sonde imprégnée de ferment.

VI.

Le même effet s'est produit en introduisant dans la vessie une solution de ferment que l'on y retenait environ douze heures par des procédés mécaniques.

VII.

Les accidents urémiques ne peuvent être rapportés ni à la rétention de l'urée, ni au carbonate d'ammonium qui proviendrait de la décomposition de l'urée; car la première de ces substances est inoffensive, et la seconde ne produit d'accidents convulsifs qu'à des doses tellement concentrées qu'il est difficile d'admettre qu'elles puissent se produire dans le sang.

VIII.

La décomposition de l'urée en carbonate d'ammonium ne se fait que sous l'influence d'un ferment ou d'agents chimiques dont nous n'avons pas à tenir compte ici. Cette décomposition ne s'effectue que bien rarement dans le sang, car des injections d'urée et de ferment n'ont pas provoqué d'accidents urémiques.

IX.

Ce n'est qu'en forçant la proportion de ferment que nous avons vu se produire des accidents que l'on ne peut rapporter qu'à la septicémie.

X.

Les sels ammoniacaux suivants : chlorure, sulfate, phosphate, tartrate, benzoate et hippurate, injectés en solutions suffisamment concentrées dans le sang, déterminent, au point de vue physiologique, des accidents semblables à ceux du carbonate d'ammonium. Ces sels sont éliminés rapidement par les urines et par la bave; le tartrate et le benzoate ne subissent pas leur transformation habituelle. Les urines ne deviennent jamais ammoniacales; l'haleine est exempte d'ammoniaque.

XI.

Ces sels, en solution assez étendue pour ne pas dissoudre le globule sanguin, modifient néanmoins les propriétés de ce dernier. Ce fait est démontré par l'examen au microscope, et par l'analyse des gaz retirés du sang; la capacité d'absorption du globule sanguin pour l'oxygène est notablement diminuée; la résistance du globule sanguin à l'eau et à l'acide acétique est au contraire augmentée.

XII.

L'on ne saurait attribuer les accidents urémiques à la simple rétention dans l'économie, des sels ammoniacaux normalement entraînés par l'urine sans invoquer la transformation préalable de l'urée en carbonate d'ammonium, parce que l'injection dans le sang des produits ammoniacaux, en quantité équivalente à celle qui s'élimine naturellement par les urines en trois jours, ne provoque pas de phénomènes nerveux immédiats, même chez les chiens auxquels l'on a préalablement supprimé la fonction urinaire.

CHAPITRE VIII.

DU RÔLE DES MATIÈRES INORGANIQUES DE L'URINE DANS LA PATHOGÉNIE DE L'URÉMIE EXPÉRIMENTALE.

L'étude des matières inorganiques contenues dans les urines est pour nous de la plus haute importance. Nous venons, en effet, de démontrer que les accidents observés à la suite de la suppression de la fonction rénale ne sauraient être attribués à la rétention et à l'accumulation dans le sang ni de l'eau, ni des acides, ni des matières organiques qui auraient été éliminés par le rein, depuis le moment de la ligature des vaisseaux rénaux jusqu'à la mort des animaux.

Nous avons établi, d'un autre côté, que, dans l'immense majorité des cas, les phénomènes d'intoxication ne sauraient être attribués à la genèse de principes toxiques formés aux dépens des matières organiques urinaires retenues et modifiées dans l'organisme.

Le rapprochement de ces conclusions avec les faits d'empoisonnement rapide créés par nous, en injectant dans le sang d'animaux rendus anuriques, de l'urine fraîche, normale, en quantité équivalente au volume de la sécrétion d'un jour, nous a amenés par exclusion à regarder comme cause des manifestations urémiques la rétention et l'accumulation dans le sang des matières inorganiques de l'urine.

Il nous incombe maintenant de préciser par l'expérimentation directe, le rôle des diverses matières inorganiques contenues dans les urines.

Nous essaierons, avant de donner nos expériences, de résumer l'état actuel de la science concernant la physiologie des sels contenus dans le sang et dans l'urine.

A. Étude des matières inorganiques de l'urine normale.

Les matières inorganiques des urines ne sont autres que les sels que le sang abandonne en traversant les capillaires rénaux. Quelques-uns d'entre eux subissent des modifications déterminées par les nouvelles conditions de milieu, c'est ainsi que les phosphates, qui dans le sang sont à l'état de sels basiques ou neutres, se retrouvent dans les urines sous la forme de sels acides.

Ces sels jouent, à divers titres, un rôle important dans l'économie. Quelques-uns d'entre eux assurent l'alcalinité du sang et favorisent la dissolution des matières albuminoïdes; d'autres conservent l'intégrité physiologique du globule sanguin; d'autres participent directement à la constitution de la substance organisée en s'y fixant à l'état de combinaisons temporaires ou permanentes; il en est qui permettent au liquide nourricier de transporter, sous forme liquide, des matériaux qui doivent se fixer plus loin à l'état de dépôts solides dans des tissus spéciaux ou qui doivent être éliminés comme résidus dissous, par les glandes d'excrétion; nous en trouvons, enfin, qui contribuent puissamment à l'élimination définitive de l'acide carbonique se formant incessamment dans les tissus.

Trois fonctions principales concourent à débarrasser le sang des sels inorganiques devenus scories, ce sont les fonctions biliaire, sudoripare et urinaire. Cette dernière est de beaucoup la plus importante. Lorsque l'une ou l'autre de ces fonctions vient à s'arrêter, les autres y suppléent plus ou moins en fonctionnant davantage. Si c'est la sécrétion rénale qui se trouve supprimée, les fonctions sudoripare et biliaire, tout en s'exagérant, ne sauraient remplacer complétement la grande voie rénale de dépuration organique; il s'ensuit que l'équilibre entre la production des déchets inorganiques et leur élimination se trouve rompu, l'organisme cherche à le rétablir, et ce, d'abord par les flux intestinaux qui ne sont qu'intermittents. Ceux-ci suffisent s'il ne s'agit que d'anurie temporaire, ils sont insuffisants dans les cas d'anurie définitive, d'où la saturation d'abord, la sursaturation ensuite du sang par les résidus inorganiques.

Les principes d'origine minérale qui constituent les 12 grammes p. 1,000 des matières inorganiques des urines normales, à 1,018 de densité, qui nous ont servi dans le cours de nos expériences se décomposent de la façon suivante :

Sels terreux. . .	1,50	(phosphates, sulfates, carbonates).
Sels potassiques .	3,00	(chlorures, sulfates, phosphates, phénolsulfates).
Sels sodiques . .	7,50	(chlorures, sulfates, phosphates, phénolsulfates).
	12,00	

Le rapport des sels potassiques à la totalité des matières inorganiques est donc de 1 à 4; il n'est que de 1 à 3 lorsqu'on ne tient pas compte des sels terreux. Les sels sodiques constituent plus de la moitié des matières inorganiques de l'urine, leur rapport aux sels potassiques est sensiblement de 3 à 1. Ce rapport n'est évidemment pas un rapport fixe, car de nombreuses expériences nous ont démontré que le genre d'alimentation et des conditions pathologiques diverses avaient une influence très-notable ; c'est ainsi qu'un auteur allemand a trouvé le rapport de 10 à 11 ; les chiffres que nous donnons sont ceux que nous avons obtenus en analysant les urines obtenues à la suite d'une alimentation moyenne. Ce rapport est inférieur à celui que nous trouvons dans l'ouvrage de physiologie de M. Beaunis, mais se rapproche sensiblement de celui de M. Robin.

Le *chlorure de sodium* est la plus abondante des matières inorganiques urinaires; sa proportion varie selon la quantité, la qualité ou le mode de préparation des aliments. L'urine peut en renfermer jusqu'à 10 et 12 grammes, lorsqu'on ajoute aux aliments du sel marin comme condiment. Pourtant le chlorure de sodium n'est pas éliminé immédiatement et ne représente pas celui qui est contenu dans les aliments ingérés chaque jour soit comme partie constituante, soit comme condiment.

Une partie du chlorure de sodium des urines vient, d'après Ch. Robin (1), de celui qui a temporairement fait partie de la substance organisée des éléments anatomiques et du plasma du sang, car en supprimant tout le sel marin des aliments, sa quantité diminue graduellement, mais après quelques jours, cette diminution s'arrête et l'on voit l'urine de vingt-quatre heures en contenir encore de 2 à 3 grammes, c'est-à-dire une quantité qui dépasse de beaucoup le poids du sel marin contenu dans les aliments ingérés chaque jour dans ce genre d'expériences. Cette désassimilation en excès s'accompagne naturellement d'un affaiblissement progressif. On se rend compte, d'après ce qui précède, de la diminution graduelle, jusqu'à disparition presque complète parfois, du chlorure de sodium dans l'urine, durant la pneumonie et autres affections inflammatoires qui exigent la diète sans boissons renfermant des sels alcalins. Dans ces derniers cas, les urines deviennent fréquemment albumineuses, et nous avons réussi à guérir ce genre d'albuminurie en instituant une alimentation fortement salée.

Le *chlorure de sodium* contenu dans le sang peut être évalué à 2,70 p. 1,000. Il paraît surtout jouer un rôle dans les phénomènes de diffusion qui se passent dans l'organisme. Beaunis (2) cite des expériences d'injection d'albumine dans le rectum où l'absorption de l'albumine n'eut lieu qu'après addition de sel marin à l'albumine. A en croire les expériences de Falk, l'injection du sel marin dans les veines déterminerait une augmentation de la désassimilation des matières albuminoïdes, car les

(1) Ch. Robin, *Traité des humeurs*, p. 769.
(2) Beaunis, *Traité de physiologie*, p. 79.

proportions d'urée augmenteraient dans les urines. Cette augmentation d'urée dans les urines ne dépendrait-elle pas de la polyurie qui survient en semblables cas? Nous avons toujours remarqué que les injections de chlorure sodique dans le sang provoquent, en effet, une grande soif chez les animaux et une notable augmentation de la quantité d'urine.

Le *chlorure de potassium* accompagne presque partout le chlorure de sodium, cependant il est à remarquer que ce sel est plus abondant dans les éléments anatomiques, dans le globule sanguin, dans les fibres musculaires et dans les tissus nerveux. Le chlorure de sodium, au contraire, prédomine dans les liquides. Les globules du sang contiennent p. 1,000 jusqu'à $3^{gr},67$ de chlorure potassique; le plasma n'en renferme que $0^{gr},35$; par contre, nous y trouvons jusqu'à $5^{gr},56$ de chlorure de sodium.

Le tissu musculaire renferme proportionnellement plus de chlorure potassique que tous les autres tissus, c'est ce qui fait dire à M. Robin que la presque totalité des sels de potasse existant dans l'urine et représentée par le chlorure de potassium vient du sang, mais une portion importante de ce sel a, sans doute, temporairement fait partie de la substance musculaire. Le chlorure de potassium et les sels de potasse proviennent aussi, pour une part, de l'alimentation soit directement, soit indirectement par décomposition du chlorure de sodium. La nécessité des sels de potasse dans l'alimentation résulte d'expériences faites dans ces derniers temps et rapportées dans le livre de M. Beaunis (1) dans les lignes suivantes :

« E. Kemmerich nourrit deux chiens de six semaines avec la « même quantité de résidu d'extrait de viande (viande dépour- « vue de sels), en ajoutant pour le premier du chlorure de sodium « seul, pour le second, du chlorure de sodium plus des sels de « potasse; au bout de quelque temps, le premier chien était « maigre, faible et dans un état déplorable; le second, au con- « traire, fort, vigoureux et d'une musculature très-développée.

(1) Beaunis, *loc. cit.*, p. 80.

« Cependant Panun, dans des expériences faites avec une prépa-
« ration particulière (extrait de sang purifié) qui ne contient
« que 1 p. 100 de cendres, est arrivé à des résultats diffé-
« rents. Il a constaté que l'addition des sels de viande et
« principalement de phosphate de potasse n'augmentait pas la
« valeur nutritive de l'extrait de viande. Il en conclut donc, avec
« Förster, que la quantité de phosphore et de potassium néces-
« saire pour l'organisme est certainement plus faible que ne le
« croient Liebig, Kemmerich et Lehman. Dans ce cas, l'action de
« la potasse sur l'organisme serait plutôt une action stimulante
« qu'une véritable action nutritive, abstraction faite de la quantité
« nécessaire pour la constitution des éléments anatomiques. A
« faible dose, les sels de potasse excitent l'activité circulatoire;
« ils élèvent la pression sanguine, accélèrent et renforcent les
« contractions du cœur. D'après les recherches de Kemmerich,
« Aubert, Dehn, etc., l'action stimulante du café, du thé, du bouil-
« lon, de l'extrait de viande, devrait être rapportée aux sels de
« potasse. Mais cette action stimulante cesse rapidement de se
« maintenir dans les limites physiologiques et la dose toxique
« des sels de potasse est vite atteinte (Cl. Bernard, Grandeau). »

D'après Wohler, les sels alcalins à réaction alcaline (phosphate et carbonate) du sang auraient encore pour rôle de favoriser les oxydations intra-organiques. Les acides organiques, par exemple, ne subiraient de modifications qu'autant qu'ils seraient combinés à la soude ou à la potasse; sous cet état, ils se transformeraient facilement en carbonates, et les urines deviendraient alcalines. Dans le cas contraire, les urines restent acides et renferment ces composés non transformés.

Les sels alcalins du sang favorisent également la dissolution de l'acide carbonique et, par suite, son élimination des tissus dès qu'il est formé. « Ce fait est d'autant plus important, dit Robin, « que toutes les fois que l'acide carbonique s'accumule en trop « grande quantité, la désassimilation des autres principes est « troublée, et il en résulte une altération nutritive générale. »

Les *phosphates* contenus dans les urines viennent du sang dans lequel ils arrivent par les aliments d'une part, et d'autre part, par les phénomènes de désassimilation des os, des cartilages et d'autres tissus qui les renferment. Le sérum du sang contient p. 1,000 de 2 à 5 décigrammes de phosphate de soude, de 2 à 3 décigrammes de phosphate de magnésie et de phosphate de chaux tribasique et de 1 à 2 grammes de carbonate de soude basique. Les phosphates de chaux et de magnésie sont, il est vrai, insolubles, mais ces composés peuvent se dissoudre à la faveur de l'albumine, du chlorure de sodium et de l'acide carbonique; ces conditions se trouvent réalisées dans le sang. Les phosphates potassiques prédominent dans les éléments anatomiques qui ont une sorte d'affinité pour l'acide phosphorique. On les signale surtout dans les globules du sang, les muscles, les tissus nerveux et les éléments en voie de formation.

Les phosphates alcalins jouent le rôle de dissolvant et de véhicule pour les sels insolubles de chaux, de magnésie, les urates, les oxalates, etc.

C'est aux phosphates alcalins et aux carbonates de soude que le plasma du sang doit sa propriété de dissoudre et d'absorber l'acide carbonique qui se forme dans les tissus. Les phosphates prédominent dans le sang des carnivores, les carbonates sodiques dans celui des herbivores; chez les animaux omnivores, ces deux sortes de sels sont en proportions à peu près égales avec prédominance légère des phosphates. C'est à la présence de ces deux sels que le plasma du sang doit son alcalinité. Le sang devient neutre lorsqu'on lui enlève ces deux sels par la dialyse, ainsi que l'a démontré W. Marcet (1). Les expériences de dialyse du sang ont encore établi entre les mains de Marcet que les substances coagulables du sang ne se trouvent pas à l'état de dissolution dans le plasma, grâce aux phosphates alcalins comme on le croyait, car la soustraction de ces sels ne détermine pas leur coagulation. Il ne reste sur le dialyseur que les globules et un sérum neutre

(1) W. MARCET. Voyez Ch. ROBIN, *Traité des humeurs*, 1874, p. 101.

non diffusible, non coagulé, mais ayant pris la consistance d'un sirop au bout de deux à trois jours.

Les phosphates éliminés par les urines n'ont pas la même composition que ceux contenus dans le sang; la réaction alcaline du milieu est, en effet, changée en une réaction acide. Les phosphates de chaux et de magnésie sont à l'état de phosphates acides, et ils se précipitent dès que l'on vient à neutraliser l'urine. Les phosphates alcalins sont également transformés en phosphates acides, mais comme les phosphates neutres correspondants sont solubles, ils restent en solution, même quand l'urine devient ammoniacale.

Les *sulfates,* représentés dans le sang par 1 à 3 décigrammes p. 1,000 de sérum, sont éliminés en partie par les urines. Ils sont fournis à l'économie, soit directement par l'alimentation, soit indirectement par l'oxydation du soufre qui entre comme élément constituant dans les matières albuminoïdes. La plupart des auteurs assignent cette seconde origine aux deux tiers des sulfates éliminés par les urines. L'oxydation du soufre dans l'organisme ne fait plus de doute aujourd'hui, elle est établie par les expériences de Krause, de Parckes, de Regensburger, qui ont vu les sulfates augmenter dans les urines à la suite d'une alimentation très-azotée ou d'ingestion de soufre.

On est moins affirmatif sur la part qui revient dans la formation des sulfates, à la désassimilation des substances albuminoïdes entrant dans la constitution des tissus. L'on sait, cependant, depuis les recherches de Beale et d'Engelmann, qu'il y a un parallélisme certain entre l'élimination de l'urée et celle des sulfates, d'où la présomption autorisée de la genèse d'une partie des sulfates aux dépens des matières protéiques de la substance organisée.

La taurine, d'après les recherches de Salkowski, ne fournirait pas de sulfates, mais de l'acide tauro-carbamique dont on a constaté la présence dans les urines.

L'élimination du soufre contenu dans nos tissus et nos aliments n'est pas aussi simple qu'on le croyait autrefois.

Les urines renferment, en effet, des sulfates proprement dits, des phénolsulfates et des corps sulfurés dans lesquels le soufre est sous une forme analogue à celle sous laquelle il est renfermé dans la taurine. Les $\frac{9}{10}$ de soufre sont cependant éliminés sous forme de sulfates. De nombreuses recherches ont été faites ces dernières années par Baumann, Brieger, etc., et ont démontré qu'il y avait constamment dans les urines des composés nommés *phénolsulfates*. Leur origine serait la suivante. A la suite de la digestion pancréatique et intestinale, il se formerait de petites quantités de substances de la série aromatique (phénol, crésol, indol, etc.) qui se combineraient aux sulfates pour se transformer en phénol (ou crésol) sulfates qui seraient absorbés, passeraient dans le sang et seraient finalement éliminés par le rein. La proportion de ces sels est très-faible en général et dépend beaucoup du genre d'alimentation; elle augmente avec la nourriture azotée et atteint son maximum avec la nourriture végétale. Leurs variations survenant dans le cours des maladies sont encore peu connues; un de nos élèves, M. le Dr Fissinger les a étudiées dans un certain nombre de cas (1). Ces phénolsulfates résistent à l'action des acides organiques, mais sont décomposés par les acides minéraux; ce qui permet de les doser facilement dans les urines. Le soufre est donc renfermé dans les urines sous forme de sulfates proprement dits et de phénolsulfates; mais il y a encore une dernière variété d'éléments sulfurés qui résistent à l'action des acides organiques et inorganiques et ne se transforment en sulfates que sous des influences oxydantes très-énergiques. Comme la taurine est un élément sulfuré qui se comporte de cette manière, on a admis que l'élément sulfuré qui présentait le caractère que nous venons d'indiquer dans les urines, avait la constitution chimique de la taurine. M. Baumann a, en effet, isolé un acide tauro-carbamique.

L'idée de mettre à contribution, dans le pathogénie de l'urémie, la rétention dans le sang du chlorure de sodium, un des sels

(1) Fissinger, Thèse de Nancy. 1879.

urinaires, appartient à M. Picot. Voilà le passage de son livre qui a trait à cette question :

« Pour vous montrer, messieurs, combien il est difficile d'éta-
« blir une théorie vraie de l'urémie, je veux vous parler de quel-
« ques expériences que j'ai faites dans ces derniers temps. J'avais
« remarqué que, dans un certain nombre d'observations de cette
« maladie, l'analyse chimique signalait l'absence des chlorures
« dans les urines. Sans idée préconçue, toutefois, j'imaginai de
« faire des injections dans le tissu cellulaire avec le chlorure de
« sodium, substance que certainement je croyais d'une parfaite
« innocuité. Mes premiers essais furent faits sur des grenouilles
« auxquelles j'injectais 30 à 50 centigrammes de ce sel. Ma
« surprise fut grande de constater que ces injections, ayant pour
« véhicule une seringue de Pravaz de liquide, déterminaient des
« accidents excessivement graves. Des contractions musculaires
« isolées et généralisées, suivies d'un état d'insensibilité complète
« et de la mort, en étaient la conséquence. Je fis la même expé-
« rience sur un cochon d'Inde avec 5 grammes de sel : il mourut
« dans le coma et je trouvai un énorme épanchement séro-san-
« guinolent dans le ventre ; 7 grammes de la même substance en
« solution dans 20 grammes d'eau furent injectés à un lapin qui
« succomba dans des convulsions et chez lequel l'autopsie montra
« une hémorrhagie méningée sur la protuburance et le bulbe.
« Voilà donc des symptômes analogues à l'urémie déterminés
« par le sel marin. Serait-il rationnel de prétendre, cependant,
« que c'est à la rétention de cette substance dans le sang qu'est
« due l'urémie dans certain cas? Je ne le pense pas. »

Pour étudier l'action des matières inorganiques urinaires sur l'économie animale, nous avons pris comme point de départ les données que nous ont fournies nos expériences d'injections dans le sang, à doses toxiques, d'urines fraîches anormales et d'urines normales fortement concentrées par des congélations successives.

Ces expériences nous ont appris que, pour tuer un chien à coup sûr, il fallait lui introduire dans le sang une quantité d'urine telle que les matières inorganiques y contenues représentassent environ 0gr,80 par kilogramme du poids de l'animal lorsqu'il s'agit d'urine fraîche normale et 0gr,60 à peu près quand il s'agit d'urine dont la densité a été portée à 1,100 et au-dessus par des congélations répétées. Cette différence tient à ce qu'une certaine quantité de sels inoffensifs, principalement les sels terreux, sont précipités par le froid et la concentration.

Nous négligerons complétement dans les études suivantes les matières organiques urinaires : nous avons en effet démontré dans les trois chapitres précédents que le rôle qu'elles jouaient dans la pathogénie de l'urémie expérimentale était la plupart du temps à peu près insignifiant.

Le problème qui nous reste à résoudre aujourd'hui se réduit aux trois points suivants :

1° Rechercher et fixer l'action de l'ensemble des sels inorganiques urinaires injectés à des doses en rapport avec l'un ou l'autre des chiffres ci-dessus indiqués ;

2° Faire la part des sels à base de sodium et de ceux à base de potassium dans les phénomènes toxiques ;

3° Étudier enfin l'action toxique de chacun des sels de sodium ou de potassium.

Les particularités expérimentales et les recherches chimiques spéciales concernant chacune de ces questions seront indiquées à chaque série d'expériences.

B. Influence exercée sur l'organisme par l'ensemble des matières organiques urinaires.

Première série d'expériences.

Dix litres d'urines fraîches normales, à 1,018 de densité, sont recueillies le 4 novembre 1880. Évaporées à siccité, ces urines sont ensuite calcinées, mais sans destruction du charbon pour éviter une trop forte volatilisation des chlorures. Le résidu de la calcination est repris par de l'eau distillée pour le débarrasser du charbon. Le liquide ainsi obtenu est évaporé à nouveau et recalciné. Le résidu repris par de l'eau bouillante nous donne 270 centimètres cubes d'un liquide clair sensiblement neutre, dont la composition par centimètre cube est la suivante:

Sels sodiques	0,1895
Sels potassiques	0,0600
Somme.	0,2495

Le rapport des sels sodiques aux sels potassiques est donc de 3 à 1.

Les trois expériences suivantes sont faites avec ce liquide.

Expérience I.

Injection intraveineuse de 0gr,60 de sels solubles de l'urine par kilogramme du poids de l'animal. Le rapport des sels sodiques aux sels potassiques est de 3 à 1. Accidents graves. Mort.

4 novembre 1880. — Chien de 11k,500, bien portant. Nos expériences antérieures ayant démontré que pour tuer un animal de cette taille par des accidents convulsifs, il eût fallu lui injecter en urine normale, à 1,018 de densité, 80 centigrammes de sels urinaires inorganiques par kilogramme de son poids, nous préparons 37 centimètres cubes de notre liquide actuel, qui renferment précisément les 9gr,20 de sels contenus dans les urines de trois jours.

Nous additionnons les 37 centimètres cubes de notre solution de 200 grammes d'eau distillée pour ne pas agir avec un liquide trop concentré, aussi est-il, dans ces nouvelles conditions, à peine salé au goût. La réaction est neutre au papier de tournesol.

L'injection faite à l'aide de la pompe de Moncoq après échauffement du liquide à 35° a duré comme toujours 10 minutes. Les premiers 100 centimètres de notre solution n'ont que bien peu d'action; la respiration cependant se précipite, le cœur bat très-fréquemment, la température reste stationnaire. Lorsque le chien a reçu 6gr,90 ou 7 grammes de sels, le tableau change : l'animal pousse des cris aigus, il souffre manifestement; nous nous hâtons de le détacher de la planche. Il est en raideur tétanique, la tête fortement renversée en arrière, le pouls et la respiration semblent arrêtés, la sensibilité réflexe existe cependant encore. Cette crise tétanique ne dure que quelques instants et fait place à une période de relâchement musculaire pendant laquelle nous notons de profondes inspirations et le retour des battements du cœur; l'animal cependant ne sort plus de la prostration dans laquelle il est plongé, le thermomètre baisse de plus en plus. La mort survient très-rapidement.

L'autopsie ne révèle pas de lésions organiques. Les poumons ne sont pas congestionnés. Les deux cœurs sont en diastole. Les globules du sang sont comme contractés et ne se gonflent que difficilement sous l'influence de l'eau distillée.

Les centres nerveux ne présentent pas la moindre altération.

Ce chien ayant reçu 7 grammes de sels urinaires au lieu de 9gr,20 est donc mort avec 0gr,60 de sels urinaires par kilogramme de son poids. Cette dose est exactement celle qui eût déterminé la mort si nous avions injecté dans le sang des urines concentrées à densité de 1,100 environ (1).

Expérience II.

Injection intraveineuse de 0gr,60 de sels urinaires solubles par kilogramme du poids de l'animal. Le rapport des sels sodiques aux sels potassiques est de 3 à 1. Accidents nerveux. Mort.

4 novembre 1880. — Chien de 10k,500, bien portant, n'ayant jamais subi aucune expérience. Nous lui injectons dans la veine 6gr,30 de nos sels urinaires, à raison de 0gr,60 par kilogramme de son poids. Cette quantité de sels est contenue dans 27 centimètres cubes de notre solution que nous étendons à 200 centimètres cubes avec de l'eau distillée chauffée à 35°; les 6gr,30 de sels représentent exactement le poids des sels contenus dans la quantité d'urine normale concentrée à 1,100 de densité qu'il eût fallu pour tuer cet animal.

L'injection des 200 centimètres cubes de liquide, faite dans les 10 minutes réglementaires, n'est pas terminée que le chien pousse

(1) Voyez le tableau de la page 134.

un grand cri, s'agite dans des convulsions cloniques qui se terminent par un véritable accès de tétanos. Les mâchoires sont serrées, le thorax est immobile, la tête est fortement renversée en arrière, les jambes sont raidies dans l'extension forcée. Détaché de la planche, l'animal reste quelques instants dans cette crise tétanique, les muscles se relâchent ensuite, la respiration se rétablit, les membres s'agitent comme si le chien voulait marcher, mais rien ne peut le faire sortir de la torpeur dans laquelle il est plongé et qui amène très-rapidement la mort au moment où le thermomètre marque 37°. Au début de l'expérience, cet instrument était à 39°2.

L'autopsie nous montre de nouveau le cœur arrêté en diastole. Les poumons ne portent pas les signes de l'asphyxie. Le sang a les mêmes caractères que ceux notés dans l'observation précédente. Le système nerveux ne présente pas d'altération. Le sang de cet animal a été pris avant et après l'expérience pour l'étude de sa capacité oxygénale. Le pouvoir d'absorption pour l'oxygène est sensiblement moindre dans le sang saturé de sels.

L'importance de ces deux expériences n'échappera à personne, on y trouve, en effet, la preuve directe de la similitude d'action, tant au point de vue fonctionnel que sous le rapport anatomique, des sels urinaires inorganiques isolés et des urines normales naturelles ou fortement concentrées. Il n'est pas douteux que c'est aux matières inorganiques des urines qu'il faut attribuer les accidents graves que l'on provoque, lorsqu'on injecte dans le sang des quantités d'urines normales en quantités équivalentes au volume de la sécrétion de trois jours.

Il ressort encore de ces expériences que la méthode employée pour la préparation des sels inorganiques des urines élimine les mêmes sels que la concentration des urines par les congélations successives. Ce sont, dans les deux cas, les sels les moins solubles et principalement les sels terreux qui restent sur les filtres. Nous pouvons donc, dès à présent, considérer ces sels peu solubles comme ne jouant aucun rôle dans la pathogénie des accidents graves que nous avons relevés dans le cours de nos expériences.

Signalons encore que les deux chiens précédents sont morts par l'action de $0^{gr},40$ de sels sodiques et $0^{gr},20$ de sels potassiques, notre solution renfermant ces sels dans le rapport de 3 à 1.

L'on pourrait à la rigueur accuser, comme cause de la mort de ces animaux, le degré de concentration du liquide injecté; nous avons donc fait une troisième expérience en diluant la dose toxique de $0^{gr},60$ par kilogramme du poids de l'animal dans une quantité d'eau distillée équivalente au volume des urines de trois jours. Nous procédions de la sorte avec une véritable urine artificielle.

Expérience III.

Injection intraveineuse de $0^{gr},60$ de sels inorganiques urinaires par kilogramme du poids de l'animal en solution dans 540 centimètres cubes d'eau distillée. Le rapport des sels sodiques aux sels potassiques est de 3 à 1. Accidents graves. Mort.

5 novembre 1880. — Chien de 8 kilogr., n'ayant jamais subi d'opération. Le volume des urines émises en trois jours serait de 540 centimètres cubes à raison de $22^{cc},5$ par kilogramme du poids de l'animal en un jour. Nous dissolvons les $4^{gr},80$ de sels qui représentent la dose toxique dans cette quantité d'eau distillée. L'injection de cette solution si étendue provoque les mêmes accidents que ceux que nous avons relatés dans les deux observations précédentes. Le chien meurt en effet dans le coma après avoir passé par une crise tétanique des mieux accentuées.

Le degré de concentration des liquides ne semble pas avoir une importance bien marquée au point de vue de l'action des sels urinaires sodiques et potassiques, si l'on a soin d'introduire la quantité de sels voulue dans le même temps. Cette remarque est très-importante, car l'on peut, en agissant autrement, arriver à des résultats très-contradictoires. Nous avons pu, en effet, éviter la mort des animaux, en leur introduisant très-lentement dans le sang la dose toxique des sels urinaires fortement diluée (en une heure, par exemple, au lieu de 10 minutes). En ces circonstances on donne le temps à l'organisme d'éliminer les principes toxiques. Les seuls accidents que l'on observe sont alors des troubles digestifs, des vomissements, de la diarrhée et de la polyurie. Les phénomènes convulsifs font toujours défaut et les animaux reviennent plus ou moins rapidement à l'état normal.

Nous étudierons dans un paragraphe spécial l'influence de la concentration ou de la dilution des solutions potassiques.

Nous avons employé pour les trois observations qui précèdent un mélange des sels inorganiques où les sels de soude se trouvaient, eu égard aux sels de potassium, dans la proportion de 3 à 1, rapport qui est, à peu de chose près, celui dans lequel se rencontrent les sels sodiques et les sels potassiques dans les urines normales à 1,018 de densité. Ce rapport cependant est loin d'être fixe, des conditions diverses d'alimentation, de troubles pathologiques peuvent le modifier; aussi avons-nous cru nécessaire de déterminer expérimentalement les modifications que pourraient occasionner les changements de rapport des sels de sodium et des sels de potassium dans les matières inorganiques des urines. Cette manière de procéder permettait encore de nous faire une idée approximative du pouvoir toxique des sels sodiques et des sels potassiques.

Nous recueillons 4 litres ½ d'urine fébrile venant d'un même individu, le 1er mars 1879. Ces urines sont immédiatement concentrées par évaporation jusqu'à consistance sirupeuse, puis précipitées par de l'alcool absolu. Le précipité, immédiatement calciné et dissous ensuite dans 100 centimètres cubes d'eau distillée, nous donne à l'analyse la composition suivante par centimètre cube :

Sels sodiques	0,3713
Sels potassiques	0,3592
Somme.	0,7305

Le rapport des sels sodiques aux sels potassiques est, à peu de chose près, de 1 à 1 au lieu d'être, comme dans les expériences précédentes, de 3 à 1 ; il y a donc une notable augmentation des sels potassiques dans le liquide qui va servir aux trois expériences suivantes.

Expérience IV.

Injection intraveineuse de 0gr,40 de sels solubles de l'urine par kilogramme du poids de l'animal. Le rapport des sels sodiques aux sels potassiques est de 1 à 1. Accidents nerveux graves. Mort.

1er mars 1879. — Chien de 9 kilogr., bien portant, n'ayant pas subi d'opération. Nous préparons 5gr,40 de nos sels à raison de 0gr,60 par kilogramme du poids de l'animal, nous injectons les 200 centimètres cubes de solution dans la veine crurale à l'aide de la pompe de Moncoq. Les accidents nerveux, convulsions toniques et cloniques, se manifestent dès que l'animal a reçu 3gr,65. Nous arrêtons immédiatement l'injection ; néanmoins, le chien meurt dans un profond collapsus.

L'autopsie ne donne que des signes négatifs, en dehors de l'espèce de contraction des globules du sang sur laquelle nous avons déjà attiré l'attention.

Ce chien a succombé, n'ayant reçu que 3gr,65 de sels urinaires, ce qui fait par kilogramme de son poids 0gr,4058.

Expérience V.

Injection intraveineuse de $0^{gr},2435$ de sels solubles de l'urine par kilogramme du poids de l'animal. Le rapport des sels sodiques aux sels potassiques est de 1 à 1. Accidents nerveux graves. Mort.

1er mars 1879. — Chien de 9 kilogr., bien portant. Nous lui injectons dans la veine crurale 50 centimètres cubes d'eau distillée tenant en dissolution $2^{gr},1915$ de nos sels urinaires. L'injection terminée, l'animal jette un cri, présente des convulsions cloniques et toniques qui alternent; des contractions de la mâchoire avec renversement tétanique de la tête en arrière empêchent les vomissements. Une crise tétanique généralisée de quelques instants termine la scène; le chien meurt en complet relâchement musculaire, après avoir fait quelques profondes inspirations.

La mort de l'animal ayant été amenée par $2^{gr},1915$ de nos sels, l'animal a reçu par kilogramme de son poids $0^{gr},2435$ de sels sodiques et potassiques.

Expérience VI.

Injection intraveineuse de $0^{gr},2331$ de sels solubles de l'urine par kilogramme du poids de l'animal. Le rapport des sels sodiques aux sels potassiques est de 1 à 1. Accidents nerveux graves. Mort.

3 mars 1879. — Nous injectons à un chien de $9^{k},400$, $2^{gr},1915$ de nos sels dissous dans 100 centimètres cubes d'eau distillée.

Nous provoquons les mêmes accidents que chez les chiens précédents. La mort survient après une crise convulsive des plus accentuées. Le thermomètre fléchit depuis le commencement des convulsions jusqu'au coma et à la mort.

Cet animal a reçu par kilogramme de son poids $0^{gr},2331$ de sels sodiques et potassiques.

Il ressort de ces trois expériences que, toutes choses égales d'ailleurs, les sels urinaires inorganiques employés pour cette seconde série d'expériences sont bien plus toxiques que les sels qui ont servi pour la première série. Nous ne saurions expliquer cette différence autrement que par le changement de rapport des sels sodiques et des sels potassiques. Ces derniers sont évidemment plus toxiques que les premiers.

La comparaison des doses toxiques de l'ensemble des sels potassiques dans ces deux séries d'expériences fait encore entrevoir qu'il y a des différences dans la puissance d'intoxication des différents sels potassiques eux-mêmes. S'il n'en était pas ainsi, la dose toxique minima serait la même dans les six expériences que nous venons de relater. Avant d'insister sur ce point, nous avons à déterminer rigoureusement les effets des sels sodiques.

C. Influence des sels sodiques qui entrent dans la composition des matières organiques urinaires.

La moitié du liquide tenant en dissolution l'ensemble des sels urinaires inorganiques mentionné dans notre analyse du 4 novembre 1880 comme venant de 10 litres d'urine fraîche normale à 1,018 de densité, est précipitée, le 5 novembre 1880, par de l'acide fluo-silicique. Le résidu évaporé à siccité est repris par de l'eau bouillante, puis neutralisé par de l'eau de baryte. Après filtration, nous faisons passer dans ce liquide un courant d'acide carbonique, d'où un nouveau précipité dont nous nous débarrassons par le filtrage. Nous achevons dans le liquide ainsi obtenu la précipitation de la baryte par l'addition de quelques gouttes d'acide sulfurique étendu. Le nouveau liquide filtré, neutralisé par de la soude, est ensuite évaporé, légèrement calciné. Le résidu de cette opération, redissous dans l'eau distillée, nous donne 100 centimètres cubes d'un liquide exempt de tous sels potassiques et ayant la composition suivante :

Chlorure de sodium	5gr,80
Sulfate de sodium.	Traces.
Phosphate de sodium.	

EXPÉRIENCE VII.

Injection intraveineuse de 1 gramme de sels sodiques par kilogramme du poids de l'animal. Pas d'accidents sérieux.

5 novembre 1880. — Les 100 centimètres cubes du liquide tenant en dissolution 5gr,80 de sels sodiques (chlorure, sulfate et phosphate) sont injectés à un chien de 6 kilogr. en moins de 10 minutes à l'aide de la pompe de Moncoq. L'animal supporte très-bien cette injection dans la veine crurale ; il ne présente pas le moindre trouble fonctionnel.

Les sels urinaires inorganiques dissous dans les urines normales eussent tué ce chien à la dose de 0gr,80 de ces sels par kilogramme du poids de l'animal. Il n'y eût donc fallu que 4gr,80 au maximum. Or, nous lui injectons 5gr,80 de sels sodiques, sans provoquer d'accidents ; nous pouvons donc dès maintenant présumer que ce sont les sels potassiques qui possèdent le pouvoir d'intoxication.

Expérience VIII.

Injection intraveineuse de 1 gramme de chlorure de sodium par kilogramme du poids de l'animal. Pas d'accidents sérieux.

29 octobre 1880. — Petit chien, jeune, de 4^{k},850. Nous lui injectons dans la veine crurale 4 grammes de chlorure de sodium, c'est une dose supérieure à celle de 3^{gr},88 des sels urinaires qu'il eût fallu pour le tuer. Ces 4 grammes de chlorure de sodium sont dissous dans 60 centimètres cubes d'eau distillée.

L'opération n'entraîne pas le moindre accident, l'animal est aussi gai après qu'avant l'injection.

Expérience IX.

Injection intraveineuse de 1 gramme de chlorure de sodium par kilogramme du poids de l'animal. Pas d'accidents.

29 octobre 1880. — Chien de 12^{k},100, bien portant. 9^{gr},68 de sels urinaires inorganiques dissous dans l'urine de trois jours seraient nécessaires pour tuer cet animal. Nous remplaçons ces 9^{gr},68 de sels inorganiques urinaires par 10 grammes de chlorure de sodium dans une solution de 150 centimètres cubes.

Le chien supporte très-bien cette injection. Détaché de la planche, il ne présente pas le moindre trouble fonctionnel. Il boit beaucoup et urine abondamment. L'appétit même n'est pas diminué.

Expérience X.

Injection intraveineuse de plus de 1 gramme par kilogramme du poids de l'animal d'un mélange de sulfate et de phosphate de sodium. Pas d'accidents.

6 novembre 1880. — Chien de $4^{k},900$ qui a déjà reçu une injection de chlorure de sodium il y a quelques jours. Nous lui introduisons aujourd'hui dans la veine 5 grammes d'un mélange de phosphate et de sulfate de soude. Cette dose est supérieure de 1 gramme à celle qui l'aurait tué si nous avions pris les sels urinaires proprement dits.

L'animal n'a pas d'accidents à la suite de l'injection du mélange que nous venons d'indiquer. Il mange et boit aussitôt après l'opération.

Les quatre expériences de cette troisième série démontrent péremptoirement que les sels sodiques contenus dans les matières inorganiques des urines n'ont aucune influence dans la pathogénie de l'urémie expérimentale. Nous pourrons donc à l'avenir les négliger complétement. Nous ne nous attendions pas à ces résultats, nous pensions arriver plutôt à confirmer qu'à infirmer les données expérimentales de certains de nos prédécesseurs.

En faisant abstraction, comme nous en avons le droit maintenant, des sels sodiques dans les six premières expériences de ce chapitre, nous voyons que les doses toxiques des sels potassiques ne sont pas les mêmes dans les deux séries d'opérations qui renferment ces six observations. Ceci ne peut s'expliquer qu'en admettant que les sels potassiques injectés n'étaient pas les mêmes dans les deux cas, ou que, s'ils l'étaient, ils ne se trouvaient pas sous la même forme. Dès à présent, il devient à peu près certain que les différents sels potassiques du moins n'ont pas, à poids égaux, le même pouvoir d'intoxication. Les expériences suivantes ne laisseront pas de doute à cet égard.

D. Recherches expérimentales sur l'action des divers sels potassiques de l'urine.

Nous retirons d'un litre d'urine concentrée à 1,100 de densité 150 centimètres cubes d'un liquide renfermant, par centimètre cube, 0,074 de sels solubles qui se répartissent de la manière suivante :

	0^{gr},038	de chlorure de potassium,
	0 ,021	de chlorure de sodium,
	0 ,015	d'autres sels potassiques,
Somme. .	0^{gr},074	de sels sodiques et potassiques.

Nous retranchons de ce total le chlorure de sodium ; il nous reste par centimètre cube 0^{gr},053 de sels potassiques, avec prédominance de chlorure de potassium.

Expérience XI.

Injection intraveineuse de 0^{gr},096 de sels potassiques, avec prédominance de chlorure de potassium, par kilogramme du poids de l'animal. Accidents graves. Convulsions. Mort.

20 avril 1880. — 17 centimètres cubes de notre liquide tenant en dissolution 0^{gr},90 de nos sels potassiques sont injectés dans la veine crurale d'un chien de 9^{k},300, après addition de

200 centimètres cubes d'eau distillée. Malgré cette dilution déjà considérable, les accidents respiratoires et cardiaques surviennent très-vite. Une convulsion générale amène la mort avant que nous ayons eu le temps de détacher l'animal.

La dose toxique par kilogramme du poids de l'animal est donc de 0gr,096 de sels potassiques. Elle est bien certainement encore trop forte, car la mort a été presque foudroyante.

Nulle lésion n'est constatée à l'autopsie. Les poumons ne sont pas ceux d'une mort par asphyxie. Le cœur est en diastole, tant pour les cavités droites que pour celles de gauche. Les globules sont comme rétractés, car ils ne gonflent pas facilement par l'eau distillée.

Expérience XII.

Injection intraveineuse de 0gr,09 de sels potassiques, avec prédominance de chlorure de potassium, par kilogramme du poids de l'animal. Accidents graves. Convulsions. Mort.

20 avril 1880. — 27 centimètres cubes de notre liquide tenant en dissolution 1gr,43 de sels potassiques sont injectés avec 200 centimètres cubes d'eau distillée à un chien de 16 kilogr. Les mêmes accidents que ceux décrits dans l'expérience précédente se reproduisent, avec cette seule différence que la mort arrive plus lentement. Elle est précédée de crises convulsives tétaniques très-nettes avec extension des pattes, renversement de la tête en arrière et trismus. La respiration se rétablit après les crises convulsives ; malgré cela, le chien ne sort plus du coma et meurt avec un abaissement de température de près d'un degré.

La dose toxique par kilogramme du poids de l'animal est de 0gr,09 de sels potassiques.

Expérience XIII.

Injection intraveineuse de 0gr,09 de sels potassiques, avec prédominance de chlorure de potassium, par kilogramme du poids de l'animal. Accidents graves. Convulsions. Mort.

20 avril 1880. — Nous préparons 1gr,3365 de nos sels potassiques, nous y ajoutons 200 centimètres cubes d'eau distillée. Nous injectons cette quantité de liquide à un chien de 15 kilogr., très-bien portant, quoique ayant déjà subi une opération, il y a quelques semaines.

Dès que l'injection tire vers sa fin, le chien est pris d'un tremblement convulsif généralisé de troubles respiratoires et cardiaques, puis il tombe en convulsions tétaniques très-fortes auxquelles succède un relâchement musculaire complet. Malgré le retour de quelques inspirations profondes, l'animal ne se réveille plus et meurt.

La quantité de sels potassiques reçue par cet animal, par kilogramme de son poids, est de 0gr,09.

L'autopsie, faite avec soin, ne révèle pas de lésions organiques, le cœur est arrêté en diastole. Le sang n'est pas altéré dans ses globules d'une manière sensible.

Ces trois expériences démontrent que les sels potassiques employés en majorité constitués par du chlorure de potassium, dilués chaque fois dans 200 centimètres cubes d'eau, sont d'une toxicité représentée par 0gr,09 par kilogramme du poids des animaux. Nous allons comparer à ces résultats ceux obtenus dans la série d'expériences faites avec des sels potassiques urinaires, dans lesquels il y avait prédominance des phosphates et des sulfates sur le chlorure de potassium.

Nous retirons, le 9 janvier 1880, de 30 litres d'urines fraîches dont la densité de 1,018 a été portée à 1,100, 160 centimètres cubes d'un liquide clair, transparent, tenant en dissolution 30 p. 100 de sels. L'analyse démontre que cette quantité de sels se départage de la manière suivante :

Sulfates	$4^{gr},31$
Phosphates.	9 ,16
Chlorures	16 ,65
	$30^{gr},12$

Sur ces $30^{gr},12$ de sels solubles, il y a $8^{gr},91$ de sels potassiques, qui sont en majorité des sulfates et des phosphates. Nos expériences sur les sels sodiques nous permettent de négliger ces derniers, nous opérons en réalité avec 160 centimètres cubes de liquide, renfermant p. 100, $8^{gr},91$ de sels potassiques avec prédominance de sulfates et de phosphates. Pour la facilité des comparaisons avec les résultats de la série précédente, nous ajoutons à chaque dose d'injection 200 centimètres cubes d'eau distillée.

Expérience XIV.

Injection intraveineuse de $0^{gr},13365$ de sels potassiques, avec prédominance de sulfates et de phosphates de potassium, par kilogramme du poids de l'animal. Accidents graves. Convulsions. Mort.

13 janvier 1880. — Nous prenons 20 centimètres cubes de notre solution, nous y ajoutons 200 centimètres cubes d'eau distillée, nous injectons à l'aide de la pompe de Moncoq, dans la veine crurale d'un chien de 10 kilogr. Les premiers 50 centimètres cubes ne produisent pas d'effets sensibles ; les seconds 50 centimètres cubes troublent la respiration et le cœur. Pendant l'injection des troisièmes 50 centimètres cubes, se présentent des convulsions tétaniques. Le chien, avant de tomber en convulsions, a poussé un grand cri et était agité d'un tremblement musculaire généralisé. La mort est survenue après le relâchement musculaire et le retour de quelques profondes inspirations.

Ce chien a donc reçu, dans les 150 centimètres cubes de notre liquide potassique, 1gr,3365 de sels, ce qui fait par kilogramme de son poids, 0gr,13365.

EXPÉRIENCE XV.

Injection intraveineuse de 0gr,133 de sels potassiques, avec prédominance de sulfates et de phosphates de potassium, par kilogramme du poids de l'animal. Accidents graves. Convulsions. Mort.

13 janvier 1880. — Chien de 14k,500, bien portant, n'ayant jamais subi d'opération. Nous dissolvons 2 grammes de nos sels potassiques dans 200 centimètres cubes d'eau distillée et nous injectons cette solution à l'aide de la pompe de Moncoq. Pour obtenir les accidents que nous avons décrits dans la précédente expérience, nous introduisons dans la veine de l'animal 1gr,90 de nos sels.

La dose toxique, par kilogramme du poids de l'animal, est donc de 0gr,133, c'est-à-dire la même que celle que nous avons notée dans l'expérience XIV.

Il ressort donc de ces deux résultats mis en parallèle avec ceux de la série précédente que, toutes choses égales d'ailleurs, les sels potassiques, sulfates et phosphates, paraissent être un peu moins toxiques que le chlorure de potassium.

E. Étude expérimentale des sels potassiques purs à divers états de concentration.

Il nous reste à étudier les conditions de toxicité des sels potassiques à divers états de concentration, et à établir le mode d'action des dissolutions potassiques équivalentes par leur quantité et leur composition aux volumes d'urines sécrétées en trois jours.

L'action des sels potassiques a été étudiée dès 1864 par M. Grandeau (1), comparativement à celle des sels de sodium et de rubidium ; les expériences ont été faites au laboratoire et sous les yeux de Cl. Bernard. Nous extrayons du mémoire du savant doyen actuel de la Faculté des sciences de Nancy les lignes suivantes :

« Le fait le plus digne de remarque auquel m'a conduit cette « étude est, sans contredit, l'action éminemment toxique des « sels de potassium. Les expériences précédentes prouvent que « la quantité de ces sels en dissolution dans le sang ne peut « excéder une certaine limite, la présence de très-faibles quan- « tités d'une combinaison de ce métal amenant immédiatement « la mort. Sans prétendre expliquer ce fait intéressant, je rappel- « lerai le beau travail de M. Schmidt, de Dorpat, sur les variations « du sang dans les affections typhiques et dans le choléra. On « sait qu'à l'état normal, les globules sanguins sont très-riches « en potassium, tandis que le sérum, qui contient beaucoup de « chlorure de sodium, est presque entièrement privé de sels de « potasse. M. Schmidt a montré par des analyses nombreuses « que, chez les individus atteints de choléra, le sérum du sang

(1) Grandeau, *Expériences sur l'action physiologique des sels de potassium, de sodium et de rubidium, injectés dans les veines.* (*Journal de M. Ch. Robin*, 1864, p. 378.)

« s'enrichit notablement en potasse aux dépens des globules. L'al-« tération si profonde du sang dans le choléra serait-elle liée à « l'excès de potasse qu'il renferme ? C'est là ce que l'on n'oserait « affirmer sans de nouvelles recherches, mais ce rapprochement « de l'action toxique du potassium et de la présence d'un excès « de potasse dans le sang sous l'influence de maladies générale-« ment mortelles, me paraît digne d'être noté. MM. Bouchar-« dat et Stuart Cooper ont constaté, dans le travail dont j'ai « parlé plus haut, que chez les animaux morts à la suite d'injec-« tions de sels de potassium dans les veines, le cœur et les gros « vaisseaux étaient remplis de caillots. Nous n'avons jamais rien « rencontré de pareil, M. Cl. Bernard et moi, à l'autopsie des « lapins et des chiens qui ont succombé à la suite d'injections « dans la veine jugulaire de chlorure de potassium, de carbonate « et d'azotate de potasse. Nous avons toujours trouvé le sang « parfaitement liquide dans le cœur et dans les vaisseaux ; le « cœur gauche était rempli de sang rouge liquide, et le cœur « droit de sang noir, ce qui, pour le dire en passant, démontre « que les animaux n'ont pas succombé par asphyxie. »

Nous n'avons trouvé dans les travaux antérieurs au nôtre, aucune indication concernant les doses toxiques minima des sels de potasse ; nous devions en premier lieu nous fixer sur ce point, car il nous importait de pouvoir, en toutes circonstances, établir *à priori* la toxicité de toute urine par le seul examen des analyses. Les doses toxiques minima des sels de potasse trouvées, nous avions à rechercher l'influence que pouvait avoir sur elles l'adjonction de quantités variables d'eau distillée, car nous ne devions pas oublier que les sels potassiques des urines sont toujours à l'état de solution fortement diluée. Nos résultats des injections d'urines fraîches normales sont là pour montrer toute l'importance de cette question ; n'avons-nous pas rapporté dans le chapitre consacré à ces injections des cas assez nombreux qui semblent mettre en évidence l'influence de la dilution et de la concentration des solutions potassiques urinaires ? Nous avons eu soin d'attirer l'attention du lecteur sur les faits qui pouvaient passer pour exceptionnels, en le prévenant que nous chercherions à les élucider plus tard (1).

I. — CHLORURE DE POTASSIUM. DOSES TOXIQUES MINIMA.

Nous avons préparé une solution à 10 p. 100 de chlorure de potassium. Elle a servi à toutes nos expériences relatives à l'action toxique de ce sel. Nous ne rapportons que quelques-unes des plus importantes.

EXPÉRIENCE XVI.

Injection brusque intraveineuse de 0gr,04 de chlorure de potassium par kilogramme du poids de l'animal. Accidents graves. Convulsions. Mort.

7 février 1879. — Chien de 10k,500, bien portant. Nous lui injectons dans la veine crurale, avec la seringue de Cl. Bernard, 5 centimètres cubes de notre solution de chlorure potassique au $\frac{1}{10}$. Aussitôt après l'injection, l'animal présente une grande agitation. Détaché de la planche, il essaye vainement de se lever, ses pattes sont agitées de convulsions. Viennent ensuite des convulsions toniques qui se terminent par un véritable accès de tétanos. La température baisse de près de 1 degré. Les mouvements du cœur s'arrêtent avant la respiration. Un relâchement musculaire suit la crise tétanique et le chien meurt après avoir fait quelques inspirations profondes.

(1) Voyez pages 96 et suivantes.

Cet animal a reçu dans les 5 centimètres cubes de liquide injecté 0gr,50 de chlorure de potassium, ce qui fait par kilogramme de son poids, 0gr,04.

Expérience XVII.

Injection brusque intraveineuse de 0gr,04 de chlorure de potassium par kilogramme du poids de l'animal. Accidents graves. Mort.

23 novembre 1880. — Chien de 21k,500, très-bien portant. Une injection de 1 gramme de chlorure de potassium, dissous en 10 centimètres cubes d'eau distillée, dans la veine crurale, amène vers la fin de l'opération, des troubles respiratoires et cardiaques très-profonds et une crise convulsive tétanique généralisée. Les convulsions sont annoncées par un grand cri que jette l'animal et suivies d'un état comateux que ne fait pas cesser le retour de la respiration. Le chien meurt après quelques instants.

La quantité de chlorure de potassium reçue par kilogramme du poids de l'animal est donc de 0gr,04.

Expérience XVIII.

Injection lente intraveineuse de 0gr,032 de chlorure de potassium par kilogramme du poids de l'animal. Accidents légers du côté du cœur et de la respiration.

16 février 1879. — Chien mouton de 15k,500. Nous lui injectons, très-lentement, avec une seringue de Cl. Bernard, 5 centimètres cubes de la solution au dixième de chlorure de potassium. L'animal supporte très-bien cette injection, nous ne remarquons que de l'accélération dans le pouls et la respiration. Le thermomètre ne fléchit pas. Détaché de la planche, le chien urine, a une selle, mais ne présente aucun phénomène nerveux. Il est complétement remis au bout de quelques heures.

La quantité de chlorure de potassium reçue par le chien est de $0^{gr},032$ par kilogramme de son poids.

Expérience XIX.

Injection brusque intraveineuse de la même dose de chlorure de potassium au même chien que dans l'expérience précédente. Accidents nerveux. Mort.

17 février 1879. — Nous injectons brusquement à l'animal qui a servi dans l'expérience précédente la même dose de chlorure potassique que le 14 février 1879.

Le chien est pris immédiatement de convulsions cloniques, jette un cri et périt à la suite d'une crise tétanique, malgré le rétablissement de la respiration.

Ces expériences démontrent que le chlorure de potassium est toxique, étant en solution au titre de $\frac{1}{10}$, à la dose de $0^{gr},03$ à $0^{gr},04$ et $0^{gr},05$ par kilogramme du poids de l'animal. Cette dose, toutefois, n'est réellement toxique qu'autant qu'elle se trouve introduite dans le sang presque instantanément. Il faut que l'organisme soit surpris. Si l'on donne à l'économie quelque répit, elle élimine très-vite l'excès de sel, comme le démontre l'expérience III, et comme le fait voir beaucoup mieux encore l'observation suivante :

Expérience XX.

Injection intraveineuse de $0^{gr},04$ de chlorure de potassium par kilogramme du poids de l'animal. Cette dose potassique est en une solution de $\frac{1}{180}$. Pas d'accidents graves.

13 octobre 1880. — Nous choisissons un chien de 15 kilogr., très-robuste; nous calculons qu'à raison de $0^{gr},04$ de chlorure de potassium par kilogramme de son poids, il faudrait $0^{gr},60$ de sel potassique pour tuer l'animal. Nous étendons les $0^{gr},60$ de chlorure en une solution au titre de $\frac{1}{180}$. L'opération d'injection est faite à l'aide de la pompe de Moncoq, ce qui fait que nous mettons au moins cinq ou six fois plus de temps à introduire dans la veine notre solution, qu'en opérant avec la solution concentrée, aussi le chien ne présente-t-il pas de phénomènes morbides en dehors de quelques légers troubles respiratoires et cardiaques.

Ces expériences démontrent donc :

1° Que la mort par le chlorure de potassium survient dès que l'on ajoute au sang de nos chiens de 3 à 4 centigrammes de ce sel par kilogramme de leur poids ;

2° Que l'injection rapide de solutions au $\frac{1}{10}$ permet d'introduire instantanément cette quantité de poison ;

3° Que l'injection lente de solutions au $\frac{1}{10}$ ou l'injection de solutions très-étendues n'agissent pas comme l'injection rapide de solutions au $\frac{1}{10}$, mais qu'elles peuvent être assimilées l'une à l'autre dans leurs résultats ;

4° Que, dans ces dernières conditions, la saturation toxique est impossible à réaliser, car l'économie peut alors éliminer une partie du poison avant que le tout soit injecté.

On peut dès lors prévoir qu'il faudra des proportions de sel d'autant plus grandes que les solutions employées seront plus étendues.

Un grand nombre d'expériences faites sur des lapins nous ont démontré que ces animaux supportent bien moins le chlorure de potassium que les chiens. Les doses toxiques minima sont à peine la moitié de celles qui tuent les chiens.

Cette différence d'action du chlorure de potassium sur les lapins pourrait peut-être s'expliquer par ce fait que le sang des lapins se trouve, comme celui de tous les herbivores, beaucoup plus chargé de sels potassiques que le sang des chiens qui sont omnivores (1).

II. — SULFATE ET PHOSPHATE DE POTASSIUM. DOSES TOXIQUES MINIMA.

Un gramme d'un mélange à parties égales de sulfate et de phosphate de potassium est dissous dans 10 centimètres cubes d'eau distillée. Cette solution, toujours au titre de $\frac{1}{10}$ comme celle du chlorure de potassium de la série précédente, nous sert pour les expériences suivantes.

Expérience XXI.

Injection brusque intraveineuse de 0gr,06 de sulfate et de phosphate de potassium par kilogramme du poids de l'animal. Accidents nerveux graves. Mort.

23 novembre 1880. — Chien de 12k,500, bien portant, quoique ayant déjà servi à des expériences. Nous lui injectons dans la

(1) Hoffmann, *Lehrbuch der Zoochemie.* — Dans un litre d'urine de mouton il y aurait 6 grammes de chlorure de potassium et 3gr,8 de sulfates.

veine crurale 7 décimètres cubes et demi de la solution potassique préparée comme nous venons de le dire. L'animal a des accidents nerveux tétaniques avant d'être détaché de la planche. Il meurt aussitôt après l'opération. Il a reçu, par kilogramme de son poids, 0^{gr},06 du mélange de sulfate et de phosphate de potassium.

Expérience XXII.

Injection intraveineuse brusque de 0^{gr},05 de sulfate et de phosphate de potassium par kilogramme du poids de l'animal. Accidents nerveux graves. Mort.

23 novembre 1880. — Chien de 10 kilogr., n'ayant jamais subi d'opération. L'injection de 0^{gr},50 de notre mélange de sulfate et de phosphate de potassium tue l'animal avec les mêmes accidents que ceux que détermine le chlorure de potassium.

L'animal a reçu 0^{gr},05 par kilogramme de son poids.

Expérience XXIII.

Injection brusque intraveineuse de 0^{gr},04 de phosphate et de sulfate de potassium par kilogramme du poids de l'animal. Accidents légers. Guérison.

24 novembre 1880. — Chien de 14 kilogr. Nous lui injectons 0^{gr},56 de notre solution au $\frac{1}{10}$ de phosphate et de sulfate de potassium à l'aide de la seringue de Cl. Bernard. La respiration se trouble ainsi que le cœur, mais nul accident nerveux ne survient. L'animal se remet très-vite.

Expérience XXIV.

Injection intraveineuse lente de 0gr,07 de sulfate et de phosphate de potassium par kilogramme du poids de l'animal. Pas d'accidents sérieux.

24 novembre 1880. — Chien de 6 kilogr. Nous lui introduisons très-lentement dans la veine 4 centimètres cubes et demi de notre solution potassique. Nul accident nerveux ne se présente, et cependant la quantité de sels potassiques reçue par kilogramme du poids de l'animal est de 0gr,07.

Expérience XXV.

Injection intraveineuse de 0gr,07 de sulfate et de phosphate de potassium par kilogramme du poids de l'animal. Cette dose est en une solution de $\frac{1}{180}$. Pas d'accidents sérieux.

8 novembre 1880. — Un chien de 9 kilogr. reçoit dans la veine crurale 0gr,50 centigrammes de notre solution potassique additionnée de 180 centimètres d'eau distillée. L'opération n'amène pas de phénomènes nerveux. Le chien détaché de la planche urine beaucoup, il est remis au bout de quelques heures.

Les conclusions que nous avons tirées des expériences ayant pour but la recherche des doses toxiques minima du chlorure de potassium, s'appliquent également aux solutions concentrées de phosphate et de sulfate de potassium, avec cette différence que les sels potassiques employés pour cette série d'expériences sont un peu moins toxiques que le chlorure de potassium ; il faut, en effet, introduire dans le sang de 5 à 6 centigrammes de sulfate ou de phosphate de potassium pour avoir les effets que produit l'injection brusque de 3 et de 4 centigrammes de chlorure de potassium.

Les autopsies des animaux tués soit par le chlorure de potassium, soit par le mélange de phosphate et de sulfate de potasse, nous permettent d'affirmer que les accidents nerveux signalés avant la mort ne dépendent pas de l'asphyxie ; les poumons sont, en effet, intacts, le sang du cœur droit est noir, celui du cœur gauche est rouge. Les deux cœurs sont en état de relâchement, pleins de sang. Le sang est normal quant à la forme des globules ; ceux-ci cependant, mêlés à de l'eau distillée, paraissent se gonfler plus lentement que lorsqu'ils sont tout à fait normaux. Les crises nerveuses surtout tétaniques ne ressemblent nullement aux convulsions que détermine l'asphyxie simple. L'action des sels potassiques paraît se porter essentiellement et primitivement sur le système nerveux. L'examen le plus minutieux des centres encéphaliques et médullaires ne révèle cependant pas la moindre altération des éléments anatomiques du système nerveux.

L'examen des urines et de la salive des chiens injectés avec des sels potassiques sans que mort s'ensuivît, établit péremptoirement que ces substances s'éliminent très-rapidement par les sécrétions rénales et salivaires. Les animaux qui se trouvent dans ce cas sont également polyuriques pendant quelques heures. Une autre preuve de la rapidité de l'élimination des sels potassiques, c'est la survenance rapide de flux intestinaux se traduisant par des selles liquides plus ou moins nombreuses.

III. — PHÉNOLSULFATES SODIQUES ET POTASSIQUES. DOSES TOXIQUES MINIMA.

Expérience XXVI.

Injection intraveineuse de $0^{gr},08$ de phénolsulfate potassique par kilogramme du poids de l'animal. Accidents nerveux convulsifs graves.

25 octobre 1880. — Chien de $7^{k},700$, très-bien portant, urinant en trois jours 519 centimètres cubes. Cette quantité d'urine contiendrait, à raison de $0^{gr},6$ de phénolsulfate potassique pour 1,700 centimètres cubes, environ 2 décigrammes de cette substance. Nous dissolvons ces 6 décigrammes dans 100 centimètres d'eau distillée, et nous divisons le liquide ainsi obtenu en trois éprouvettes à pied. Nous injectons les premiers 2 décigrammes qui déterminent un tremblement général et une agitation convulsive. Les seconds 2 décigrammes accentuent l'agitation convulsive. Les troisièmes 2 décigrammes amènent des convulsions toniques et cloniques, les cloniques l'emportent sur les toniques. Cette scène dure près d'un quart d'heure. La respiration est saccadée, très-irrégulière, les battements du cœur sont très-rapides, incomptables. Le thermomètre baisse de quelques dixièmes de degré. Après une demi-heure, le chien finit par arriver à se lever, il marche en titubant. A partir de ce moment, le mieux s'accentue très-vite. Le chien retourne à son chenil, après une heure, dans un état à peu près normal.

Les urines, examinées à plusieurs reprises, indiquent que le phénolsulfate potassique s'élimine en nature et très-rapidement; les urines sont colorées en brun foncé. La dose de phénolsulfate potassique injectée n'a pas été mortelle; elle dépassait cependant de beaucoup la proportion du sel potassique qui peut se rencontrer dans les urines normales de trois jours.

Voulant nous fixer sur les effets du sulfate potassique qui peut régulièrement s'éliminer en trois jours, nous avons fait l'expérience suivante :

Expérience XXVII.

Injection intraveineuse de $0^{gr},023$ de phénolsulfate potassique par kilogramme du poids de l'animal. Accidents nerveux convulsifs.

27 octobre 1880. — Le chien de la dernière expérience étant très-bien remis, nous sert pour l'expérience d'aujourd'hui. Nous ne lui injectons que la quantité très-juste de phénolsulfate potassique qui pourrait se trouver dans ses urines de trois jours, c'est-à-dire $0^{gr},18$, à raison de $519^{cc},75$ d'urine.

Les accidents que nous observons sont les suivants : tremblement général, convulsions cloniques des membres, tétanie des muscles de la nuque, la tête étant fortement renversée en arrière. Respiration très-irrégulière, battements du cœur très-rapides. Abaissement de la température de 2 à 3 dixièmes de degré. Cette crise convulsive dure près de 10 minutes. Elle se calme progressivement. Le chien se lève après un quart d'heure. Il marche en titubant. Les émissions d'urine sont fréquentes. L'examen immédiat y décèle la présence du phénolsulfate potassique.

Dès le lendemain, le chien ne présente plus de signes anormaux. Il mange.

Ce chien, quoique n'ayant reçu, par kilogramme de son poids, que $0^{gr},023$ de phénolsulfate potassique, a donc eu des accidents convulsifs très-sérieux. On est forcé d'attacher dès lors une certaine importance à ces combinaisons potassiques qui peuvent se former dans l'organisme même, comme cela est aujourd'hui absolument démontré. Il sera très-intéressant de se fixer sur l'action que pourrait avoir le mélange du phénolsulfate potassique avec d'autres sels potassiques existant dans l'urine à des doses supérieures à celles des phénolsulfates. Nous devions en premier lieu comparer l'action des phénolsulfates potassiques à celle des phénolsulfates sodiques qui se rencontrent presque toujours simultanément dans les urines.

Expérience XXVIII.

Injection intraveineuse de 0gr,024 de phénolsulfate sodique par kilogramme du poids de l'animal. Pas d'accidents sérieux.

27 octobre 1880. — Chien de 7 kilogr., urinant en trois jours 472 centimètres cubes qui pourraient contenir 0gr,17 de phénolsulfate sodique, à raison de 0gr,0035 par centimètre cube.

Nous dissolvons les 0gr,17 de phénolsulfate sodique dans 40 centimètres cubes d'eau distillée et nous injectons dans la veine crurale.

L'opération n'a pas de suite fâcheuse. Ni convulsions ni autre signe morbide. Les urines éliminent très-rapidement le phénolsulfate sodique.

Les résultats de cette expérience, comparés à ceux de la précédente, montrent encore ici que les sels potassiques l'emportent de beaucoup, au point de vue de l'action toxique, sur les sels sodiques.

Des doses de phénolsulfates sodiques très-fortes déterminent toutefois des effets analogues à ceux des doses faibles de phénolsulfates potassiques, comme le fait ressortir l'expérience suivante.

Expérience XXIX.

Injection intraveineuse de 0gr,09 de phénolsulfate sodique par kilogramme du poids de l'animal. Accidents nerveux convulsifs.

28 octobre 1880. — L'injection de 0gr,80 de phénolsulfate sodique dissous en 100 centimètres cubes d'eau distillée se fait sur un chien de 9 kilogr., dans la veine crurale gauche. Les 60 premiers centigrammes ne provoquent pas de modifications fonctionnelles. Le tremblement de corps ne commence qu'avec 0gr,70 et les convulsions n'existent réellement qu'après l'introduction des 10 derniers centigrammes de phénolsulfate sodique.

Les convulsions ainsi obtenues sont identiques à celles décrites pour le phénolsulfate potassique ; elles sont toutefois moins violentes.

Malgré cette dose, 0gr,09 par kilogramme du poids de l'animal, les accidents n'ayant été que modérés, nous pouvons conclure que l'action des phénolsulfates sodiques est loin de pouvoir être mise en parallèle avec celle des phénolsulfates potassiques.

F. Doses toxiques des sels potassiques dilués comme ils le sont dans les urines normales.

Le pouvoir toxique des composés potassiques variant dans une certaine mesure avec le degré de concentration ou de dilution de leurs solutions, il nous importait de rechercher les doses de sels potassiques nécessaires pour provoquer à coup sûr, les accidents que nous avons déterminés par les injections d'urine fraîche normale, à 1,018 de densité, lorsque ces sels seraient dissous dans un volume d'eau distillée équivalent à celui de la sécrétion de trois jours. De nombreux tâtonnements nous ont conduits aux expériences définitives que nous allons rapporter maintenant.

Expérience XXX.

Injection intraveineuse d'un volume d'eau distillée équivalent à la quantité d'urine de trois jours, tenant en dissolution 3 grammes de chlorure de potassium pour représenter les sels potassiques dissous dans ces urines. Accidents graves. Mort.

18 novembre 1880. — Chien de 15 kilogr., n'ayant jamais subi d'opération. Il urine en trois jours 1,012 centimètres cubes. Cette quantité d'urine humaine fraîche normale à 1,018 de densité, injectée dans la veine, tuerait le chien. Elle contiendrait 12 grammes de matières inorganiques, et par conséquent environ 3 grammes de sels potassiques. Comptant ceux-ci en chlorure de potassium, nous dissolvons 3 grammes de cette substance dans 1,012 centimètres cubes d'eau distillée. Cette solution, chauffée à 30 degrés, est injectée dans la veine crurale de l'animal à l'aide de la pompe de Moncoq. Vers la fin de l'opération, le chien vomit ; il est pris d'un tremblement convulsif qui aboutit à une crise tétanique pendant laquelle le cœur et la respiration s'arrêtent. Après la crise convulsive, le chien tombe dans la prostration, respire deux ou trois fois, mais ne se relève plus. La température a baissé de près d'un degré.

La dose toxique par kilogramme du poids de l'animal est donc de $0^{gr},20$ de chlorure de potassium.

Expérience XXXI.

Injection intraveineuse d'un volume d'eau distillée équivalent à la quantité d'urine de trois jours, tenant en dissolution 0gr,70 de chlorure de potassium pour représenter les sels potassiques dissous dans ces urines. Accidents graves. Mort.

20 novembre 1880. — Chien de 3k,500, urinant 236 centimètres cubes en trois jours. Cette quantité d'urine humaine fraîche normale, à 1,018 de densité, tuerait l'animal par les sels potassiques y dissous. Ceux-ci seraient représentés dans les matières inorganiques urinaires par le quart de leur poids, c'est-à-dire par 0gr,70. Nous dissolvons 0gr,70 de chlorure de potassium dans 236 centimètres cubes d'eau distillée. L'injection est faite par la veine crurale gauche à l'aide de la pompe de Moncoq. Le chien ne supporte que 108 centimètres cubes de notre solution, la respiration et le cœur se troublent à ce moment, une tétanie très-courte suivie d'un collapsus musculaire complet tue l'animal, malgré le retour de profondes inspirations. Le thermomètre a baissé pendant l'opération de près d'un degré.

La dose toxique a été pour ce chien de 0gr,37 de chlorure de potassium et par kilogramme du poids de l'animal 0gr,10 de cette substance.

Expérience XXXII.

Injection intraveineuse d'un volume d'eau distillée équivalent à la quantité d'urine de trois jours, tenant en dissolution 2^{gr},20 de chlorure de potassium pour représenter les sels potassiques dissous dans ces urines. Accidents graves. Mort.

20 novembre 1880. — Chien de 10^{k},500 n'ayant jamais subi d'opération. La quantité d'urine de trois jours serait de 710 centimètres cubes. La quantité de sels potassiques que renfermerait cette dose toxique d'urine humaine fraîche à 1,018 de densité, serait d'environ de 2^{gr},20. Nous préparons une solution de chlorure de potassium au titre de 2^{gr},20 sur 710 d'eau distillée. L'injection de cette solution chauffée à 30° provoque les accidents respiratoires, cardiaques et nerveux dès que 350 centimètres cubes sont introduits dans la veine. Une crise tétanique très-courte suivie d'un relâchement musculaire absolu enlève l'animal.

Ce chien n'a donc reçu, dans les 350 centimètres cubes injectés, que 1^{gr},05 de chlorure de potassium, ce qui fait par kilogramme du poids de l'animal 0^{gr},10.

Expérience XXXIII.

Injection intraveineuse d'un volume d'eau distillée équivalent à la quantité d'urine de trois jours, tenant en dissolution 2^{gr},22 de chlorure de potassium pour représenter les sels potassiques dissous dans ces urines. Accidents graves. Mort.

27 novembre 1880. — Chien mouton de 11 kilogr., urinant en trois jours 742 centimètres cubes qui renfermeraient environ

2gr,22 de sels potassiques que nous représentons dans 742 centimètres cubes d'eau distillée par 2gr,22 de chlorure de potassium. On injecte la solution chauffée à 30°. Le chien a des accidents respiratoires, cardiaques et nerveux après en avoir reçu 550 centimètres cubes. Malgré le retour de la respiration au moment du relâchement musculaire, le chien ne sort plus de sa torpeur paralytique et meurt.

L'animal a reçu, dans les 550 centimètres cubes de solution qui l'ont tué, 1gr,65 de chlorure de potassium, ce qui fait par kilogramme de son poids 0gr,15.

Expérience XXXIV.

Injection intraveineuse d'un volume d'eau distillée équivalent à la quantité d'urine de trois jours, tenant en dissolution 0gr,90 de chlorure de potassium pour représenter les sels potassiques dissous dans ces urines. Accidents graves. Mort.

27 novembre 1880. — Chien de 4k,800, urinant en trois jours 300 centimètres cubes qui renfermeraient 0gr,90 de sels potassiques que nous représentons dans cette quantité d'eau distillée par 0gr,90 de chlorure de potassium. L'injection de cette solution dans la veine crurale amène la mort après l'introduction du 200e centimètre cube. Le chien succombe dans un collapsus complet malgré le retour de la respiration.

Ce chien a donc reçu dans les 200 centimètres cubes de solution 0gr,60 de chlorure de potassium, ce qui fait par kilogramme du poids de l'animal 0gr,12 de la substance.

La dose toxique du chlorure de potassium dissous dans les proportions indiquées dans les observations précédentes oscille autour de 0gr,15 par kilogramme du poids de l'animal ; en d'autres termes, il faut, pour tuer à coup sûr les chiens par injection de solutions diluées de chlorure de potassium, que ce sel soit représenté, dans le volume d'eau distillée équivalent aux urines de trois jours, par 2 décigrammes par kilogramme du poids de l'animal.

Si l'on calcule pour 1,000 le titre de chacune des solutions potassiques employées dans ces expériences, on voit que ces solutions renfermaient toutes environ 3 grammes de chlorure de potassium p. 1,000. Cette proportion est à peu près celle des substances potassiques des urines humaines normales, à 1,018 de densité.

Si l'on reste au-dessous du titre de solution que nous venons de fixer, c'est-à-dire, si l'on ne dissout pas 2 décigrammes de chlorure de potassium par kilogramme du poids des animaux dans les volumes d'eau distillée représentant les urines de trois jours, les injections intraveineuses restent sans effets marqués, en ce sens qu'elles ne déterminent pas d'accidents nerveux et qu'elles n'entraînent jamais la mort. Les expériences suivantes ne laissent pas de doute à cet égard.

Expérience XXXV.

Injection intraveineuse d'un volume d'eau distillée équivalent à la quantité d'urine de trois jours, tenant en dissolution $0^{gr},10$ au lieu de $0^{gr},20$ de chlorure de potassium par kilogramme du poids de l'animal. Pas d'accidents nerveux.

20 novembre 1880. — Chien de $4^{k},800$ urinant en trois jours 300 centimètres cubes. Nous dissolvons dans 300 centimètres cubes d'eau distillée $0^{gr},48$ de chlorure de potassium, c'est-à-dire 1 décigramme de cette substance par kilogramme du poids de l'animal. L'injection de cette solution potassique ne détermine que des troubles respiratoires et cardiaques. Les accidents nerveux font absolument défaut. L'animal se remet très-vite. Il a pendant quelques heures de la polyurie et de la diarrhée. L'élimination du sel se fait par les urines, la salive et les selles.

Ce chien meurt le 27 novembre suivant avec 200 centimètres cubes d'une solution potassique au titre de 0gr,90 de chlorure de potassium pour 300 d'eau distillée.

Expérience XXXVI.

Injection intraveineuse d'un volume d'eau distillée équivalent à la quantité d'urine de trois jours, tenant en dissolution 0gr,15 de chlorure de potassium au lieu de 0gr,20 par kilogramme du poids de l'animal. Pas d'accidents nerveux.

Chien mouton de 11 kilogr., urinant en trois jours 742 centimètres cubes. Nous dissolvons dans cette quantité d'eau distillée 1gr,65 de chlorure de potassium, autrement dit 0gr,15 par kilogramme du poids de l'animal. L'injection de cette solution potassique ne provoque pas d'accidents nerveux. Le chien guérit de sa plaie après quelques jours. Il périt le 27 novembre suivant avec 550 centimètres cubes d'une solution potassique au titre de 2gr,22 de chlorure de potassium dans les 742 centimètres cubes d'eau distillée représentant les urines de trois jours.

Ces deux expériences montrent donc que les solutions de chlorure potassique injectées en quantité équivalente au volume d'urine de trois jours ne provoquent d'accidents mortels qu'autant qu'elles renferment 0gr,20 de chlorure de potassium par kilogramme du poids des animaux.

Le mélange par parties égales de phosphate et de sulfate de potassium est un peu moins toxique à l'état de solution concentrée que le chlorure de potassium. Il en est de même lorsque ces sels sont en solution étendue. Injectés en quantité de 2 décigrammes par kilogramme du poids des animaux dissous dans la quantité d'eau distillée équivalente au volume de la sécrétion de trois jours, ils ne donnent lieu à aucun phénomène nerveux ; il faut, pour provoquer des crises tétaniformes, dissoudre dans le volume d'eau distillée que nous venons de fixer, deux décigrammes $\frac{1}{2}$ de mélange de ces sels potassiques.

Expérience XXXVII.

Injection intraveineuse d'eau distillée en quantité équivalente aux urines de trois jours, tenant en dissolution 0gr,20 d'un mélange de phosphate et de sulfate de potassium par kilogramme du poids de l'animal. Pas d'accidents nerveux.

27 novembre 1880. — Chien de chasse de 12k,300, urinant en trois jours 830 centimètres cubes. Nous dissolvons dans cette quantité d'eau distillée 2gr,50 d'un mélange en parties égales de phosphate et de sulfate de potassium, c'est-à-dire 0gr,2 par kilogramme du poids de l'animal. L'injection de cette solution potassique, faite dans la veine crurale à l'aide de la pompe de Moncoq, ne détermine que des troubles cardiaques et respiratoires de la polyurie et des selles liquides pendant quelques heures.

La dose du mélange potassique injectée équivaut très-exactement à 3 grammes de sels pour 1,000 d'eau distillée ; avec cette quantité de chlorure de potassium, le chien serait mort, les sulfate et phosphate de potassium sont donc moins toxiques que le chlorure de potassium, toutes choses égales d'ailleurs.

Expérience XXXVIII.

Injection intraveineuse d'eau distillée en quantité équivalente aux urines de trois jours, tenant en dissolution 0gr,20 d'un mélange de phosphate et de sulfate de potassium par kilogramme du poids de l'animal. Pas d'accidents nerveux.

27 novembre 1880. — Chien mouton noir de 8 kilogr., urinant en trois jours 540 centimètres cubes à raison de 22cc,5 par kilogramme de son poids en un jour. Nous dissolvons dans 540 centimètres cubes d'eau distillée chauffée à 30°, 1gr,60 d'un mélange par parties égales de sulfate et de phosphate de potassium, ce qui fait 2 décigrammes par kilogramme du poids de l'animal et 3 grammes de sels potassiques p. 1,000. Nous introduisons la solution ainsi constituée dans la veine crurale du chien ; elle n'est suivie d'aucun accident nerveux, elle ne donne lieu qu'à quelques irrégularités de la respiration et des battements du cœur. Le chien reste polyurique deux ou trois jours, ses selles sont liquides pendant le même laps de temps. Les urines analysées montrent la rapide élimination des sels potassiques.

Cette expérience démontre, comme la précédente, que les phosphate et sulfate de potassium, à poids égaux, ont une action toxique moindre que le chlorure de potassium lorsqu'ils sont en solution étendue.

Expérience XXXIX.

Injection intraveineuse d'une quantité d'eau distillée équivalente aux urines de trois jours, tenant en dissolution 0gr,25 d'un mélange de phosphate et de sulfate potassiques par kilogramme du poids de l'animal. Accidents graves. Convulsions. Mort.

5 décembre 1880. Chien de chasse de 12k,300, ayant servi à l'expérience du 27 novembre, très-bien portant aujourd'hui. La quantité des urines de trois jours étant de 830 centimètres cubes, nous dissolvons dans cette proportion d'eau distillée 3gr,05 d'un mélange par parties égales de sulfate et de phosphate de potassium, à raison de 0gr,25 par kilogramme du poids de l'animal.

L'injection dans la veine crurale droite de cette solution potassique détermine des accidents graves après l'introduction de 650 centimètres cubes de notre liquide. Une crise tétanique très-violente suivie d'un relâchement musculaire amène la mort sitôt que l'animal est détaché de la planche.

Le chien n'a reçu, dans les 650 centimètres cubes de solution potassique, que 2gr,46 de notre mélange, ce qui fait par kilogramme du poids de l'animal 0gr,20. Le titre de la solution employée est de 3gr,67 de phosphate et de sulfate de potassium pour 1,000 d'eau distillée.

Expérience XL.

Injection intraveineuse d'une quantité d'eau distillée équivalente aux urines de trois jours, tenant en dissolution 0gr,25 d'un mélange de phosphate et de sulfate potassiques par kilogramme du poids de l'animal. Accidents graves. Convulsions. Mort.

5 décembre 1880. — Chien mouton noir de 8 kilogr., ayant servi pour la seconde expérience du 27 novembre dernier. Nous dissolvons dans 540 centimètres cubes d'eau distillée qui représentent les urines de trois jours 2 grammes d'un mélange par parties égales de phosphate et de sulfate de potassium, ce qui fait 0gr,25 par kilogramme du poids de l'animal et 4 grammes environ p. 1,000 de solution.

L'injection de 400 centimètres cubes de notre solution provoque les accidents nerveux et la mort de l'animal. La dose toxique réelle est donc par kilogramme du poids de l'animal de 0gr,20.

L'autopsie des animaux morts par le mélange de sulfate et de phosphate de potassium en solution diluée nous a révélé les mêmes signes que ceux que nous avons signalés pour le chlorure de potassium et nous a conduits à la même conclusion, à savoir : que le phosphate et le sulfate de potassium sont des poisons dont l'action immédiate porte bien certainement sur les éléments anatomiques du système nerveux ou sur ceux du sang.

Ces expériences font nettement ressortir que, pour avoir par le phosphate et le sulfate de potassium en solutions étendues les mêmes effets que par le chlorure de potassium, il faut que les solutions des premiers sels soient au titre de 3gr,7 au lieu de 3 grammes p. 1,000 d'eau distillée. Dissous dans ces proportions, le mélange par parties égales de phosphate et de sulfate de potassium est toxique à raison de 2 décigrammes par kilogramme du poids des animaux.

La différence entre le mode d'action de ces divers sels potassiques n'a rien d'étonnant, car ils ne renferment pas à poids égaux la même proportion de potassium, qui est le principe actif. Dans le chlorure de potassium, il y a 51,7 p. 100 de potassium ; il n'y en a que 44,8 dans les sulfate et phosphate potassiques.

La quantité de 3 grammes de matières potassiques p. 1,000 d'urine humaine fraîche, normale, à 1,018 de densité, étant bien plus rapprochée de la réalité des analyses que celle de 3^{gr},70, il est à présumer que les matières potassiques urinaires sont en majorité composées de chlorure de potassium.

La comparaison des résultats fournis par les injections intraveineuses d'urines humaines normales, fraîches, de 1,018 de densité, en quantité équivalente au volume d'urine de trois jours, avec les résultats d'introduction dans le sang d'une pareille masse d'eau distillée tenant en dissolution 3 grammes environ de sels potassiques p. 1,000, établit l'identité d'actions *des deux espèces de liquides.* Dans l'un et dans l'autre cas, nous notons les mêmes accidents survenant dans le même ordre : des vomissements ou des éructations, des troubles cardiaques et respiratoires, un abaissement progressif de la température rectale et des crises convulsives tétaniformes souvent précédées de cris, toujours suivies de collapsus et de mort.

L'impossibilité d'expliquer les manifestations morbides par des lésions organiques soit du sang, soit du système nerveux, soit des organes splanchniques, nous force ici et là de conclure à un empoisonnement, à une viciation chimique des humeurs.

L'agent d'intoxication dans notre *seconde série expérimentale* est parfaitement déterminé et consiste en proportions de matières potassiques bien connues ; nous savons, en effet, que les solutions potassiques au titre de 3 grammes à 3^{gr},70 de sels potassiques p. 1,000 d'eau distillée déterminent les phénomènes de l'empoisonnement chez le chien, et que la dose toxique rapportée au poids des animaux, oscille dans ces conditions autour de 0gr,15 par kilogramme de ce poids lorsqu'il s'agit de chlorure de potassium, autour de 0gr,20 lorsqu'il s'agit d'un mélange à parties égales de sulfate et de phosphate de potassium.

Les urines humaines normales, fraîches, à 1,018 de densité, injectées dans le sang tuent les chiens, dans la majorité des cas, à raison de 0gr,80 de matières inorganiques par kilogramme du poids des animaux ; concentrées par des congélations successives jusqu'à densité de 1,100 et au-dessus, elles sont mortelles à raison de 0gr,60 par kilogramme du poids de l'animal. Les 0gr,80 de matières inorganiques des urines normales se départagent, suivant nos analyses, en 0gr,14 de sels terreux, 0gr,46 de sels sodiques et 0gr,20 de sels potassiques. Les 0gr,60 de matières inorganiques des urines concentrées jusqu'à densité de 1,100, contiennent 0gr,40 de sels sodiques et 0gr,20 de sels potassiques, les 0gr,14 de sels terreux manquent par suite de précipitations successives survenues pendant les congélations.

Nous pouvons donc affirmer que ce sont encore les sels potassiques qui agissent dans *notre première série expérimentale.* Nous sommes d'autant plus autorisés d'être affirmatifs sur ce point que nous avons démontré que les matières organiques et les matières inorganiques autres que les sels potassiques tenus en dissolution dans les urines normales, sont absolument inoffensives dans les conditions où nous nous plaçons.

La quantité de matières potassiques variant dans les urines pour des causes nombreuses, le pouvoir toxique de celles-ci ne doit pas être toujours le même. On peut, en effet, rencontrer des urines où la quantité équivalente à la sécrétion rénale de trois jours soit insuffisante pour amener les accidents (1), et d'autres dont des proportions relativement minimes, bien inférieures au volume de l'excrétion de trois jours, suffiront pour provoquer l'intoxication (2).

(1) Voyez pages 96 et suivantes.
(2) Voyez pages 84, 85 et 86.

CONCLUSIONS.

I.

Les urines humaines normales, à 1,018 de densité, renferment p. 1,000 12 grammes de sels, dont 2 grammes de sels terreux, 3 grammes de sels potassiques et 7 grammes de sels sodiques. Injectées dans le sang, les urines de cette composition sont toxiques à raison de $0^{gr},80$ de sels par kilogramme du poids des animaux ; les $0^{gr},80$ se départagent en $0^{gr},20$ de sels potassiques, $0^{gr}46$ de sels sodiques et $0^{gr},14$ de sels terreux.

II.

Les sels terreux ne sont pour rien dans la toxicité des urines normales, car lorsqu'on concentre ces liquides par des congélations successives, ceux-ci conservent leur pouvoir d'intoxication malgré la précipitation de la majeure partie des sels terreux. Le seul changement qui survienne, c'est qu'au lieu de $0^{gr},80$ de matières inorganiques par kilogramme du poids de l'animal, il n'en faut plus que $0^{gr},60$ pour amener les accidents nerveux tétaniques et la mort. La moyenne de composition de ces $0^{gr},60$ de sels urinaires est de $0^{gr},20$ de sels potassiques pour $0^{gr},40$ de sels sodiques.

III.

Les sels sodiques de l'urine, injectés à l'état de solution concentrée à dose de plus de 1 gramme par kilogramme du poids des animaux, n'ont aucune influence fâcheuse sur l'économie. Le pouvoir d'intoxication des matières inorganiques de l'urine ne relève donc pas des sels sodiques.

IV.

Les sels potassiques dissous dans de l'eau distillée en mêmes proportions qu'ils le sont dans les urines normales, déterminent les mêmes accidents que les injections de celles-ci. Leur dose, dans ces conditions, oscille autour de 0gr,20 par kilogramme du poids des animaux. Cette dose varie quelque peu suivant les sels potassiques qui servent aux dissolutions; le phosphate et le sulfate de potassium sont en effet, à poids égaux, un peu moins toxiques que le chlorure de potassium.

V.

En solution au dixième, le chlorure de potassium est toxique à raison de 0gr,03 à 0gr,04 par kilogramme du poids des animaux. Les solutions au dixième du sulfate, du phosphate de potassium mélangés par parties égales, ne sont toxiques qu'à raison de 0gr,05 à 0gr,06 par kilogramme du poids des animaux. Ces doses sont bien trop fortes, toutes choses égales d'ailleurs, pour les lapins.

VI.

Les herbivores, comme les lapins, paraissent être beaucoup plus sensibles à l'action des sels potassiques, parce que leur sang est plus riche en combinaisons potassiques que celui des carnivores.

VII.

Le phénolsulfate potassique est plus actif que le phénolsulfate sodique. L'injection de proportions de phénolsulfate potassique équivalentes à celles que l'on rencontre souvent même dans les urines normales, provoque des convulsions cloniques de durée relativement très-longue.

VIII.

Le pouvoir toxique des urines normales fraîches, quelle que soit leur densité, est directement proportionnel à leur richesse en sels potassiques.

IX.

Le sang des animaux intoxiqués par les sels potassiques, toutes choses égales d'ailleurs, perd notablement de son pouvoir absorbant pour l'oxygène. Il y a donc altération de la principale propriété chimique des globules. Ces modifications fonctionnelles des globules s'accompagnent de changements dans la forme de ces éléments anatomiques ; ceux-ci se gonflent puis se dissolvent sous l'influence des solutions potassiques concentrées ; au contraire, les solutions faibles semblent les contracter et les rendre plus résistants aux influences dissolvantes de l'eau distillée.

Sous ce rapport, l'action des sels potassiques sur le sang est la même que celle de certains sels ammoniacaux.

CHAPITRE IX.

EXPÉRIMENTATION DE SYNTHÈSE.

Il est incontestable, d'après toutes les expériences qui font l'objet de ce travail, que les accidents provoqués par les injections d'urine fraîche normale, à 1,018 de densité, sont imputables à l'action des sels potassiques tenus en dissolution dans les liquides urinaires introduits dans le sang. Les symptômes qui précèdent et qui accompagnent la mort sont en effet identiques lorsqu'on injecte dans le sang soit des urines normales fraîches, soit de l'eau distillée dissolvant la proportion de sels potassiques équivalente à celle que l'analyse démontre exister dans les quantités d'urine normale à 1,018 de densité nécessaires pour déterminer l'intoxication.

D'un autre côté, les manifestations pathologiques que l'on observe chez les animaux dont on a tari la sécrétion urinaire par la ligature des vaisseaux rénaux (1) sont, abstraction faite du temps qu'elles mettent à se développer, les mêmes que celles que nous constatons dans l'empoisonnement réalisé par l'introduction continue dans le sang d'une quantité d'urine humaine normale, à 1,018 de densité, équivalente au volume du produit de la sécrétion rénale de trois jours environ. On doit donc se demander si, dans l'urémie expérimentale créée par la suppression totale de la fonction des reins, il ne s'agirait pas d'une saturation lente et progressive du sang par les mêmes agents d'intoxication que ceux dont relèvent les accidents graves immédiats au milieu desquels

(1) Voy. chapitres I et IV.

survient la mort des animaux soumis aux injections intraveineuses d'urines humaines normales.

C'est à l'élucidation de ce problème que nous consacrons notre dernier chapitre.

Pour atteindre notre but, nous devions en tout premier lieu déterminer la quantité de sels et surtout de sels potassiques contenus dans le sang de chiens bien portants, nous avions ensuite à rechercher les modifications de proportions que les sels du sang subissaient par l'absorption longtemps continuée de sels potassiques et sodiques mélangés à la nourriture habituelle de nos animaux. L'analyse, au point de vue de ces mêmes sels, du sang d'animaux morts à la suite de la suppression totale de la fonction urinaire devait nous conduire à des conclusions définitives.

A. Expériences ayant pour objet de fixer la proportion des sels potassiques et sodiques du sang chez les chiens normaux.

Les chiens qui ont servi pour les expériences rapportées dans ce chapitre ont été, les uns nourris plus ou moins longtemps à notre chenil, les autres, venant du dehors, n'ont passé que quelques heures à la Faculté avant d'être saignés. Nous tenons compte, dans chaque observation, du temps que les animaux ont passé dans notre chenil et pendant lequel leur régime alimentaire a été le même. Cette précaution était indispensable, car tout le monde sait que les sels du sang varient, pour une part qui est encore à fixer, avec l'alimentation. Les quatre chiens employés pour l'analyse du sang étaient des chiens adultes.

Le procédé d'analyse du sang a été le suivant :

Le sang tiré de la veine a été défibriné, pesé, évaporé dans une capsule de platine et calciné à une température très-modérée pour éviter la volatilisation partielle des chlorures. Le charbon ainsi obtenu a été repris par de l'eau bouillante et puis calciné plus fortement. Le résidu de cette calcination fut repris par de l'eau distillée; les eaux de lavage réunies à celles de l'opération précédente ont été évaporées, légèrement calcinées et reprises par de l'eau distillée faiblement acidulée, puis précipitées en solution acétique par de l'oxalate d'ammonium. Le liquide filtré fut précipité à l'ébullition par de l'eau de baryte, l'excès d'eau de baryte fut éliminé par un courant d'acide carbonique et additionné d'une petite quantité d'acide sulfurique. Le liquide, débarrassé ainsi de la baryte, fut neutralisé par de l'ammoniaque, additionné d'un peu de chlorure ammonique, évaporé et calciné. A une faible température, on obtient de la sorte la somme des éléments potassiques et sodiques à l'état de chlorures. Le résidu repris par de l'eau distillée a été divisé en deux parties égales : dans l'une, on détermina la proportion de chlorures potassiques en mettant à profit le dosage indirect du potassium à l'aide d'une solution titrée d'azotate d'argent; dans la seconde et comme contrôle, on dosa le potassium à l'aide du bichlorure de platine. Les résultats obtenus par ces deux méthodes furent assez concordants pour qu'on pût en prendre la moyenne.

Les sels de sodium furent dosés par différence.

Le sang soumis a toujours été pris dans la veine jugulaire, en quantité de 100 centimètres cubes. Quatre analyses faites dans les conditions que nous venons d'indiquer nous ont donné les résultats suivants :

		Pour 1,000 de sang total.
EXPÉRIENCE I. — 17 *décembre* 1880. Chien de 22k,500. Il n'a passé que 1 jour à la Faculté avant d'être saigné.	KCl + NaCl	= 4gr,685
	KCl	= 0 ,132
	NaCl	= 4 ,553
EXPÉRIENCE II. — 18 *décembre* 1880. Chien de 9k,900. Il a été nourri à la Faculté pendant 8 jours.	KCl + NaCl	= 4 ,240
	KCl	= 0 ,480
	NaCl	= 3 ,760
EXPÉRIENCE III. — 21 *décembre* 1880. Chien de 15k,500, nourri à notre chenil pendant trois semaines.	KCl + NaCl	= 3 ,255
	ClK	= 0 ,970
	ClNa	= 2 ,085
EXPÉRIENCE IV. — 24 *décembre* 1880. Chien de 9[illegible] nourri à la Faculté pendant 1 mois.	KCl + NaCl	= 4 ,685
	KCl	= 1 ,564
	ClNa	= 3 ,121

Les résultats des analyses que nous venons de faire passer sous les yeux du lecteur ne sont concordants que pour les chiffres qui indiquent l'ensemble des sels alcalins du sang. Le rapport des sels potassiques aux sels sodiques varie au contraire d'une façon notable pour chacun des animaux, quoique les chiffres des sels potassiques et des sels sodiques aient été obtenus à l'aide des mêmes procédés analytiques. Nos expériences ne sont pas assez nombreuses pour que nous puissions rendre compte d'une manière absolue, des motifs de ces différences; toutefois, nous ne saurions méconnaître le rôle de l'alimentation qui agit tant par sa quantité que par sa qualité. Nous devons ajouter, d'après de nombreuses analyses d'urines, que les rapports entre les sels potassiques et les sels sodiques présentent les mêmes variations que celles que nous venons de constater pour les sangs d'animaux très-bien portants. Nous pourrions peut-être admettre avec justesse que la quantité minima de sels potassiques que l'on trouve dans le sang des chiens affamés et mal nourris représente la quotité de sels potassiques fournis par le travail organique de l'économie. A ce compte, la proportion de sels potassiques du sang supérieure à 2 décigrammes environ p. 1,000 du sang normal, représenterait dans ce liquide les sels alcalins de passage. Nous ne sommes pas les premiers qui aient été frappés des différences que nous indiquons dans les analyses des sels potassiques et sodiques du sang normal, tous les traités de physiologie montrent, en effet, les variations des sels alcalins du sang; aussi est-il nécessaire de fixer, au début de chaque expérience, les proportions des sels potassiques et sodiques.

B. Expériences ayant pour objet de fixer le point de saturation physiologique du sang pour les sels potassiques et sodiques.

Au point de vue où nous nous sommes placés pour étudier la pathogénie des accidents urémiques, il était d'un grand intérêt, connaissant la variabilité des rapports des sels potassiques et sodiques du sang, de rechercher s'il y avait un point de saturation physiologique de ce liquide pour les combinaisons de potassium et de sodium. Nous pensions arriver à ce résultat en soumettant les animaux à un régime spécial et en continuant longtemps le même mode d'alimentation.

Expérience V.

Alimentation d'un chien pendant un mois à raison de deux soupes par iour, additionnées de 10 grammes de chlorure de sodium. Analyse du sang. Injection d'urine fraîche normale en quantité suffisante pour amener la mort.

23 novembre 1880. — Nous choisissons un chien de chasse de $15^{k},500$, adulte, fort et vigoureux, n'ayant jamais subi d'opération. Nous le soumettons, à partir de cette date jusqu'au 22 décembre 1880, au régime de deux panades avec viande et légumes additionnées journellement de 10 grammes de chlorure de sodium. Les urines examinées avant l'expérience renfermaient p. 1,000, $1^{gr},754$ de chlorure de potassium, $3^{gr},546$ de chlorure de sodium, $10^{gr},81$ d'urée. Nous avons constaté dans le cours de l'expérience que la proportion d'urée n'augmentait que faiblement ; la quantité des chlorures a éprouvé des variations très-grandes, d'une manière générale. Le rapport entre les sels potassiques et les sels sodiques, qui était de 1 à 2, s'est abaissé de 1 à 30 et même un jour de 1 à 90. Il est à remarquer que ce jour la proportion d'urée s'est élevée à 32gr,40 p. 1,000 (procédé Liebig), tandis que par le dosage de l'urée par le procédé Yvon, il n'y en avait que 12gr,6, donc les urines de l'animal étaient très-riches en matières extractives.

Quoique le chien n'eût que rarement la diarrhée, il maigrissait un peu de jour en jour, son poil perdait son luisant, des éruptions papuleuses se produisirent sur la muqueuse de la bouche et des lèvres; nous pûmes aussi constater des ulcérations fongueuses, saignantes.

Le 22 décembre 1880, un mois après le commencement de l'expérience, le chien ne pesait plus que 13k,700; il avait donc perdu 1,200 grammes. Nous le saignons à cette date en lui tirant de la veine jugulaire 100 centimètres cubes de sang. Sans attendre le résultat de l'analyse, nous nous décidons à sacrifier l'animal par injection intraveineuse d'urine humaine normale, fraîche, venant des élèves du laboratoire et ayant une densité de 1,018, renfermant p. 1,000, 2gr,42 de sels potassiques. L'opération est faite comme toujours à l'aide de la pompe de Moncoq; l'urine est chauffée avant l'injection à la température de 34°.

Les accidents nerveux tétaniformes, précédés de deux vomissements, se montrent vers l'introduction dans le sang de 800 centimètres cubes de notre liquide urinaire. La mort ne tarde pas, malgré le retour momentané de la respiration. Le thermomètre indique à ce moment un abaissement de près d'un degré de la température du rectum.

Le volume des urines du chien pendant trois jours ont été de 925 centimètres cubes à raison de 22cc,5 par kilogramme du poids de l'animal en vingt-quatre heures. Nous retirons de la veine jugulaire, pendant l'agonie, 100 centimètres cubes de sang pour l'analyse.

L'autopsie, faite immédiatement après la mort de l'animal, ne révèle pas de lésions, le tube digestif est normal, les reins sont très-congestionnés. Rien du côté du système nerveux. Gonflement de la muqueuse de la bouche, papules inflammatoires sur les lèvres. Le sang est très-aqueux, on dirait une diminution considérable des globules.

Les 800 centimètres cubes d'urine injectés au chien renfermaient, à raison de 2^{gr},42 p. 1,000 de chlorure de potasse, 1^{gr},930 de cette substance; l'animal est donc mort à la dose de 0^{gr},14 de chlorure potassique par kilogramme de son poids. Nous pouvons prévoir, d'après ces chiffres, que l'alimentation sodique à laquelle le chien a été soumis pendant tout un mois n'a pas dû modifier sensiblement la proportion des sels potassiques du sang.

L'analyse du sang pris dans la jugulaire avant l'opération d'injection d'urine donna p. 1,000, les chiffres suivants :

ClK + ClNa	=	1^{gr},93
KCl	=	0 ,20
NaCl	=	1 ,73

les résultats de l'analyse du sang après l'opération sont :

ClK + ClNa	=	4^{gr},23
KCl	=	1 ,94
ClNa	=	2 ,29

La concordance des chiffres de ces deux analyses ne laisse pas de doute sur nos procédés d'analyse ; nous retrouvons en effet dans le sang le chlorure de potassium injecté, sauf une légère différence de 0^{gr},20 qui s'explique facilement, si l'on se rappelle que l'injection de l'urine fut arrêtée avant l'introduction complète des 800 centimètres cubes sur lesquels nous avons établi nos calculs et si l'on tient compte de la dilution rapide du sang sous l'influence du liquide d'injection.

Cette expérience est des plus instructives, elle démontre d'abord, contrairement à ce que nous pensions prouver, que l'alimentation sodique produit de l'aglobulie et une véritable déminéralisation du sang, surtout sous le rapport du sodium; elle établit ensuite que les sels potassiques tendent vers un minimum que l'on ne rencontre que chez les animaux mal nourris, comme l'indiquent les chiffres de nos deux premières expériences. On pourrait aussi en conclure, en la comparant à nos nombreuses injections d'urines humaines fraîches, normales, sous le rapport des quantités nécessaires pour déterminer l'intoxication rapide et la mort, que la proportion des sels potassiques du sang ne dépasse guère 2 décigrammes p. 1,000 chez les chiens plus ou moins vagabonds qui peuplent d'habitude les chenils d'expériences. Nous aurons à revenir sur cette considération à propos de l'expérience suivante.

Expérience VI.

Alimentation d'un chien pendant un mois à raison de deux soupes par jour, additionnées de 10 grammes de chlorure de potassium. Analyse du sang. Injection d'urine fraîche normale en quantité suffisante pour déterminer la mort.

23 novembre 1880. — Chien de chasse pesant 19 kilogr., adulte, très-bien portant, n'ayant jamais subi d'opération. Il est mis au régime de deux fortes soupes avec pain, viande et légumes additionnées journellement de 10 grammes de chlorure de potassium. Cette alimentation est continuée jusqu'au 22 décembre 1880.

Les urines analysées avant l'expérience contenaient p. 1,000, 3^{gr},695 de chlorure de potassium et 7^{gr},065 de chlorure de sodium. Le dosage de l'urée par le procédé d'Yvon (hypobromite) donnait 13^{gr},96 d'urée. Dès les premiers jours de l'expérience, on put constater que la proportion d'urée diminuait, c'est ainsi que le quatrième jour on n'obtenait plus, par le procédé d'Yvon, que 7gr,66 d'urée p. 1,000 et 31gr,74 par le dosage de Liebig, en tenant compte de la correction des chlorures. Chose assez curieuse, le rapport des sels potassiques aux sels sodiques était resté le même. Ce rapport se modifia plus tard très-sensiblement, mais jamais la quantité totale des chlorures introduits par l'alimentation ne fut retrouvée dans les urines. Vers la fin de l'expérience, on obtint par litre d'urine 11gr,70 de chlorures alcalins; le rapport des sels potassiques aux sels sodiques était de 1 à 4. Le même jour, le dosage de l'urée par la méthode Liebig indiquait 30gr,54 d'urée, le dosage par le procédé de l'hypobromite ne donnait que 8gr,50 d'urée; la quantité de matières extractives était donc relativement énorme.

A en juger par l'appétit et le thermomètre, le chien restait bien portant pendant tout le cours de l'expérience, mais les pesées de l'animal indiquaient des troubles sérieux de la nutrition. Le 22 décembre 1880, le poids du chien n'était plus que de 16 kilogr. Il avait donc perdu 3 kilogr. en un mois. L'état hérissé du poil concordait avec les données du pesage. La muqueuse de la bouche et des lèvres était violacée et saignante comme dans le scorbut. Les éruptions papuleuses signalées chez le chien précédent manquaient chez celui-ci. Chose assez surprenante, le chien n'eut jamais de diarrhée persistante, mais la polyurie n'a jamais fait défaut. Nous saignons l'animal, le 22 décembre 1880, à la jugulaire. Les 100 centimètres cubes de sang retirés de la veine sont immédiatement soumis à l'analyse. Nous injectons, après la saignée, de l'urine dans le sang pour tuer l'animal et pour avoir une analyse du sang après la seconde opération.

Le chien, pesant 16 kilogr., urine en trois jours environ 1,080 centimètres cubes à raison de 22gr,5 par kilogramme de son poids en vingt-quatre heures. L'urine qui sert à l'injection est la même que celle que nous avons employée pour le chien de la précédente expérience; elle a 1,018 de densité et renferme 2gr,42 de sels potassiques. Les 600 premiers centimètres cubes d'urine ne déterminent pas d'accidents sérieux; ceux-ci ne se montrent qu'au 650e centimètre; le chien vomit, en effet, s'agite convulsivement et pousse des cris. Il meurt après une crise tétanique très-courte vers le 700e centimètre cube.

En réunissant l'urine qui est encore dans la pompe de Moncoq au liquide qui reste des 800 centimètres cubes préparés pour l'injection, nous constatons que le chien est mort avec 680 centimètres, donc avec 1gr,64 de sels potassiques, puisque 1,000 centimètres de notre urine en renfermaient 2gr,42. Les 680 centimètres d'urine représentent à peine le volume des urines de deux jours. Une saignée faite pendant l'agonie à l'autre jugulaire nous permet d'analyser le sang après l'opération d'injection d'urine.

L'autopsie ne révèle rien de spécial dans les organes du chien. La muqueuse stomacale et celle du tube intestinal ne sont pas malades. Le foie et les reins sont fortement congestionnés. Le système nerveux ne présente pas d'altération ni dans les tubes nerveux, ni dans les cellules des centres. Le sang est séreux et ne se coagule pas comme le sang normal. Les globules rouges ont certainement diminué en nombre.

Le chien ayant reçu dans la veine 1gr,64 de sels potassiques est donc mort à raison de 1 décigramme de ces sels par kilogramme de son poids. Le sang devait donc en renfermer une proportion plus forte que celui du chien précédent, auquel il fallut injecter jusqu'à 14 centigrammes par kilogramme de son poids pour provoquer les accidents convulsifs et la mort. Voici du reste le résultat de l'analyse du sang tiré de la veine avant l'injection d'urine.

Pour 1,000 de sang total :

ClK + ClNa	=	2gr,56
KCl	=	0 ,83
NaCl	=	1 ,73

Comparés aux chiffres d'analyse du chien précédent, ceux-ci démontrent effectivement une richesse plus grande du sang en sels potassiques chez cet animal. Il en ressort encore que la déminéralisation du sang n'est pas aussi forte dans le cas actuel et que celle-ci porte davantage sur les sels sodiques.

L'analyse du sang tiré pendant l'agonie donne les résultats suivants :

KCl + NaCl	=	4gr,76
KCl	=	1 ,89
NaCl	=	2 ,87

La différence des chiffres potassiques dans ces deux analyses tient essentiellement, comme nous l'avons établi pour l'expérience précédente, à ce que dans le même volume de sang pris après l'injection d'urine, la quantité de sang proprement dit n'est plus la même, celui-ci ayant subi une dilution proportionnelle à la quantité de liquide injecté.

Cette différence des proportions des sels du sang pris avant et après l'injection de l'urine pourrait peut-être encore s'expliquer par l'absorption d'une certaine quantité des sels injectés par les tissus plus ou moins avides de ces composés. Nous avons fait, pour contrôler cette hypothèse, les essais suivants :

Après avoir tué un chien bien portant par hémorrhagie et lavé les tissus par une injection d'eau dans le système artériel, continuée pendant quelques heures sous une pression équivalente à celle du cœur, nous pesons successivement deux échantillons similaires de 20 grammes de substance musculaire, de tissu rénal, de foie et de cerveau. Nous plaçons ces huit morceaux, les quatre premiers dans une solution contenant 7gr,963 de chlorure de sodium p. 100, les quatre autres dans une solution renfermant 6gr,363 de chlorure de potassium p. 100, et nous les abandonnons pendant 48 heures, dans des vases en verre bien clos, à l'action des dissolutions que nous venons de spécifier. Il nous a été démontré par l'analyse que :

1° Les 20 gr. de muscles	ont absorbé	0gr,97	de ClNa	ou 9gr,9	p. 100	Chiffres sensiblement égaux.
Les 20 gr. de tissu rénal	—	0 ,87	—	ou 10 ,9	—	
Les 20 gr. de foie	—	0 ,79	—	ou 9 ,9	—	
Les 20 gr. de cerveau	—	0 ,73	—	ou 9 ,1	—	
2° Les 20 gr. de muscles	ont absorbé	1gr,578	de ClK	ou 21gr,8	p. 100	Chiffres inégaux.
Les 20 gr. de tissu rénal	—	1 ,241	—	ou 19 ,6	—	
Les 20 gr. de foie	—	1 ,104	—	ou 17 ,3	—	
Les 20 gr. de cerveau	—	1 ,0[illegible]	—	ou 15 ,9	—	

Les tissus que nous venons d'examiner auraient, d'après les chiffres précédents, un coefficient de saturation pour les sels alcalins qui serait sensiblement le même pour le chlorure de sodium, qui serait plus élevé de près du double pour les combinaisons potassiques et différerait sensiblement, eu égard à ces dernières, suivant chaque espèce de tissu. Les tissus organiques se comporteraient donc vis-à-vis des solutions salines comme le fait l'huître vis-à-vis de l'eau de mer qu'elle recueille dans sa coquille et dont elle prend pour sa propre substance une quantité plus ou moins considérable de chlorure de sodium ; il ressort, en effet, d'un certain nombre d'analyses faites par nous du liquide que l'on trouve dans les valves d'huîtres très-fraîches, que le tissu de l'animal modifie l'eau de mer en lui soustrayant du chlorure de sodium.

Ces données appliquées aux tissus des animaux vivants pourraient, dans une certaine mesure, rendre compte de la cessation de certains échanges endosmotiques indispensables à la rénovation moléculaire des éléments anatomiques, lorsque le sérum du sang serait plus ou moins saturé de composés potassiques. On comprendrait ainsi comment il se fait que des doses si minimes de solution au dixième de chlorures potassiques, tuent si rapidement les animaux auxquels on les injecte, comme nous l'avons spécifié dans le chapitre VIII. Le chlorure de potassium existant normalement dans le sang et nombre d'autres tissus organiques, ne serait si éminemment toxique que parce que l'équilibre des échanges moléculaires se trouverait rompu sitôt que la constitution du sérum se trouverait modifiée de façon à entraver la décharge potassique régulière des éléments anatomiques.

A ne considérer que la quantité d'urine qui a tué le chien de la dernière expérience et qui équivalait à peine au volume de la sécrétion rénale de deux jours, on pourrait presque en conclure que la proportion des sels potassiques constatée dans le sang pris avant l'injection d'urine était supérieure à celle qui existait dans le sang de la plupart de nos chiens, chez lesquels nous avons vu la mort ne survenir qu'avec des volumes d'urine représentant le produit de la sécrétion urinaire de trois jours environ. A ce compte, la quantité de sels potassiques dissous dans le sang des chiens plus ou moins mal nourris qui arrivent à nos laboratoires ne dépasserait guère 2 décigrammes p. 1,000 de sang total. L'hypothèse que nous faisons actuellement semble confirmée par les analyses de sang rapportées dans les deux premières expériences de ce chapitre, où il s'agit de chiens qui n'ont pas été nourris suffisamment longtemps dans notre chenil.

Nous pourrions rapprocher de ce fait l'action plus intense des préparations potassiques sur les lapins. Toutes choses égales d'ailleurs, ces animaux succombent à des doses de chlorure de potassium bien inférieures à celles qui tuent les chiens. Cela ne tiendrait-il pas, comme nous l'avons fait remarquer dans le chapitre précédent, à ce que le sang des lapins, comme du reste celui de tous les herbivores, est bien plus riche en sels potassiques que celui des carnivores.

Quant à la déminéralisation générale du sang, surtout en ce qui concerne le sodium, lorsque l'on soumet les chiens à une alimentation riche en sels sodiques et potassiques, nous ne saurions en donner une explication rationnelle, l'hypothèse à laquelle nous nous arrêterions le plus volontiers, ce serait d'admettre une modification dans les conditions endosmotiques nouvelles auxquelles sont soumis les éléments anatomiques... L'état scorbutique de nos chiens a de grandes ressemblances avec le scorbut proprement dit, dans lequel l'hémoglobine et les sels du sang diminuent sensiblement.

Les analyses de M. Quinquaud ne laissent pas de doute à cet égard. « Dans les cas sporadiques, dit cet observateur (1), que « nous voyons de temps en temps dans les hôpitaux de Paris et « qui surviennent à la suite d'une alimentation insuffisante par « la qualité et par la quantité et d'une mauvaise hygiène, le « chiffre de l'hémoglobine, à la période d'état, descend à 56

(1) Quinquaud, *Chimie pathologique*, pages 93, 94 et 95 Paris, 1880.

« grammes et le pouvoir absorbant est de 108 centimètres cubes. « L'albumine, les sels, les matières extractives diminuent dans « le sérum; ils atteignent, dans les cas sporadiques de nos hôpi- « taux, le chiffre de 78gr,78 p. 1,000 de sérum. Dans les cas « plus graves : à la première période, la proportion est de 84 « grammes en moyenne; dans la période d'état, elle descend à « un chiffre inférieur à 78 grammes ; et dans la dernière phase, il « n'est pas rare de le voir atteindre 68 et même 65 grammes. Ce « qui semble surtout caractériser le scorbut, c'est la destruction « rapide de l'hémoglobine et des matières solides, principalement « des sels du plasma sanguin. »

Ayant échoué dans nos expériences instituées pour connaître le point de saturation physiologique du sang pour les sels alcalins, surtout pour les sels potassiques, sachant cependant, de par nos essais antérieurs d'injections d'urines fraîches normales et d'urines fortement concentrées, que les proportions des sels potassiques du sang, tout en étant très-variables, devaient être relativement faibles chez les chiens de notre chenil, nous avons dû entreprendre une dernière série de recherches dans le but d'étudier le liquide nourricier au point de vue des sels sodiques et potassiques, sur des chiens soumis à la ligature des uretères, après examen préalable du sang de la veine jugulaire.

C. Étude comparative du sang de la jugulaire pris avant et après la suppression de la fonction rénale par la ligature des uretères.

Pour tarir la sécrétion rénale et favoriser la résorption des urines, nous avons eu recours à la ligature des uretères. Les résultats démonstratifs obtenus par Gréhant, en ce qui concerne l'augmentation de l'urée dans le sang chez les animaux soumis à la ligature des uretères, nous ont engagés à employer le même moyen expérimental pour étudier les variations que pourraient subir les sels alcalins du sang et surtout les sels potassiques, en cas de suppression de la fonction rénale ou de résorption totale du liquide urinaire. Nous avons d'autant plus volontiers choisi cette méthode opératoire qu'elle est plus facile, et que l'on a plus de chances d'éviter les accidents traumatiques, qui font si souvent périr les animaux avant la fin des expériences.

Après avoir chloroformisé l'animal, nous incisons la ligne blanche dans son tiers inférieur jusqu'au péritoine ; il est très-facile d'apercevoir la vessie à travers cette boutonnière et de la tirer au dehors en la soulevant avec soin. Les uretères s'abouchant au bas-fond de l'organe, rien n'est plus facile que de les suivre vers les reins et de les isoler pour y poser les ligatures. En procédant avec attention, on évite le plus souvent les hémorrhagies qui sont presque toujours fatales lorsqu'elles se font dans le péritoine. Les ligatures ont été faites à mi-chemin de la vessie aux reins. Il est très-rare que l'on ait des hernies intestinales pendant l'opération, si l'incision de la ligne blanche ne dépasse pas les limites du tiers inférieur de l'abdomen. La plaie du ventre a toujours été fermée par des sutures profondes et superficielles.

Expérience VII.

Ligature des uretères, examen du sang de la jugulaire avant l'opération et après la mort. Mort accidentelle 36 heures après la ligature des uretères.

18 décembre 1880. — Chien de 9^{k},900, bien portant, adulte, n'ayant jamais servi aux expériences. Une saignée de 100 grammes est faite à la jugulaire. Le sang soumis à l'analyse donne, pour

1,000, 4gr,24 de chlorures potassiques et sodiques, 3gr,76 de chlorure sodique et 0gr,48 de chlorure potassique.

Nous chloroformisons le chien après la saignée et nous lions les deux uretères avec des fils de catgut qui nous servirent également pour les sutures profondes et superficielles de la plaie de l'abdomen.

19 décembre 1880. — Le chien va bien, il ne présente pas de signes de péritonite, il ne mange pas mais boit beaucoup, il vomit peu et n'a pas de diarrhée, la température est un peu au-dessous de la normale. La marche est facile et s'accomplit sans souffrance.

20 décembre 1880. — Le chien est mort dans la nuit, il a déchiré les fils qui suturaient la plaie abdominale, les intestins sont sortis par l'ouverture de la ligne blanche. C'est cet accident qui est certainement cause de la mort.

L'autopsie démontre que les uretères sont bien liés, les intestins herniés sont rouges, enflammés. Les reins sont fortement congestionnés, les calices et les bassinets sont légèrement distendus par de l'urine. La vessie est absolument vide. Pas de lésions des organes splanchniques ni des centres nerveux. Nous recueillons dans le cœur et les gros vaisseaux 50 centimètres cubes de sang composé d'une grande partie de sérum et de quelques caillots cruoriques. L'analyse démontre la composition suivante . 1,000 de sang total :

ClK + ClNa	=	6gr,310
ClNa	=	5 ,722
KCl	=	0 ,588

On ne saurait accuser, dans cette expérience, la ligature des uretères d'avoir déterminé la mort de l'animal; celle-ci est due à la hernie de l'intestin grêle et à l'inflammation de ce viscère, l'analyse du sang était néanmoins très-intéressante, le chien ayant vécu 36 heures sans excrétion urinaire. On ne saurait douter de l'augmentation dans le sang de la proportion des sels sodiques et potassiques. Le sang recueilli après la mort étant très-séreux, on pourrait peut-être attribuer l'augmentation des sels alcalins à la quantité plus considérable du sérum très-riche, comme l'on sait, en chlorure de sodium; en ce cas, toutefois l'augmentation du chloruré potassique, si petite qu'elle soit, ne saurait être justifiée, le chlorure de potassium du sang étant surtout fixé dans les globules et faisant presque complétement défaut dans le sérum, nous avons donc de fortes présomptions pour croire que, chez le chien qui fait l'objet de cette expérience, il y a eu des signes de résorption urinaire.

Expérience VIII.

Ligature des uretères. Analyse du sang de la jugulaire avant l'opération et après la mort qui a lieu, trois jours après la ligature des uretères, au milieu d'accidents urémiques.

21 décembre 1880. — Chien de 15^{k},500, adulte, très-bien portant, nourri au chenil de la Faculté depuis trois semaines; cet animal n'a jamais subi d'opération. Sa température est de 39°1 au thermomètre du laboratoire. Une saignée de 100 centimètres cubes est pratiquée à la veine jugulaire. On constate à l'analyse que ce liquide contient p. 1,000, 3^{gr},255 de chlorures potassique et sodique, dont 0^{gr},970 de chlorure de potassium et 2^{gr},085 de chlorure de sodium.

La saignée faite, nous chloroformisons le chien et nous lions les uretères. Ayant remarqué, dans l'expérience précédente, que les fils de catgut se desserraient très-facilement par l'imbibition, nous les remplaçons par des fils ordinaires très-solides. L'opération se termine sans que le chien perde une goutte de sang. Réveillé du sommeil chloroformique, l'animal vomit deux ou trois fois et n'a pas d'autres accidents.

22 décembre 1880. — Le chien n'a pas vomi la nuit; il a bu beaucoup, mais il n'a pas touché à ses aliments. La température est au-dessus de la normale. Le ventre n'est pas sensible à la pression. La marche est facile, le chien vient lorsqu'on l'appelle. Il ne commence à vomir que vers le soir, les produits expulsés sont séreux et colorés en jaune par la bile. Pas de selles. Le chien boit de l'eau aussitôt après avoir vomi, il refuse même le lait.

23 décembre 1880. — Vomissements abondants pendant la nuit d'un liquide séreux, bilieux ; selles semi-solides. La température est encore au-dessus de la normale. La marche est toujours facile, le ventre à peu près indolore à la pression. La sensibilité générale, les sensibilités spéciales ne sont pas modifiées. Le chien se couche très-souvent sur l'un ou l'autre côté ; il ne se relève que pour boire et vomir. Il ne gémit pas, cependant il paraît souffrir. Les selles deviennent liquides vers le soir.

24 décembre 1880. — Nous trouvons l'animal debout, se promenant dans le laboratoire qu'il a souillé de tous côtés par des vomissements et des selles franchement diarrhéiques, très-fétides. Il y a vers le rectum un suintement liquide de couleur jaunâtre presque constant. Soif très-grande, à en juger par les quantités de liquide absorbé. Dans le courant de la matinée, nous constatons que les jambes se raidissent de temps en temps, le corps est agité d'une façon presque continue de secousses qui ressemblent à des tics. Les mâchoires sont de temps en temps agitées de mouvements nerveux qui font claquer les dents comme dans le stade de frisson. La température est au-dessous de la normale de quelques dixièmes de degré.

La démarche de l'animal devient pénible, il reste couché sur le flanc, il essaie cependant de se lever pour boire ; au lieu de lapper l'eau, il la mord, aussi n'avale-t-il plus à proprement parler. La respiration est anxieuse, le cœur bat fréquemment. Nous ne constatons pas de grandes crises convulsives.

En revenant au laboratoire vers deux heures de l'après-midi, nous trouvons l'animal mort mais encore chaud. Nous nous hâtons de saigner la jugulaire, dont nous tirons près de 150 centimètres cubes de sang qui sont immédiatement soumis à l'analyse. Il est facile de voir que le sang est beaucoup plus fluide qu'avant l'expérience, il ne se coagule que très-lentement, il est évidemment moins chargé de globules.

L'autopsie ne démontre pas de lésions splanchniques. Les reins sont très-rouges, gonflés; les uretères cependant ne sont pas fortement distendus, il en est de même des bassinets. Les cellules des tubes contournés sont en pleine dégénérescence graisseuse, les épithéliums des tubes droits sont assez bien conservés; les glomérules sont, sur nombre de points, séparés de leurs capsules par du sang épanché. Pas de lésions du côté des centres nerveux. Les globules du sang ne paraissent pas modifiés dans leur forme. La vessie est absolument vide. La muqueuse gastro-intestinale est violacée, privée d'épithélium sur certains points. Pas d'altération à proprement parler.

L'analyse du sang donne les résultats suivants :

Pour 1,000	ClK + ClNa	=	4gr,571
	ClK	=	1 ,497
	ClNa	=	3 ,076

Comparés aux chiffres rapportés au commencement de cette observation, ceux-ci font ressortir immédiatement qu'il y a augmentation des sels alcalins et surtout des sels potassiques, qui ont presque doublé. Ces données ont d'autant plus d'intérêt que le sang pris dans la veine jugulaire après la mort était certainement bien plus pauvre en globules que celui tiré de la même veine avant la ligature des uretères. S'agit-il d'une saturation plus grande des globules par les sels potassiques, ou bien ceux-ci sont-ils dissous dans le sérum dans des proportions plus fortes qu'à l'état normal ? C'est ce que nous chercherons à savoir par l'expérience suivante, où nous avons isolé les globules du sérum.

L'augmentation des sels du sang démontrée dans cette observation est manifeste; elle n'a cependant qu'un intérêt relatif si l'on songe que, d'après certains auteurs (1), la proportion des

(1) Voyez les tableaux de Ch. Schmidt, Hoppe-Seyler, dans la *Physiologie* de M. Beaunis, pages 303 et 78. Édition 1880.

sels potassiques du sang normal peut dépasser chez l'homme 2 grammes p. 1,000; dans le cas qui nous occupe, nous ne serions donc pas même parvenus à amener le sang à son point de saturation physiologique. Nous ferons cependant remarquer ici que les sels potassiques du sang mort doivent avoir une importance capitale, parce qu'ils ont augmenté dans un sang plus séreux que le normal et malgré l'élimination supplémentaire des principes morbiques par la voie gastro-intestinale, élimination qui a été bien considérable, presque permanente chez le sujet de notre expérience.

Si nous mettons en parallèle les chiffres d'analyse du sang mort de ce chien avec ceux de l'animal précédent qui n'a vécu que 36 heures environ, nous voyons que la proportion des sels potassiques est, toutes choses égales d'ailleurs, plus forte dans le premier cas que dans le second, ce qui tendrait à démontrer que la différence que nous venons de signaler est en rapport avec la durée de la vie et qu'elle ne saurait être imputée à des phénomènes endosmotiques survenant dans les différents liquides organiques après leur soustraction aux lois de la vie. Nous essayerons du reste d'examiner à l'avenir le sang pendant la vie des animaux en pratiquant des saignées pendant l'agonie, ce qui nous permettra aussi de mieux apprécier la richesse ou la pauvreté globulaire des différents sangs.

Expérience IX.

Ligature des uretères. Analyse du sang de la jugulaire avant l'opération et pendant l'agonie. Mort avec des accidents urémiques trois jours après la ligature des uretères.

24 décembre 1880. — Chienne de 9 kilogr., nourrie depuis un mois dans notre chenil, adulte, très-bien portante. Saignée de

100 centimètres cubes de sang à la jugulaire gauche. Cette quantité de sang donne à l'analyse $0^{gr},4685$ de chlorure de potassium et de sodium, dont $0^{gr},1564$ de sels potassiques et $0^{gr},2121$ de sels sodiques.

La ligature des uretères est faite immédiatement après la saignée pendant le sommeil chloroformique de l'animal. L'opération est terminée sans le moindre accident. Deux vomissements et une forte salivation surviennent après le réveil de la chienne.

25 décembre 1880. — État très-satisfaisant, pas de vomissements dans la nuit, une selle solide. La marche est facile, le thermomètre marque une légère ascension de la température. Soif assez vive. Ventre indolore en dehors des bords de la plaie.

26 décembre 1880. — Quelques vomissements dans la nuit du 25 au 26 décembre. Pas de selles ; souffrances assez vives pour arracher à l'animal des gémissements de temps en temps. Les mouvements sont faciles, car la chienne marche presque constamment dans le laboratoire; elle a bu du lait mais surtout beaucoup d'eau. Le ventre n'est pas plus sensible que la veille. Une selle liquide le soir.

27 décembre 1880. — La chienne marche encore, mais ses membres sont agités de temps en temps de secousses convulsives qui la font tomber comme paralysée. La respiration est inégale, les battements du cœur sont irréguliers et fréquents, la température a baissé de près d'un demi-degré. Elle a peu vomi dans la nuit, les selles ont été rares, surtout si on les compare au chien de l'expérience précédente. L'animal en buvant mord l'eau.

Vers 10 heures du matin, la chienne tombe pour ne plus se relever ; elle a les mâchoires serrées, les membres sont comme paralysés, les muscles du dos et de la nuque sont en état de trémulance. La sensibilité n'est pas abolie, car le chien entend et essaie de soulever la tête lorsqu'on l'appelle. Cet état allant en s'aggravant, nous pratiquons une nouvelle saignée à la jugulaire droite pour soumettre le sang à l'analyse. La mort survient dans un véritable coma deux heures après la saignée.

L'autopsie démontre l'absence de toute péritonite et fait constater que les uretères étaient bien liés. Ils sont un peu distendus au-dessus des nœuds, le bassinet renferme environ 20 grammes de liquide. Les reins sont congestionnés. Les altérations des tissus glandulaires sont les mêmes que celles signalées dans l'expérience précédente. Pas de lésions dans les organes splanchniques. Le cerveau et la moelle sont intacts, peut-être un peu hyperémiés. Le sang est aqueux; il se coagule cependant encore. Les globules ne paraissent pas altérés. La muqueuse gastro-intestinale est bien moins malade que celle du chien précédent. Les phénomènes gastro-intestinaux ont été bien moins intenses que dans les deux observations précédentes.

L'analyse du sang a fourni les résultats suivants :

43gr,75 de sérum clair donnent	ClK + ClNa	= 0,731
	KCl	= 0,067
	NaCl	= 0,664
79gr,20 de sang total donnent	ClK + ClNa	= 1,120
	KCl	= 0,322
	NaCl	= 0,798

On ne saurait douter, d'après ces données de l'analyse chimique, de l'augmentation dans le sang total et dans le sérum des sels sodiques et potassiques. Les chiffres de cette expérience sont sans doute plus élevés que ceux de l'expérience précédente à cause de la faible élimination gastro-intestinale, qui a été de beaucoup inférieure à celle de l'observation précédente, où le chien vomissait presque constamment et avait un flux intestinal des plus intenses.

Quoi qu'il en soit, nous nous croyons autorisés à considérer comme règle l'augmentation dans le sang des sels alcalins et principalement des sels potassiques, en cas de suppression de la sécrétion rénale ou de résorption plus ou moins complète du produit de la sécrétion urinaire. Sous ce rapport, les sels alcalins du sang obéiraient à la même loi que l'urée et les matières extractives (1).

(1) Voyez chapitre I, p. 19.

En présence de ces résultats, nous ne saurions hésiter sur l'interprétation de ces dernières expériences, elles démontrent que les animaux dont on tarit la sécrétion rénale succombent à la suite de symptômes qui sont évidemment ceux d'un empoisonnement. Ces accidents sont identiques aux phénomènes que l'on provoque très-rapidement par l'injection intraveineuse continue d'une quantité déterminée d'urine fraîche normale ou d'une même quantité d'eau distillée dissolvant les sels potassiques renfermés dans la proportion toxique d'urine. Ces sels sont donc les véritables agents d'intoxication. Il serait difficile de conserver des doutes à cet égard, puisque nous voyons les combinaisons potassiques augmenter de quantité dans le sang des animaux dont les reins ne fonctionnent plus et que nous savons, par les expériences de notre précédent chapitre, que le chlorure de potassium introduit dans le sang en solution au dixième tue les chiens à raison de $0^{gr},03$ à $0^{gr},05$ par kilogramme de leur poids. On comprendrait encore la mort par les sels potassiques si même l'on ne pouvait constater l'augmentation de proportion de ces sels dans le sang, car nous (1) savons qu'à l'état normal les éléments anatomiques sont loin d'en être saturés; il se pourrait donc, qu'en cas de rétention, de résorption ou d'injection de sels potassiques, la mort survînt avant que l'on pût saisir dans le sang l'excès de ces combinaisons alcalines.

Quelle idée maintenant pouvons-nous nous faire sur les causes de la mort ?

Devons-nous l'attribuer à une dissolution du sang par les sels potassiques ? Nous ne saurions l'admettre en présence des résultats de nos analyses et de l'examen histologique.

Il ne nous reste donc plus que deux hypothèses à émettre : ou bien la diminution du pouvoir d'absorption des globules pour l'oxygène serait assez accentuée pour produire rapidement une asphyxie mortelle, ou bien les sels potassiques en excès iraient se fixer sur les éléments anatomiques, dans lesquels ils arrête-

(1) Voyez pages 225 et suivantes.

raient les échanges moléculaires indispensables à leur fonctionnement régulier.

Nous penchons pour cette seconde opinion, parce que les accidents qui précèdent immédiatement la mort ne semblent pas relever de l'asphyxie ; ils indiquent plutôt une action spéciale sur le système nerveux.

CONCLUSIONS.

I.

Les proportions des sels potassiques varient dans le sang comme dans les urines avec la quantité et la qualité des aliments. Les chiens mal et insuffisamment nourris tombent à un minimum de sels potassiques que l'on peut considérer comme représentant le déchet organique proprement dit; les quantités de sels potassiques supérieures au minimum indiqué représentent les combinaisons potassiques dites de passage.

II.

Une alimentation spéciale, à base sodique longtemps continuée, réduit la quantité des sels potassiques du sang à peu près au même minimum qu'un régime mauvais et insuffisant. La déminéralisation du sang est moindre, sous le rapport potassique au moins, avec une nourriture à base potassique.

III.

La quantité de sels potassiques existant dans le sang influe, dans une certaine mesure, sur les quantités d'urine nécessaires pour provoquer les accidents graves et la mort.

IV.

La suppression de la fonction rénale par la ligature simultanée des uretères, détermine dans le sang total et dans le sérum une augmentation sensible des sels potassiques, malgré les excrétions gastro-intestinales supplémentaires. Sous ce rapport, les sels alcalins obéissent à la même loi que l'urée et les matières extractives qui augmentent dans le sang en ces mêmes conditions.

V.

Les accidents graves de l'urémie expérimentale n'étant pas en rapport avec la rétention et l'accumulation dans le sang, ou de l'eau, ou des matières extractives de l'urine, et répondant au contraire aux phénomènes produits par les injections toxiques d'urines fraîches normales ou de solutions équivalentes de sels potassiques dans de l'eau distillée, nous nous croyons donc en droit d'admettre que les véritables agents de l'intoxication sont presque toujours les sels potassiques qui s'accumulent dans le sang.

RÉSUMÉ DU MÉMOIRE.

Arrivés au terme de notre travail, nous croyons de notre devoir de le résumer en quelques propositions générales, que nous pensons être autorisés à déduire de notre expérimentation.

La suppression brusque de la fonction rénale par ligature des vaisseaux rénaux ou des uretères, détermine chez les chiens un ensemble de symptômes graves commençant par des troubles gastro-intestinaux et se terminant par des phénomènes nerveux divers et la mort. Ces accidents, dits *urémiques* ou *urinémiques*, indiquent un empoisonnement rapide de l'organisme auquel les sujets en expérience ne résistent jamais plus de *trois jours*.

Les analyses du sang des animaux morts dans ces conditions démontrent dans ce liquide une notable augmentation des proportions de l'*urée*, des *matières extractives* et des *sels*.

La mort vient plus vite lorsqu'on injecte une certaine quantité d'urine, normale d'ailleurs, dans le sang d'animaux chez lesquels on a préalablement tari la sécrétion rénale, d'où la présomption, que les urines *in toto* sont toxiques ou qu'elles renferment *une ou plusieurs substances nocives*. On arrive à la certitude en voyant les urines humaines fraîches, de 1,018 de densité, filtrées et chauffées à la température de 33° à 35°, injectées dans la veine sur des chiens d'une manière continue à l'aide de la pompe de Moncoq, en quantités équivalentes au volume de la sécrétion rénale de *trois jours* environ, provoquer chez ces animaux des accidents identiques à ceux qui caractérisent l'urémie amenée par la ligature des vaisseaux rénaux. Il n'y a de différence que pour le temps que les phénomènes morbides mettent à se développer dans l'un et l'autre cas.

On ne saurait attribuer les accidents mortels ni à l'augmentation de la tension intravasculaire ni à l'action des acides de l'urine, car l'*eau distillée pure* ou *acidifiée au degré de l'acidité des urines* ne détermine pas de phénomènes graves lorsqu'on l'introduit dans le sang dans les conditions susindiquées. On peut du reste supprimer en grande partie le facteur *eau* en concentrant l'urine par des *congélations successives,* opération qui ne modifie ni la constitution chimique de ce liquide, ni son action sur l'organisme. Ces expériences nous ont donc ramenés à la proposition de *Vauquelin* et de *Ségalas.*

Il s'agissait de savoir, après cette démonstration, quels étaient les principes toxiques de l'urine; appartenaient-ils aux matières organiques ou aux matières inorganiques? A cet effet, nous avons séparé les *principes organiques* des *principes inorganiques.*

Nous avons pu nous convaincre d'abord, qu'en injectant dans le sang *l'ensemble des matières organiques* urinaires en quantités au moins égales à celles renfermées dans les volumes d'urines qui eussent certainement tué les chiens, on ne produisait pas les accidents urinémiques. Il en est encore de même si, au lieu de procéder avec les matières organiques réunies, l'on agit successivement avec *chacune des substances organiques urinaires* chimiquement connues et avec les *matières extractives* proprement dites, c'est-à-dire celles dont la constitution élémentaire n'est pas déterminée. C'est ainsi que nous sommes arrivés à conclure contre les théories de *Wilson* et de *Schottin.*

D'autre part, la théorie de *Frerichs,* basée sur la rétention possible des sels ammoniacaux ou la transformation de l'urée du sang en carbonate d'ammonium, est infirmée par nos recherches qui démontrent qu'elle n'est applicable qu'à un petit nombre de cas; l'analyse établit en effet que, dans l'immense majorité des faits, il y a très-peu de sels ammoniacaux dans le sang des animaux morts *urémiques;* l'expérimentation montre que la transformation de l'*urée* en *carbonate d'ammonium,* si facile dans l'intestin, est très-difficile dans le sang. Nous avons d'ailleurs démontré que l'injection dans le sang des *sels ammoniacaux en quantités équivalentes à celles que renferment les urines de trois jours* ne détermine pas d'accidents fâcheux, et qu'elle n'avance même pas de beaucoup la survenance des phénomènes nerveux chez les chiens dont on a préalablement lié les uretères.

Les matières organiques de l'urine, ne pouvant être mises en cause ni directement ni indirectement pour expliquer la pathogénie de l'urémie, nous avons dû nous adresser aux *matières inorganiques.* Il nous fut facile de constater que, en introduisant dans le sang *l'ensemble des sels minéraux contenus dans les urines de trois jours,* nous reproduisions exactement les *mêmes phénomènes* qu'en agissant avec des urines fraîches normales ou fortement concentrées par des congélations répétées. Nous étions dès lors sur la voie de la solution du problème.

L'essai successif des divers sels entrant dans la composition des matières inorganiques urinaires nous apprit bientôt que les seuls toxiques sont les *sels potassiques ;* ce qui le prouve jusqu'à l'évidence, c'est que les *sels potassiques,* dissous dans l'eau distillée en mêmes proportions qu'ils le sont dans les urines normales, déterminent les mêmes accidents que les injections de celles-ci. Leur dose, dans ces conditions, oscille autour de $0^{gr},20$ par kilogramme du poids des animaux. Cette dose varie quelque peu suivant les sels potassiques qui servent aux dissolutions ; le phosphate et le sulfate de potassium sont, en effet, à poids égaux, un peu moins toxiques que le chlorure de potassium.

La preuve analytique que nous pouvons fournir à l'appui de notre manière de voir, c'est que les sels alcalins du sang, obéissant à la même loi que l'urée et les matières extractives, augmentent dans le sang en cas de suppression de la fonction rénale ou encore de résorption du produit de cette fonction.

Nous nous croyons donc en droit, les accidents de l'urémie expérimentale n'étant pas en rapport avec la rétention et l'accumulation dans le sang ou de l'eau ou des matières organiques de l'urine, et répondant au contraire aux symptômes produits par les injections toxiques d'urines fraîches normales ou de solutions équivalentes de sels potassiques dans de l'eau distillée, d'admettre que les vrais agents de l'intoxication sont presque toujours *les sels potassiques* qui s'accumulent dans le sang ou qui se fixent en excès sur les éléments anatomiques.

Puisse la clinique nous donner raison.

TABLE DES MATIÈRES

Pages.

Introduction 1

CHAPITRE I. — Modifications des accidents urémiques lorsqu'à la suite de la ligature des vaisseaux rénaux on injecte dans le sang de l'urée et de l'urine fraîche normale 5

A. Des quantités d'urée et de matières extractives contenues dans le sang normal du chien. 5

B. Ligature simple des vaisseaux rénaux; accidents urémiques; augmentation de l'urée, des matières extractives dans le sang; durée de la vie. 11

C. Expérience de ligature des vaisseaux rénaux, suivie d'injection d'urée pure dans le sang. 23

D. Expérience de ligature des vaisseaux rénaux, suivie d'injection d'urine fraîche normale dans le sang. 28

Conclusions. 33

CHAPITRE II. — De l'augmentation de la tension intravasculaire dans ses rapports avec l'urémie expérimentale 35

A. Données expérimentales actuelles 35

B. Action des injections intraveineuses d'eau distillée à différentes doses. 38

C. Action des injections intraveineuses d'eau distillée acidifiée au degré de l'urine normale 50

Conclusions. 57

CHAPITRE III. — Action sur l'organisme de l'urine normale injectée dans les veines 59

A. État de la question. 59

B. Injections intraveineuses d'urine normale à doses faibles. 67

C. Injections intraveineuses d'urine normale à doses moyennes . . . 73

D. Injections intraveineuses d'urine normale à doses considérables . . 87

Conclusions. 99

CHAPITRE IV. — Action sur l'organisme de l'urine normale dont on fait varier la densité 103

A. Procédé opératoire. 103

B. Action sur l'organisme des urines dont on diminue la densité par l'addition d'eau distillée 106

Pages.

C. Action sur l'organisme des injections intraveineuses d'urines dont la densité a été plus ou moins considérablement élevée par des congélations successives 112
Conclusions. 141

CHAPITRE V. — Rôle dans la pathogénie de l'urémie expérimentale des matières urinaires organiques dont la composition chimique est connue 145
A. Étude de l'action de l'urée dans la pathogénie de l'urémie expérimentale 151
B. Étude sur l'action des urates et des hippurates dans la pathogénie de l'urémie. 160
C. Action de la créatine, de la créatinine et des sels de créatinine dans la pathogénie de l'urémie 163
D. Action de la leucine dans la pathogénie de l'urémie. 179
E. Action de la tyrosine dans la pathogénie de l'urémie 182
F. Action de la taurine dans la pathogénie de l'urémie. 186
G. Action de la xanthine, de l'hypoxanthine et de la guanine dans la pathogénie de l'urémie 189
Conclusions. 193

CHAPITRE VI. — Étude de l'ensemble des matières organiques urinaires au point de vue de la pathogénie de l'urémie 195
A. Parallèle entre l'action des principes séparés par la dialyse. . . . 196
B. Étude des matières extractives obtenues par éliminations successives des principes cristallisés. 203
C. Étude des matières extractives obtenues par le procédé des évaporations successives, de la dyalise et de l'élimination des composés potassiques. 208
Conclusions. 215

CHAPITRE VII. — Étude des transformations des matières organiques urinaires au point de vue de la pathogénie de l'urémie 217
A. De la fermentation ammoniacale des urines 222
B. Du ferment des urines 225
C. Rétention mécanique des urines. 229
D. Expériences pour établir l'action du ferment introduit dans la vessie. 232
E. Action de l'urée, du carbonate d'ammoniaque, du ferment urinaire isolé ou mélangé à une solution d'urée ou à de l'urine. 234
F. Expériences établissant les effets des différents sels ammoniacaux . 241
G. Modifications organiques, physiques et chimiques des globules du sang sous l'influence des sels ammoniacaux 249
Conclusions. 253

CHAPITRE VIII. — Du rôle des matières inorganiques de l'urine dans la pathogénie de l'urémie expérimentale 257
A. Étude des matières inorganiques de l'urine normale 258
B. Influence exercée sur l'organisme par l'ensemble des matières inorganiques urinaires 268
C. Influence des sels sodiques qui entrent dans la composition des matières inorganiques urinaires. 276

Pages.

D. Recherches expérimentales sur l'action des divers sels potassiques de l'urine 280
E. Étude expérimentale des sels potassiques purs à divers états de concentration 285
1° Chlorure de potassium; doses toxiques minima 287
2° Sulfate et phosphate de potassium; doses toxiques minima . . 291
3° Phénolsulfates sodique et potassique; doses minima. 295
F. Doses toxiques des sels potassiques dilués comme ils le sont dans les urines normales. 298
Conclusions. 311

Chapitre IX. — Expérimentation de synthèse 315
A. Expériences ayant pour objet de fixer la proportion des sels potassiques et sodiques du sang chez les chiens normaux. 316
B. Expériences ayant pour objet de fixer le point de saturation physiologique du sang pour les sels potassiques et sodiques 319
C. Étude comparative du sang de la jugulaire pris avant et après la suppression de la fonction rénale par la ligature des uretères . . . 328
Conclusions. 339

Résumé du mémoire 341

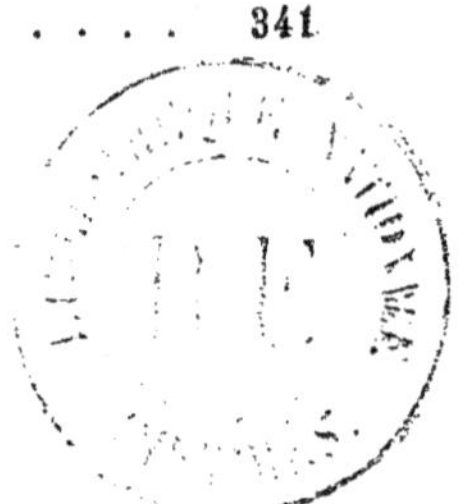

Nancy, imprimerie Berger-Levrault et Cie.

www.ingramcontent.com/pod-product-compliance
Lightning Source LLC
Chambersburg PA
CBHW071437050526
44396CB00005BB/804